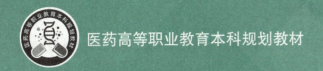
医药高等职业教育本科规划教材

医药文化

（供医药卫生大类各专业用）

主　编　谢文兴　王　聪

副主编　周　军

编　者　（以姓氏笔画为序）

王　聪（浙江药科职业大学）

周　军（浙江药科职业大学）

谢文兴（浙江药科职业大学）

中国健康传媒集团

中国医药科技出版社

内 容 提 要

本教材是"医药高等职业教育本科规划教材"之一，根据医药文化课程教学大纲的基本要求和课程特点编写而成，内容上涵盖医药名家传记、医药经典辑要、食药养生经典、儒道经典与中医药、医德药德经典、中国古代医药制度文化、涉医涉药文学等优秀文化内容。本教材为书网融合教材，即纸质教材有机融合数字资源，使教学立体化。

本教材主要供医药卫生大类各专业师生使用。

图书在版编目（CIP）数据

医药文化/谢文兴，王聪主编 . —北京：中国医药科技出版社，2024.5

医药高等职业教育本科规划教材

ISBN 978 - 7 - 5214 - 4379 - 0

Ⅰ.①医… Ⅱ.①谢… ②王… Ⅲ.①中国医药学 - 文化 - 高等职业教育 - 教材 Ⅳ.①R2 - 05

中国国家版本馆 CIP 数据核字（2023）第 233083 号

美术编辑　陈君杞

版式设计　友全图文

出版　**中国健康传媒集团** | 中国医药科技出版社

地址　北京市海淀区文慧园北路甲 22 号

邮编　100082

电话　发行：010 - 62227427　邮购：010 - 62236938

网址　www. cmstp. com

规格　889mm × 1194mm $^1/_{16}$

印张　9 $^3/_4$

字数　278 千字

版次　2024 年 5 月第 1 版

印次　2024 年 5 月第 1 次印刷

印刷　河北环京美印刷有限公司

经销　全国各地新华书店

书号　ISBN 978 - 7 - 5214 - 4379 - 0

定价　**39. 00 元**

获取新书信息、投稿、为图书纠错，请扫码联系我们。

　　在医药人才的培养过程中，我们不能重技能而轻文化，重知识而轻原典，重形式而轻内涵。为了培养学生医药文化素养，帮助学生理解中外医药经典、原典，我们决定编写一本让学生原汁原味学习体味中外医药文化经典的教材，为我校的"医药文化"课程服务。对于医药学生而言，学习了解一定的中外医药文化非常重要。可以说，医药文化不仅是医药院校学生探索医药领域的宝贵财富，更是塑造医学人才人文素养的重要基石。在学生的专业学习中，它扮演着举足轻重的角色，它为学生提供了一扇深入了解医药精髓的窗口。通过《医药文化》的学习，学生不仅能够领略到医药文化的独特魅力和风采，还能以文化人，提升学生专业素养，为未来的医药事业打下坚实的人文基础。

　　《医药文化》教材的内容丰富而独特，它涵盖了医药文化的多个方面。包括医药名家传记、医药经典辑要、食药养生经典、儒道经典与中医药、医德药德经典、中国古代医药制度文化、涉医涉药文学。其中的每一部分都凝聚着深厚的文化底蕴与人文智慧。本教材行业特色鲜明，以主题式的教学单元和篇章展开，通过原典，引导学生们逐步领略医药文化的博大精深。本教材为书网融合教材，读者可通过扫描书中二维码，阅读相应内容。

　　在教材的编写过程中，教材编写团队凭借深厚的学术背景和丰富的实践经验，共同为这本教材的编撰生倾注了心血。其中，本书的第一章、第七章由王聪编写，第二章、第三章、第四章由谢文兴编写，第五章、第六章由周军编写。全书统稿由谢文兴负责，王聪协助，数字资源由王聪负责。在编写中，我们充分考虑了使用对象和读者的需求和特点，使教材既适合医药专业的学生学习，也适合对医药文化感兴趣的广大读者阅读。相信不管是初学者还是有一定基础的读者，都能从中获益。

　　在此，我们要衷心感谢所有为本教材付出努力的工作人员，是你们的辛勤付出和无私奉献，才使得这本教材得以顺利出版。同时，我们也深知自己的学识有限，难免存在不足之处。因此，我们恳请广大读者在阅读过程中提出宝贵的意见和建议，以便我们不断完善和提高。我们将以谦虚的态度接受批评与指正，努力使这本教材成为大家学习医药文化的参考和指南。

编　者
2024 年 2 月

CONTENTS **目录**

第一章　医药名家传记

本章导读

　　传记是人类的纪念碑。《论语》《史记》《苏格拉底回忆录》为传记树立了不朽的经典。传记从本质上说是人类生命的特殊载体，而医药则是人类生命的有力保障，本章节共收录六篇古今中外医药名家传记，涉及扁鹊、张仲景、孙思邈、葛洪、屠呦呦、南丁格尔。

　　《孟子》曰："颂其诗，读其书，不知其人可乎？是以论其世也。"读医药名家传记，不仅欣赏到他们绚丽多彩的人生画卷，更能学习他们的处世之风、仁爱精神，正如梁启超说："读名人传记，最能激发人志气，且于应事接物之智慧增长不少，古人所以贵读史者以此。"

　　值得一提的是，尽管传记包含着人类的气息，最贴近人类生活的本真，但要欣赏和理解传记，需要破除"斤斤计较于传记书写的遗漏、不实或隐讳之处"的执念。

学习目标

【知识要求】

1. 掌握扁鹊、张仲景、孙思邈、南丁格尔等医药名家的主要思想观念。

2. 熟悉张仲景、葛洪、孙思邈、屠呦呦、南丁格尔等医药名家的主要事迹。

3. 了解张仲景、孙思邈、屠呦呦、南丁格尔等医药名家的影响及其贡献。

【技能要求】

能够自主阅读古今中外医药名家传记并作阐述、分析。

【素质要求】

培养向医药先贤学习的时代新人及具有文化自信、专业自信的医药人才。

一、扁鹊仓公列传

司马迁

　　扁鹊者，勃海郡郑[1]人也，姓秦氏[2]，名越人。少时为人舍长[3]，舍客长桑君过[4]，扁鹊独奇之，常谨[5]遇之，长桑君亦知扁鹊非常人[6]也。出入十余年，乃呼扁鹊私坐，间[7]与语曰："我有禁方[8]，年老，欲传与公，公毋[9]泄。"扁鹊曰："敬诺。"乃出其怀中药予扁鹊："饮是以上池之水[10]三十日，当知物[11]矣。"乃悉取其禁方书尽与扁鹊，忽然不见，殆非人也。扁鹊以其言饮药三十日，视见垣一方人。以此视病，尽见五藏症结，特以诊脉为名耳。为医或在齐，或在赵，在赵者名扁鹊。

【注释】

[1] 郑：据《史记索隐》渤海郡无郑县，郑当作鄚（mào）。

[2] 姓秦氏：先秦时，姓是有共同血缘关系的种族称号，氏是由姓衍生的分支。汉代时姓氏合一，

通称姓。姓秦氏，就是姓秦。

  [3] 舍长：供客人食宿的馆舍的主管人。

  [4] 长桑：复姓。过：经过。

  [5] 谨：恭敬。遇：相待、接待。

  [6] 常人：一般人，普通人。

  [7] 间：悄悄地。

  [8] 禁方：秘方。

  [9] 毋：通"无"，不要。

  [10] 上池之水：指草木的露水。

  [11] 知物：洞察事物。

【译文】

  扁鹊，是勃海郡郑地人，姓秦，名越人。年轻时给人当过旅舍的主管人。食客长桑君拜访过多人，唯独扁鹊认为他奇异不凡，平常恭敬地接待他，长桑君也知道扁鹊不是一个寻常的人。来往了十多年后，长桑君才叫去扁鹊私下座谈，悄悄地跟他说："我有秘方，如今年纪老了，想传给先生，先生不要泄漏。"扁鹊恭敬地说："遵命。"长桑君就拿出他怀中的药交给扁鹊说："用未沾到地面的水服用这药三十天，就能洞察隐微的事物了。"说罢就取出了他全部的秘方书送给了扁鹊，然后忽然不见了，大概也不是一位凡人吧！扁鹊按照他的话服了三十天药，能看见墙另一边的人。用这个本领看病，可以完全看见五脏疾病的症结，只是用诊脉作为名义罢了。行医有时在齐国，有时在赵国，在赵国的时候被称为扁鹊。

  当晋昭公时，诸大夫强而公族[1]弱。赵简子为大夫，专国事。简子疾，五日不知人[2]，大夫皆惧，于是召扁鹊。扁鹊入，视病，出。董安于问扁鹊，扁鹊曰："血脉治[3]也，而[4]何怪！昔秦穆公尝如此，七日而寤[5]……今主君之病与之同，不出三日必见。"居二日半，简子寤。

【注释】

  [1] 公族：此处指国君。

  [2] 不知人：指不省人事。

  [3] 治：安，正常。

  [4] 而：你，你们。

  [5] 寤：醒。

【译文】

  在晋昭公的时候，众大臣的势力已很强大而晋君家族的势力已很弱小。赵简子担任着大臣，独断着国家大事。赵简子生了病，五天仍不醒来，大臣们都很担忧，于是叫去了扁鹊。扁鹊进到赵简子的卧室，诊测了病情就出来了。董安于向扁鹊询问病情。扁鹊说："血脉正常，你惊怪什么？从前秦穆公曾经如此，七天后就苏醒了。如今主君的病和他的相同，不出三天一定痊愈。"过了两天半，赵简子就苏醒了。

  其后扁鹊过虢，虢太子死。扁鹊至虢宫门下，问中庶子喜方[1]者曰："太子何病，国中治[2]穰过于众事？"中庶子曰："太子病血气不时，交错而不得泄，暴发于外，则为中害[3]。精神不能止邪气，邪气畜[4]积而不得泄，是以阳缓而阴急，故暴蹶[5]而死。"扁鹊曰："其死何如时？"曰："鸡鸣至今。"

曰："收乎？"曰："未也，其死未能半日也。"言臣齐勃海秦越人也，家在于郑，未尝得望精光，侍谒于前也。闻太子不幸而死，臣能生之。中庶子曰："先生得无诞之乎？何以言太子可生也？臣闻上古之时，医有俞跗，治病不以汤液醴洒、镵石挢引[6]、案扤毒熨[7]，一拨见病之应，因五藏之输[8]，乃割皮解肌，诀脉结筋，搦髓脑[9]，揲荒爪幕[10]，湔浣肠胃，漱涤五藏，练精易形。先生之方能若是，则太子可生也；不能若是，而欲生之，曾不可以告咳婴之儿[11]。"终日，扁鹊仰天叹曰："夫子之为方也，若以管窥天，以郄视文[12]。越人之为方也，不待切脉、望色、听声、写形，言病之所在。闻病之阳，论得其阴；闻病之阴，论得其阳。病应见于大表，不出千里，决者至众，不可曲止也。子以吾言为不诚，试入诊太子，当闻其耳鸣而鼻张，循其两股，以至于阴，当尚温也。"中庶子闻扁鹊言，目眩然而不瞚[13]，舌挢然而不下[14]，乃以扁鹊言入报虢君。

【注释】

[1] 喜方：爱好医方、医术。

[2] 治：举行。禳：通"禳"，去除邪恶的祭祀。

[3] 中害：指内脏受伤害。

[4] 畜：通"蓄"，积聚，储藏。

[5] 蹷：同"蹶"。泛指突然昏倒，不省人事的病证。

[6] 镵石：古时治病用的石针。挢引：即导引，古代的一种体育疗法。挢，举起，翘起。引，伸展。

[7] 案扤：按摩。案通"按"。扤，动。毒熨：用药物敷在患处后加热使药力透入体内的热敷疗法。

[8] 因：顺着。输：通"腧"，穴位。

[9] 搦（nuò）髓脑：按治髓脑。搦，按。

[10] 揲荒：触动膏肓。揲，持，触动。荒，通"肓"，即膏肓。爪幕：用手疏理横膈膜。爪，通"抓"，用手指疏理。幕，通"膜"，指横膈膜。

[11] 曾：简直。咳婴之儿：刚会笑的婴儿。咳，本意是婴儿的笑声。

[12] 郄：通"隙"，缝隙。文：通"纹"，花纹、斑纹。

[13] 瞚（shùn）：同"瞬"，眨眼。

[14] 舌挢然不下：舌头翘起不能放下。形容说不出话的样子。这句和上句都是形容惊讶的神情。

【译文】

　　其后扁鹊到了虢国，适逢虢太子死了。扁鹊来到虢国宫门下边，向喜好方术的中庶子问道："太子患了什么病？京城里举办禳祭要比其他的事都隆重呢？"中庶子说："太子患了气血不能按时运行的病。由于气血不能按时运行，而导致的郁结又不能宣散，突然发作于体外，就造成了内脏的损害。体内的正气不能遏止邪气，邪气聚集起来而又不能宣散，因此使得阳气虚衰，阴邪旺盛，所以突然昏厥而死去了。"扁鹊说："他死了多长时间了？"中庶子说："从半夜到现在。"扁鹊说："入殓了吗？"中庶子说："没有，他死去还不到半天呢。"扁鹊说："请转告虢君，说我是齐国勃海郡的秦越人，家住在郑国。从来没有能够见到虢君的风采，未到近前侍奉过虢君。听说太子不幸死了，我能使他复活。"中庶子说："先生该不是在欺骗我吧？凭什么说太子可以复活呢？我听说上古的时候，有位叫俞跗的医生，治病时不用汤剂酒剂、石针导引、按摩敷药，一诊察就能发现病证的所在。然后依循着五脏的腧穴，就割开皮肉，疏通脉络，连结筋脉，按治髓脑，割治膏肓的病邪，疏理膈膜，冲洗肠胃，清洗五脏，修炼精气，改变形色。先生的医术能像这样，那么太子就能复活；不能像这样，却想使他复活，简直不能把方才的话告诉刚刚会笑的婴儿！"良久，扁鹊仰天叹道："先生运用医术，犹如用竹管子看天空，从缝隙里看纹饰；我运用医术，用不着切脉、望色、听声和审察病人的体征，就能讲出症证的所在。只要听到了疾病的外在症状，就能推知其内在病机；只要听到了疾病的内在病机，就能推知其外在症状。疾病表现在人的体表，病人只要不在千里之外，我决断病情的方法一定很多，不能一一详尽。您要是认为我的话不可相信，就试一试，入宫去诊察太子，一定会听见他耳中在响，看到他的鼻翼在翕动。顺着他的两条大腿往上摸，直到阴部，会仍然是温的。"中庶子听了扁鹊的话，吃惊得两眼昏花、不能眨动，舌头翘起、不能放下，这才把扁鹊的话带进宫中报告了虢君。

　　虢君闻之大惊，出见扁鹊于中阙[1]，曰："窃闻高义之日久矣，然未尝得拜谒于前也。先生过小国，幸而举之，偏国寡臣幸甚。有先生则活，无先生则弃捐填沟壑[2]，长终而不得反。"言未卒，因嘘唏服臆[3]，魂精泄横[4]，流涕长潸，忽忽承睫，悲不能自止，容貌变更。扁鹊曰："若太子病，所谓尸厥[5]者也。太子未死也。"扁鹊乃使弟子子阳砺针砥石，以取外三阳五会。有间太子苏。乃使子豹为五分之熨，以八减之齐和煮之，以更熨两胁下。太子起坐。更适阴阳，但服汤二旬而复故。故天下尽以扁鹊为能生死人。扁鹊曰："越人非能生死人也。此自当生者，越人能使之起耳。"

【注释】

　　[1] 中阙：皇宫的中门。阙：皇宫中对称的门楼，中间有路可通行。

　　[2] 弃捐填沟壑：死的委婉说法。弃捐，抛弃。填，填埋。

　　[3] 嘘唏：哭泣时的抽咽、哽咽之声。服（bì）臆：因悲伤而气满郁结。服，通"愊"，满的意思。

　　[4] 魂精泄横：精神散乱恍惚。魂精，精神。泄，散。横，纵横杂乱。

　　[5] 尸厥：古代病名，突然昏迷摔倒，其状如尸的病证。

【译文】

　　虢君听了报告大吃一惊，出宫来到阙门下边迎见扁鹊，说："私下听到先生高尚义行的日子已经很久了，但是从来没能到先生面前拜访过先生。先生来到我们这个小国，使我幸运地得到了援救，我们这个偏僻小国的太子真是幸运得很！有先生他就会复活，没有先生他就会被扔掉去填山沟，永远死去而不能回生了。"话没有说完，就抽泣不已，悲伤得气满于胸，不能平静，精神恍惚，泪水长流，泪珠不住滚出，挂在睫毛上，悲伤不能自行控制，连容貌都改变了。扁鹊说："要说太子的病，就是人们所说的假死。太子并没有死。"扁鹊就让弟子子阳磨好针具，用以针刺外三阳五会之穴。过了一会儿，太子苏醒了过来。扁鹊就又让另一弟子子豹运用能温入人体五分深浅的热敷之法，将八减的药剂混在一起煎熬，煎成后用来交替着热敷两胁下边，太子坐了起来。又调节了他的阴阳，只服了二十天汤药就恢复了健康，由此天下都认为扁鹊是能使死人复活的人。扁鹊说："我并不是能使死人复活的人。这是由于他原本就会复活，我能使他恢复罢了。"

　　扁鹊过齐，齐桓侯客之。入朝见，曰："君有疾在腠理[1]，不治将深。"桓侯曰："寡人无疾。"扁鹊出，桓侯谓左右曰："医之好利也，欲以不疾者为功。"后五日，扁鹊复见，曰："君有疾在血脉，不治恐深。"桓侯曰："寡人无疾。"扁鹊出，桓侯不悦。后五日，扁鹊复见，曰："君有疾在肠胃间，不治将深。"桓侯不应。扁鹊出，桓侯不悦。后五日，扁鹊复见，望见桓侯而退走。桓侯使人问其故。扁鹊曰："疾之居腠理也，汤熨之所及也；在血脉，针石之所及也；其在肠胃，酒醪[2]之所及也；其在骨髓，虽司命[3]无奈之何！今在骨髓，臣是以无请也。"后五日，桓侯体病，使人召扁鹊，扁鹊已逃去，桓侯遂死。

【注释】

[1] 腠（còu）理：皮肤和脏腑的纹理，这里指皮肤和肌肉之间。

[2] 醪：浊酒，这里指药酒。

[3] 司命：古代传说中掌管人生命的神。

【译文】

扁鹊到了齐国，齐桓侯把他当作贵客来接待。扁鹊入朝拜见了齐桓侯之后，对他说道："您有病，在皮肉之间，不治疗将会加重。"桓侯说："寡人没病。"扁鹊出去后，桓侯对左右的人说："医生喜欢钱财，竟想通过治疗没病的人来谋取功利。"五天后，扁鹊又去拜见齐桓侯，说："您有病，在血脉之中，不治疗恐怕要加重。"桓侯说："寡人没病。"扁鹊出去后，桓侯很不高兴。五天后，扁鹊又去拜见齐桓侯，说："您有病，在肠胃之中，不治疗将会加重。"桓侯不作答理。扁鹊出去后，桓侯更不高兴了。五天后，扁鹊又去拜见齐桓侯，望见了桓侯就退出去跑了。桓侯派人去询问其中的缘故，扁鹊说："疾病处在皮肉之间的时候，汤药、热敷就能治愈；处在血脉之中的时候，针刺能够治愈；如果处在肠胃之中，酒剂才能够治愈；如果进入骨髓，即使是掌管生命的神也不能把它怎么样了。如今已经进入骨髓，我因此不敢请求治疗了。"五天后，桓侯身体病重，派人去叫扁鹊，扁鹊已经躲走了。桓侯终于死去了。

使圣人预知微，能使良医得蚤从事，则疾可已，身可活也。人之所病，病疾多；而医之所病，病道少。故病有六不治：骄恣不论于理，一不治也；轻身重财，二不治也；衣食不能适，三不治也；阴阳并，藏气不定，四不治也；形羸不能服药，五不治也；信巫不信医，六不治也。有此一者，则重难治也。

扁鹊名闻天下。过邯郸，闻贵[1]妇人，即为带下医[2]；过洛阳，闻周人爱老人，即为耳目痹[3]医；来入咸阳，闻秦人爱小儿，即为小儿医：随俗为变。秦太医令李醯自知伎不如扁鹊也，使人刺杀之。至今天下言脉者，由扁鹊也。

【注释】

[1] 贵：重视。

[2] 带下医：妇科医生。

[3] 痹：风、寒、湿等侵犯肌体引起关节肌肉疼痛麻木的病证。

【译文】

假使身居高位的人在疾患还没有显示征兆的时候就预先知道染上了病邪，能够让良医得以尽早进行治疗，那么疾病就能痊愈，身体可以存活。人们担忧的事情，是担忧疾病多；而医生担忧的事情，是担忧治病的方法少。所以疾病有六种情况不能治疗：骄横放纵不讲道理，这是第一种不能治疗的情况；以身体为轻，以钱财为重，这是第二种不能治疗的情况；衣食不能适应四季阴阳的变化，这是第三种不能治疗的情况；气血错乱，五脏的精气不能安守于内，这是第四种不能治疗的情况；身体过于瘦弱，不能适应药力，这是第五种不能治疗的情况；相信巫师而不相信医生，这是第六种不能治疗的情况。有这当中一种情况的，就很难治疗了。

扁鹊的名声传遍了天下。到了邯郸，听说赵国人尊重妇女，就做起了妇科医生；到了洛阳，听说周王朝的人敬爱老人，就做起了老年病医生；到了咸阳，听说秦国人爱护小儿，就做起了小儿科医生：总之是随着风俗的不同而变换行医的重点。秦国的太医令李醯知道自己的医术不如扁鹊，就派人刺杀了扁鹊。至今天下研习脉学的人，都遵从的是扁鹊的学说。

太仓公者，齐太仓长，临菑人也，姓淳于氏，名意。少而喜医方术。高后八年，更受师同郡元里公乘阳庆。庆年七十余，无子，使意尽去其故方，更悉以禁方予之，传黄帝、扁鹊之《脉书》，五色诊病，知人死生，决嫌疑，定可治，及药论，甚精。受之三年，为人治病，决死生多验。然左右行游诸侯，不以家为家，或不为人治病，病家多怨之者。

【译文】

太仓公，是齐国负责管理都城粮仓的长官，临菑人，复姓淳于，名意。他年轻的时候非常喜欢研究医术。汉高后八年（前180年），他再次拜同郡元里的公乘阳庆为师学习医术。当时，阳庆已经七十多岁了，没有子嗣，他让淳于意把过去学到的医方全部抛弃掉，然后把自己的秘方全部给了他，还向他传授黄帝、扁鹊的《脉书》，以及通过观察面部不同颜色进行诊断的方法，以此来预知病人的生死，决断疑难疾病，决定是否可以医治，还传授给他有关药物的理论，非常精辟。淳于意学习三年之后，给人治病，判断生死，多能应验。然而，他在各诸侯国之间行医，不把自己的家当作家，有时候不愿给人治病，所以很多病人都对他心怀怨恨。

文帝四年中，人上书言[1]意，以刑罪当传[2]西之长安。意有五女，随而泣。意怒，骂曰："生子不生男，缓急无可使者！"于是少女缇萦伤父之言，乃随父西。上书曰："妾父为吏，齐中称其廉平，今坐法当刑。妾切痛死者不可复生而刑者不可复续，虽欲改过自新，其道莫由[3]，终不可得。妾愿人身为官婢，以赎父刑罪，使得改行自新也。"书闻，上悲其意，此岁中亦除肉刑法。

【注释】

[1] 言：控告，议论。

[2] 传：驿车。

[3] 其道莫由：无路可走。

【译文】

文帝四年（前176年），有人上书朝廷状告淳于意，根据其罪行，应当用驿车将他向西押解到京城长安。淳于意有五个女儿，她们都跟在父亲身后哭泣。淳于意十分恼怒，骂道："生孩子不生男孩，在危急时刻就没有能派上用场的！"最小的女儿缇萦听了父亲的话很是伤感，于是跟随父亲西行。到了长安以后，缇萦上书朝廷说："我的父亲是朝廷任命的官吏，齐国人都称赞他廉洁、公正，如今他因为犯法而被判刑。我很痛心死者不能复生而受刑致残者也不能康复，他们就算是想改过自新，也无路可走，终究实现不了愿望。我愿意进入官府做奴婢，以此来为父亲赎罪，使他能够获得改过自新的机会。"皇帝看过奏书以后，十分怜悯她的心意，于是将淳于意赦免，并在这一年废除了肉刑。

意家居，诏召问所为治病死生验者几何人也，主名为谁。

【译文】

淳于意住在家里，皇上下诏书问他为人治病诊断生死应验的有多少人，这些病人都叫什么名字。

诏问故太仓长臣意："方伎[1]所长，及所能治病者？有其书无有？皆安受学？受学几何岁？尝有所验，何县里人也？何病？医药已，其病之状皆何如？具悉而对。"

【注释】

[1] 方伎：即"方技"，泛指医术、医药等相关知识。

【译文】

诏书问前任太仓长淳于意："你的医术有什么专长，能治疗哪些疾病？有没有医书？在哪里学的医术？学了多少年？曾经治好的病人，都是什么地方的人？他们得了什么病？用药治疗以后，他们的病情都怎样？请全部详细地回答这些问题。"

臣意对曰：自意少时，喜医药，医药方试之多不验者。至高后八年，得见师临菑元里公乘阳庆。庆年七十余，意得见事之。谓意曰："尽去而方书，非是也。庆有古先道遗传黄帝、扁鹊之《脉书》，五色诊病，知人生死，决嫌疑，定可治，及药论书，甚精。我家给富，心爱公，欲尽以我禁方书悉教公。"臣意即曰："幸甚，非意之所敢望也。"臣意即避席再拜谒，受其《脉书上下经》《五色诊》《奇咳术》《揆度》《阴阳外变》《药论》《石神》《接阴阳》禁书，受读解验之，可一年所。明岁即验之，有验，然尚未精也。要事之三年所，即尝已为人治，诊病决死生，有验，精良。今庆已死十年所，臣意年尽三年，年三十九岁也。

【译文】

淳于意回答说：我从年轻的时候开始，就非常喜欢医术，曾经试着用医术方剂给人治病，可是很多时候都没有效验。到了高后八年，我得以向临菑元里的公乘阳庆学习医术。那时候阳庆已经七十多岁了，我得以拜谒并侍奉他。他对我说："把你过去所学的医书全部抛弃掉，这些都是不对的。我有古代前辈医家传下来的黄帝、扁鹊的《脉书》，以及通过观察面部不同颜色进行诊断的方法，以此来预知病人的生死，决断疑难疾病，决定是否可以医治，以及有关药物的理论，非常精辟。我家里比较富裕，心里很喜欢您，所以打算把我珍藏的秘方全部传授给您。"我当即说道："真是荣幸，这简直不是我敢奢望的。"我马上离开座席对他拜了两次，接受了他传给我的《脉书上下经》《五色诊》《奇咳术》《揆度》《阴阳外变》《药论》《石神》《接阴阳》等医学秘书，加以学习、理解和体验，大约用了一年的时间。到了第二年，我就开始对这些医术加以应用，虽然颇有成效，但还不是十分精湛。我大约向阳庆学习了三年，曾经为病人医治，诊治病情决断生死，颇有效验，医术十分精湛。如今，阳庆已死了大约十年，我曾经向他学习过三年，现在我已经三十九岁了。

齐侍御史成自言病头痛，臣意诊其脉，告曰："君之病恶，不可言也。"即出，独告成弟昌曰："此病疽[1]也，内发于肠胃之间，后五日当臃肿，后八日呕脓死。"成之病得之饮酒且内。成即如期死。所以知成之病者，臣意切其脉，得肝气。肝气浊而静，此内关之病也。脉法曰"脉长而弦，不得代四时者，其病主在于肝。和即经主病也，代则络脉有过"。经主病和者，其病得之筋髓里。其代绝而脉贲者，病得之酒且内。所以知其后五日而臃肿，八日呕脓死者，切其脉时，少阳初代。代者经病，病去过人，人则去。络脉主病，当其时，少阳初关一分，故中热而脓未发也，及五分，则至少阳之界，及八日，则呕脓死，故上二分而脓发，至界而臃肿，尽泄而死。热上则熏阳明，烂流络，流络动则脉结发，脉结发则烂解，故络交。热气已上行，至头而动，故头痛。

【注释】

[1] 疽：毒疮。

【译文】

齐国有一位侍御史名叫成，他说自己头痛，我为他诊脉之后，告诉他说："你的病非常严重，不能一下子说清楚。"然后我便出来，单独告诉成的弟弟昌说："他得的是疽病，这种病在肠胃之间发生，五天以后就会发肿，再过八天就会吐脓血而死。"成的病是由于酗酒之后行房事而引起的。后来，成果然如期而死。我之所以知道成的病因，是因为我在为他切脉时，感觉到了他肝脏有病的脉气。他的肝气重浊而平静，这是内部严重而外表不太明显的疾病。脉象理论里讲"脉长而如同弓弦一般挺直，不能随着四季变化而更替，这种情况表明病在肝脏。脉虽然长而直硬却很均匀，就表示肝的经脉有病，如果出现时快时慢的代脉，就说明肝的络脉有病"。肝的经脉有病，而脉象均匀的，他的疾病来源于筋髓。脉象时快时慢，忽而停止忽而有力的，其病因是酒色过度。我之所以知道他五天以后会有毒疮肿起，再过八天会吐脓血而死，是因为在给他切脉时，少阳经络出现了代脉的脉象。代脉说明经脉生病，病情遍布全身，患者就会死去。络脉出现病证，此时，左手关部一分处就出现代脉的脉象，这是由于热气积郁体内而脓血没有排出，到了关上五分处，就是少阳经脉的边界，到了八天以后，就会吐脓血而死，这是因为到了关上二分处就会产生脓血，到了少阳经脉边界处就会肿胀，最后疮破脓泄而死。内热就会熏灼阳明经脉，同时灼伤络脉的分支，如果络脉出现病变，经脉就会郁结发肿，之后就会糜烂离解，因此络脉之间交互阻塞。热气上侵到达头部，头部被侵扰，所以常常头痛。

齐王中子诸婴儿小子病，召臣意诊切其脉，告曰："气鬲[1]病。病使人烦懑，食不下，时呕沫。病得之心忧，数忔食饮。"臣意即为之作下气汤以饮之，一日气下，二日能食，三日即病愈。所以知小子之病者，诊其脉，心气也，浊躁而经也，此络阳病也。脉法曰"脉来数疾去难而不一者，病主在心"。周身热，脉盛者，为重阳。重阳者，逿[2]心主。故烦懑食不下则络脉有过，络脉有过则血上出，血上出者死。此悲心所生也，病得之忧也。

【注释】

[1] 鬲：同"膈"。

[2] 逿：通"荡"，侵犯。

【译文】

齐王二儿子所生的最小的男孩得了病，召我前去切脉诊治，我诊完之后告诉他说："孩子得的是气膈病。这种病会令人烦闷，吃不下东西，还经常呕出胃液。其病因是心情抑郁，经常厌食。"我当即开了下气汤让孩子服用，服药一天之后，膈气下消，两天后就可以吃东西，三天以后就痊愈了。我之所以知道这孩子的病情，是因为我在为他诊脉时，感觉到了心脏有病的脉气，他的脉象浊重而急躁，这是阳络有病。脉象理论说"脉来时壮盛迅速，去时艰涩，来去前后不一，其病根在于心脏"。浑身发热，脉象壮盛，这叫作重阳，也就是阳热过重。阳热一旦过重，就会扰乱心神。故而心中烦闷，吃不下饭食，这样一来络脉就会有病，络脉一旦有病，就会有血液向上冲出的危险，这样的话人就会死亡。这都是内心悲伤引起的，病因源于忧郁。

齐郎中令循病，众医皆以为蹙[1]入中，而刺之。臣意诊之，曰："涌疝[2]也，令人不得前后溲[3]。"循曰："不得前后溲三日矣。"臣意饮以火齐汤，一饮得前后溲，再饮大溲，三饮而疾愈。病得之内。所以知循病者，切其脉时，右口气急，脉无五藏气，右口脉大而数。数者中下热而涌，左为下，右为上，皆无五藏应，故曰涌疝。中热，故溺赤也。

【注释】

[1] 癃：气逆。

[2] 涌疝：腹痛胀满，气逆冲上。

[3] 前后溲：小便，大便。

【译文】

齐国有位名叫循的郎中令得了病，很多医生都认为他的病是由于逆气进入胸腹而引起的，于是用针刺法治疗。我诊断之后说："他患的是涌疝，这种病会让人无法排泄大小便。"循说："我不能大小便已经整整三天了。"我让他服用火齐汤，只喝下一剂就能够大小便了，喝了两剂大小便就十分畅通，喝下第三剂病就全好了。这种病是由于房事引起的。我之所以知道循所患的疾病，是因为我在为他诊脉时，他右手寸口的脉象十分急迫，脉象根本反映不出五脏所患的疾病，右手寸口脉象壮盛而频繁。脉象又快又频是中焦、下焦积存的热邪在涌动，他的左手脉象急迫是热邪向下流，右手脉象急迫是热邪向上涌，都反映不出五脏的脉气，所以称这种病为"涌疝"。体内积热，所以尿液呈现赤红色。

齐中御府长信病，臣意入诊其脉，告曰："热病气也。然暑汗，脉少衰，不死。"曰："此病得之当浴流水而寒甚，已则热。"信曰："唯，然！往冬时，为王使于楚，至莒县阳周水，而莒桥梁颇坏，信则擘车辕未欲渡也，马惊，即堕，信身入水中，几死，吏即来救信，出之水中，衣尽濡[1]，有间而身寒，已热如火，至今不可以见寒。"臣意即为之液汤火齐逐热，一饮汗尽，再饮热去，三饮病已。即使服药，出入二十日，身无病者。所以知信之病者，切其脉时，并阴。脉法曰"热病阴阳交者死"。切之不交，并阴。并阴者，脉顺清而愈，其热虽未尽，犹活也。肾气有时间浊，在太阴脉口而希，是水气也。肾固主水，故以此知之。失治一时，即转为寒热。

【注释】

[1] 濡：湿。

【译文】

齐国有一位名为信的中御府长患病，我进入他的房间为他诊脉，告诉他说："你这是热病的脉气。然而由于天气炎热出汗较多，脉象略显微弱，但不会因此而死亡。"我接着说道："患这种病是由于在流水中洗浴时，感到十分寒冷，寒冷过后便浑身发热。"信说："嗯，是这样的！去年冬天，我奉齐王之命出使楚国，到达莒县阳周水边时，我看到莒桥损坏得非常严重，就揽住车辕不想过河，驾车的马受惊，就坠落河中，我也跟着落入水中，差点淹死，手下的官吏立即来救我，我才从水中出来，当时衣服完全湿透了，不一会儿就觉得身上发冷，冷过之后全身便发热如火，一直到现在也不能受寒。"我当即给他开了液汤火齐退热，只喝下一剂之后便消汗了，喝下第二剂便退热了，喝完三剂病就好了。我让他继续服药，过了大约二十天，他的身体就像没病一样。我之所以知道信所患的疾病，是因为我在为他切脉时，发现他的脉象全都是阴脉。脉象理论说"内热、外热交杂错乱的人会死亡"。我为他切脉时，并没有发现交杂错乱的现象，都是阴脉。全都是阴脉，脉象顺得可以用清法治愈，热邪虽然没有完全清除，但仍然可以保住性命。我诊断时发现他的肾气有时重浊，在太阴寸口依稀能够感觉到这种情形，那就是水气。肾原本是主管水液运行的，由此便可知道他的病情。这种病如果一时失治，就会转为寒热病。

齐王太后病，召臣意入诊脉，曰："风瘅客脬[1]，难于大小溲，溺赤。"臣意饮以火齐汤，一饮即前后溲，再饮病已，溺如故。病得之流汗出滫[2]。滫者，去衣而汗晞[3]也。所以知齐王太后病者，臣意诊其脉，切其太阴之口，湿然风气也。脉法曰"沈之而大坚，浮之而大紧者，病主在肾"。肾切之而相反也，脉大而躁。大者，膀胱气也；躁者，中有热而溺赤。

【注释】

[1] 风瘅客脬：风热侵入膀胱。

[2] 溲：小便。

[3] 晞：干。

【译文】

齐国的太后患病，召我进宫诊脉，我诊过之后说："太后的病是风热侵入膀胱，大小便很困难，尿液呈赤红色。"我给她服用了火齐汤，喝下一剂大小便就通畅了，服用两剂病就好了，尿色也和原来一样了。这种病的病因是在出汗时解小便。所谓"溲"，就是脱去衣服之后汗水被吹干而着凉。我之所以知道太后的病情，是因为当我为她切脉时，发现太阴寸口湿润，这明显是受风的脉气。脉象理论说"用力切脉时脉象又沉又大又有力，轻轻切脉时脉象大而紧张，这是肾脏有病的征兆"。但是我在切肾脉的时候，情况刚好相反，脉象粗大而躁动。粗大的脉象说明膀胱有病；躁动的脉象则说明中焦有热邪，所以尿色赤红。

齐章武里曹山跗病，臣意诊其脉，曰："肺消瘅也，加以寒热。"即告其人曰："死，不治。适其共养，此不当医治。"法曰"后三日而当狂，妄起行，欲走；后五日死"。即如期死。山跗病得之盛怒而以接内。所以知山跗之病者，臣意切其脉，肺气热也。脉法曰"不平不鼓[1]，形弊"。此五藏高之远数以经病也，故切之时不平而代。不平者，血不居其处；代者，时参击并至，乍躁乍大也。此两络脉绝，故死不治。所以加寒热者，言其人尸夺。尸夺者，形弊；形弊者，不当关灸镵石[2]及饮毒药也。臣意未往诊时，齐太医先诊山跗病，灸其足少阳脉口，而饮之半夏丸，病者即泄注，腹中虚；又灸其少阴脉，是坏肝刚绝深，如是重损病者气，以故加寒热。所以后三日而当狂者，肝一络连属结绝乳下阳明，故络绝，开阳明脉，阳明脉伤，即当狂走。后五日死者，肝与心相去五分，故曰五日尽，尽即死矣。

【注释】

[1] 不平不鼓：脉搏起伏，鼓动无力。

[2] 镵石：古时治病用的石针。

【译文】

齐国章武里的曹山跗生病，我前去为他诊脉，诊过之后说："你得了肺消瘅，外加寒热症。"我当即告诉他说"得了这种病必死无疑，根本没办法医治。你要适当调养，不应该继续医治了。"医学理论说"得了这种病三天后就会发狂，妄自起来乱走；五天后就会死亡"。后来他果然如期死去。曹山跗的病源于大怒之后行房事。我之所以知道他的病情，是因为我在为他切脉的时候，发现他有肺气热。脉象理论说"脉象如果脉搏起伏，鼓动无力，则病人身体羸弱"。这是五脏由上至下多次患病的结果，所以我在切脉时，脉象不平稳，并且有代脉现象。脉象不平稳，是因为血气不能归藏于肝脏；出现代脉现象，就是脉搏经常杂乱并起，时而浮躁，时而宏大。这是肺经、肝经断绝的表现，所以说这是必死无疑的不治之症。之所以说他还患有寒热症，是因为他精神涣散如同死尸一般。精神涣散如同死尸的人，身体必然羸弱；身体羸弱，就不能采用针灸方法治疗，也不能服用药性较为猛烈的药。在我前去诊治之前，齐国的太医已经先对他进行了诊治，在他的足少阳脉口用灸法熏烤，并让他服用半夏丸，结果病人立刻下泻，腹中虚弱；太医又在少阴脉用灸法熏烤，这样就重伤了他的肝的阳刚之气，像这样严重损伤病人的元气，所以他又外加寒热症。至于说他三天后会发狂，是因为肝的一条络脉横穿乳下与阳明经链接，络脉的横穿使得热邪侵入阳明经，阳明经一旦受伤，人就会狂奔。说他五天后会死，是因为肝脉和心脉相隔五分，肝脏之中的元气将在五天内耗尽，元气一旦耗尽，人也就死了。

齐中尉潘满如病少腹痛，臣意诊其脉，曰："遗积瘕也。"臣意即谓齐太仆臣饶、内史臣繇曰："中尉不复自止于内，则三十日死。"后二十余日，溲血死。病得之酒且内。所以知潘满如病者，臣意切其脉深小弱，其卒然合合也，是脾气也。右脉口气至紧小，见瘕气也。以次相乘，故三十日死。三阴俱抟者，如法；不俱抟者，决在急期；一抟一代者，近也。故其三阴抟，溲血如前止。

【译文】

齐国中尉潘满如得了小腹疼痛的病，我为他诊脉，说："您的腹中遗留的气体积聚成为'瘕'。"我就对齐国的太仆饶和内史繇说："中尉大人如果再不停止房事，就会在三十天之内死去。"结果过了二十多天，中尉就尿血而死。他的病是因为酗酒之后行房事而引起的。我之所以知道潘满如的病情，是因为我给他切脉时，发现他的脉象深沉，又小又弱，这三种脉象合在一起，是脾部有病的脉气。他右手寸口脉象弦紧而沉细，显现出瘕病的症状。根据五脏生克乘侮的次序，可断定三十天之内会死。太阴、少阴、厥阴三阴脉一同，正好符合三十天内必死的规律；三阴脉若不是一同出现，那么死亡的时间会更短；交会的阴脉与代脉交替出现，死期就会更近。所以他的三阴脉一齐出现，就像前面所说的那样尿血而亡。

阳虚侯相赵章病，召臣意。众医皆以为寒中，臣意诊其脉曰："迵风。"迵风者，饮食下嗌而辄出不留。法曰"五日死"，而后十日乃死。病得之酒。所以知赵章之病者，臣意切其脉，脉来滑，是内风气也。饮食下嗌而辄出不留者，法五日死，皆为前分界法。后十日乃死，所以过期者，其人嗜粥，故中藏实，中藏实故过期。师言曰"安[1]谷者过期，不安谷者不及期"。

【注释】

[1] 安：消化容纳。

【译文】

阳虚侯的丞相赵章患病，召我去诊治。众医生都认为赵章的病是由于寒气进入体内所致，我给他诊过脉之后说："他得的是'迵风病'。"患有迵风病的人，饮食咽下去以后，总是呕吐出来，无法留在胃里消化吸收。医学理论上说"得上此病五天就会死"，后来他过了十天才死。他的病因在于饮酒。我之所以知道赵章的病情，是因为我给他切脉时，脉象很滑，这是内风病的脉气。饮食下咽以后总是呕吐出来，医理说五天就会死，这是前面所说的"分界法"。后来他过了十天才死，之所以超过了期限，是因为病人喜欢喝粥，因此胃气充实，胃气充实才能超过期限。我的老师说"能够容纳消化水谷的人，可以超过期限而死；不能容纳消化水谷的人，期限没到就会死去"。

济北王病，召臣意诊其脉，曰："风蹶胸满。"即为药酒，尽三石，病已。得之汗出伏地。所以知济北王病者，臣意切其脉时，风气也，心脉浊。病法"过入其阳，阳气尽而阴气入"。阴气入张，则寒气上而热气下，故胸满。汗出伏地者，切其脉，气阴。阴气者，病必入中，出及灊水[1]也。

【注释】

[1] 灊水：汗水。

【译文】

济北王病了，召我去为他诊脉，我诊过以后说："这是'风厥'病，胸部烦闷。"于是我就为他调配药酒，他喝了三石以后，病就好了。他的这种病是由于出汗的时候躺在地上而引起的。我之所以知道济北王的病情，是因为我给他切脉的时候，感觉到风邪的脉气，心脉十分重浊。病理说"病邪侵入体表，体表的阳气便会消耗殆尽，而阴寒之气则会乘机侵入"。阴寒之气进入人体以后就会扩张开来，寒气就会向上逆行，而阳气则向下运行，所以有胸闷的症状。我之所以知道此病是由于出汗时躺在地上而引起的，是因为我在切脉的时候，脉气阴寒。出现这种脉象，必然是疾病已经进入体内，服用药酒之后，寒湿之气就会随汗液流出。

齐北宫司空命妇出于病，众医皆以为风入中，病主在肺，刺其足少阳脉。臣意诊其脉，曰："病气疝，客于膀胱，难于前后溲，而溺赤。病见寒气则遗溺，使人腹肿。"出于病得之欲溺不得，因以接内。所以知出于病者，切其脉大而实，其来难，是厥阴之动也。脉来难者，疝气之客于膀胱也。腹之所以肿者，言厥阴之络结小腹[1]也。厥阴有过则脉结动，动则腹肿。臣意即灸其足厥阴之脉，左右各一所，即不遗溺而溲清，小腹痛止。即更为火齐汤以饮之，三日而疝气散，即愈。

【注释】

[1] 络结小腹：足厥阴肝经的络脉连接小腹。

【译文】

齐国北宫司空的夫人出于得了病，医生们都以为是风邪进入体内引起的疾病，病根在肺部，于是针刺足少阳经脉。我为她诊脉以后说："她得的是疝气病，疝气会影响膀胱，导致大小便困难，尿液颜色赤红。得了这种病的人一遇到寒气就会遗尿，并且使人小腹肿胀。"这种疾病的诱因是想小便而没有去小便，接着就行房事。我之所以知道出于夫人的病情，是因为给她切脉的时候，脉象大而充实，但是脉搏来时艰难，这是因为足厥阴肝经有变动。脉搏来时艰难，是因为疝气影响膀胱。小腹之所以会肿胀，是由于足厥阴络脉连接小腹。足厥阴脉有病，与它相连的部位自然也会有所变化，这种变化就导致了小腹肿胀。于是，我在她的足厥阴肝经施以灸法，左右各一穴，她就不再小便失禁了，尿液颜色也变清了，小腹的疼痛也止住了。然后我又配制火齐汤给她服用，三天之后，疝气消散，病也就痊愈了。

故济北王阿母自言足热而懑，臣意告曰："热厥也。"则刺其足心各三所，案之无出血，病旋已。病得之饮酒大醉。

【译文】

过去济北王的乳母说自己脚心发热胸中郁闷，我告诉她说："这是热厥病。"我随即在她的足心各刺三穴，拔针时，按住针孔，不让血液流出，她的病很快就痊愈了。她的病源于饮酒大醉。

济北王召臣意诊脉诸女子侍者，至女子竖，竖无病。臣意告永巷长曰："竖伤脾，不可劳，法当春呕血死。"臣意言王曰："才人女子竖何能？"王曰："是好为方，多伎能，为所是案法新，往年市之民所，四百七十万，曹偶四人。"王曰："得毋有病乎？"臣意对曰："竖病重，在死法中。"王召视之，其颜色不变，以为不然，不卖诸侯所。至春，竖奉剑从王之厕，王去，竖后，王令人召之，即仆于厕，呕血死。病得之流汗。流汗者，法病内重，毛发而色泽，脉不衰，此亦内关之病也。

【译文】

济北王召我去给他的那些侍女诊病，当诊到名叫竖的侍女时，她看上去根本没有病。我对永巷长说："竖的脾脏受了伤，千万不能劳累，从病理上看，她到了春天就会吐血而死。"我问济北王："这位才女竖有什么才能？"济北王回答说："她十分喜欢医术，并有多种技能，可以在旧有医术中创出新意，她是我去年从民间买来的，共花费四百七十万钱，买了和她一样的四个人。"济北王问道："她莫不是有病？"我答道："她病得十分严重，按照病理的说法，她会死去。"济北王把竖召来观看，看到她的脸色没有什么变化，就认为我说得不对，所以没有将她卖给别的诸侯。到了春天，竖捧剑跟随济北王去厕所，济北王离开厕所之后，她仍然留在后面，济北王就派人去叫她，结果发现她扑倒在厕所里，吐血而死。她的这种病源于流汗过多。流汗过多的病人，按照病理来讲是病重在内里，毛发、脸色都很润泽，脉象也不衰减，这也属于内关一类的疾病。

齐中大夫病龋齿，臣意灸其左大阳明脉，即为苦参汤，日漱三升，出入五六日，病已。得之风，及卧开口，食而不漱。

【译文】

齐国中大夫得了龋齿病，我对他的左手阳明经施以灸法，并当即为他开了苦参汤，让他每天用三升漱口，前后用了五六天的时间，病就好了。其病因是外感风邪，外加睡卧时张嘴，吃完饭不漱口。

菑川王美人怀子而不乳，来召臣意。臣意往，饮以莨[1]药一撮，以酒饮之，旋乳。臣意复诊其脉，而脉躁。躁者有余病，即饮以消石一齐，出血，血如豆比五六枚。

【注释】

[1] 莨：药名。

【译文】

菑川王的嫔妃怀孕难产，就召我前去诊治。我去了以后，让她用酒送服莨药末一小撮，她很快就将胎儿产下。我再次为她诊脉，脉象躁动。脉象躁动说明还有别的病，于是就让她服用消石一剂，结果她的阴道内出血，流出五六枚像豆子一样大小的血块。

齐丞相舍人奴从朝入宫，臣意见之食闺门外，望其色有病气。臣意即告宦者平。平好为脉，学臣意所，臣意即示之舍人奴病，告之曰："此伤脾气也，当至春鬲塞不通，不能食饮，法至夏泄血死。"宦者平即往告相曰："君之舍人奴有病，病重，死期有日。"相君曰："卿何以知之？"曰："君朝时入宫，君之舍人奴尽食闺门外，平与仓公立，即示平曰，病如是者死。"相即召舍人而谓之曰："公奴有病不？"舍人曰："奴无病，身无痛者。"至春果病，至四月，泄血死。所以知奴病者，脾气周乘五藏，伤部而交，故伤脾之色也，望之杀然黄，察之如死青之兹[1]。众医不知，以为大虫，不知伤脾。所以至春死病者，胃气黄，黄者土气也，土不胜木，故至春死。所以至夏死者，脉法曰"病重而脉顺清者曰内关"，内关之病，人不知其所痛，心急然无苦。若加以一病，死中春；一愈顺，及一时。其所以四月死者，诊其人时愈顺。愈顺者，人尚肥也。奴之病得之流汗数出，炙于火而以出见大风也。

【注释】

[1] 兹：草席，这里指死草。

【译文】

齐国丞相门客的奴仆随同主人上朝进入王宫，我看见他在宫门外面吃东西，发现他脸上有病气。我立即将此事告诉了名叫平的宦官。平喜好诊脉，并向我学习，我就把那位奴仆的病指给他看，告诉他："这是脾脏受损的面色，到了春天胸膈就会阻塞不通，无法进食，根据病理来看，他到夏天就会泄血而死。"宦官平立即前去告诉丞相："您门客的奴仆身上有病，而且病得很重，距离死期不远了。"丞相问："你是怎么知道的？"平说："在您上朝入宫的时候，您门客的奴仆在宫门外面一直吃东西，我与太仓公站在那儿，太仓公指着那位奴仆对我说，得了这种病是要死人的。"丞相立即把那个门客召来问道："您手下的奴仆有病吗？"门客回答："我的奴仆没有病，身上也没有感觉到疼痛。"到了春天，那位奴仆果然病了，到四月，他便泄血而亡。我之所以知道那位奴仆的病情，是因为知道他的脾脏之气周行于五脏，脾脏一旦受到损伤，身体各部位就会交错受损，所以脸上的某些部位会显示出相应的病色，这种脾脏受损的面色，看上去发黄，再仔细看，是死草一般的青灰色。许多医生都不了解这种情况，以为病人体内生有寄生虫，而不知道是脾脏受损。之所以说这个人到春天会病重而死，是因为患有脾胃疾病的人脸色发黄，在五行之中，黄色属土，脾土不能胜肝木，因此到了肝木旺盛的春季就会死去。之所以说他到夏天会死，是因为脉象理论说"病情十分严重，而脉象却很正常，这是内关病"，患有内关病的人感觉不到疼痛，心情急躁，好像没有任何痛苦。如果再添一种病，就会在仲春二月死去；如果能够保持心情愉快、顺天养性，则可延缓一季度。他之所以死于四月，是因为我对他进行诊断时，他心情愉快、顺天养性。他做到了这一点，身体还算丰满肥腴，所以能够拖延一段时间。他的病是由于流汗过多，受火烘烤后又在外面受风邪所致。

蓄川王病，召臣意诊脉，曰："蹶上为重，头痛身热，使人烦懑。"臣意即以寒水拊其头，刺足阳明脉，左右各三所，病旋已。病得之沐发未干而卧。诊如前，所以蹶，头热至肩。

【译文】

蓄川王患病，召我前去为他诊脉，我诊过之后说道："这是热邪逆行侵入头部而引起的'蹶'病，其症状是头痛身热，令人烦闷。"我于是用冷水拍在他头上，针刺他的足阳明经脉，左右各三次，他的病很快就痊愈了。病因是洗浴之后，头发没有晾干就睡眠。诊断如前面所述，之所以称之为蹶病，是因为热邪逆行于头部，一直到肩部。

齐王黄姬兄黄长卿家有酒召客，召臣意。诸客坐，未上食。臣意望见王后弟宋建，告曰："君有病，往四五日，君要胁痛不可俛仰[1]，又不得小溲。不亟治，病即入濡肾。及其未舍五藏，急治之。病方今客肾濡，此所谓'肾痹'也。"宋建曰："然，建故有腰脊痛。往四五日，天雨，黄氏诸情见建家京下方石，即弄之，建亦欲效之，效之不能起，即复置之。暮，腰脊痛，不得溺，至今不愈。"建病得之好持重。所以知建病者，臣意见其色，太阳色干，肾部上及界腰以下者枯四分所，故以往四五日知其发也。臣意即为柔汤使服之，十八日所而病愈。

【注释】

[1] 俛仰：低头和仰头。

【译文】

齐王黄姬的哥哥黄长卿家里摆设酒席招待客人，把我也召去。各位宾客就座，这时菜还没有端上来。我看到了王后的弟弟宋建，对他说："您有病，在四五天以前，您的腰、胁部位疼痛，不能低头和仰头，并且不能小便。如果不及时医治，疾病就会侵入肾脏。趁现在病邪还没有进入五脏，应该赶快医治。现在病邪正在侵入肾脏，这就是所谓的'肾痹'。"宋建说："确实是这样。我以前有过腰脊疼痛的毛病。在四五天前，正赶上下雨，黄家的几个女婿看见我家仓库墙下的方石，就去搬弄，我也跟他们学，可是举不起来，于是便放下。到了黄昏时分，就感觉腰脊疼痛，不能小便，一直到现在也没好。"宋建的病是由于喜欢持重物而引起的。我之所以知道他的病情，是因为我观察他的面色，发现他太阳穴这个部位色泽枯干，肾部以及腰围以下有大约四分的部位枯干，所以知道他在四五日之前曾经发病。我立刻调制了柔汤让他服下，过了大约十八天，他就痊愈了。

济北王侍者韩女病腰背痛，寒热，众医皆以为寒热也。臣意诊脉，曰："内寒，月事不下也。"即窜[1]以药，旋下，病已。病得之欲男子而不可得也。所以知韩女之病者，诊其脉时，切之，肾脉也，啬而不属。啬而不属者，其来难，坚，故曰月不下。肝脉弦，出左口，故曰欲男子不可得也。

【注释】

[1] 窜：熏灸。

【译文】

济北王身边有位姓韩的侍女患上了腰背疼痛的疾病，恶寒发热，医生们都认为她患的是寒热病。我为她诊脉之后说："你这是内寒，来不了月经。"于是用药为她熏灸，月经很快就来了，她的病也好了。这种病的成因是想得到男子却没有得到。我之所以知道她的病情，是因为我为她诊脉时，切到了肾的病脉，脉象艰涩而不连续。艰涩而不连续，又很坚固，所以月经不通。她的肝脉如弓弦一样强直而又细长，超出左手寸口的位置，所以说她想得到男子而又得不到。

临菑氾里女子薄吾病甚，众医皆以为寒热笃，当死，不治。臣意诊其脉，曰："蛲瘕[1]。"蛲瘕为病，腹大，上肤黄粗，循之戚戚然。臣意饮以芫华[2]一撮，即出蛲可数升，病已，三十日如故。病蛲得之于寒湿，寒湿气宛笃不发，化为虫。臣意所以知薄吾病者，切其脉，循其尺，其尺索刺粗，而毛美奉发，是虫气也。其色泽者，中藏无邪气及重病。

【注释】

[1] 蛲瘕：蛲虫积聚而成瘕块。

[2] 芫华：芫花。

【译文】

临菑氾里有个名叫薄吾的女人病得十分严重，医生们都认为她得了严重的寒热病，会死去，没有办法医治。我为她诊脉之后，说："这是'蛲瘕病'。"得了这种病的人肚子大，腹部皮肤颜色发黄并且粗糙，用手触摸腹部，病人会感到难受。我让病人用水送服一小撮芫花，她当即排泄出数升蛲虫，病也就痊愈了，此后过了三十天，她的身体就和过去一样了。蛲瘕病是由于寒湿气引起的，寒湿气在体内积蓄过多，不能发散，因而变化为虫。我之所以知道薄吾的病情，是因为我为她切脉时，摸她的尺部脉位，此处皮肤十分粗糙，并且毛发枯焦卷曲，这是体内有虫的症状。她面色有光泽，是由于内脏没有邪气侵入，病不太重。

齐淳于司马病，臣意切其脉，告曰："当病迥风。迥风之状，饮食下嗌[1]辄后之。病得之饱食而疾走。"淳于司马曰："我之王家食马肝，食饱甚，见酒来，即走去，驱疾至舍，即泄数十出。"臣意告曰："为火齐米汁饮之，七八日而当愈。"时医秦信在旁，臣意去，信谓左右阁都尉曰："意以淳于司马病为何？"曰："以为迥风，可治。"信即笑曰："是不知也。淳于司马病，法当后九日死。"即后九日不死，其家复召臣意。臣意往问之，尽如意诊。臣即为一火齐米汁，使服之，七八日病已。所以知之者，诊其脉时，切之，尽如法。其病顺，故不死。

【注释】

[1] 嗌：呕吐。

【译文】

齐国的淳于司马生病，我为他诊脉，诊过以后对他说："你得的应该是'迵风'病，这种病的症状，是饮食吃下去以后很快就吐出来。病因是饱餐之后快跑。"淳于司马说："我到君王家里吃马肝，吃得很饱，看到有酒端上来，我就跑开了，后来骑快马回到家中，刚一到家就下泄数十次。"我告诉他："用米汁送服火齐汤，过七八天就能痊愈。"当时，医生秦信就在旁边，我走了以后，他问身边的阁都尉："淳于意认为司马得的是什么病？"阁都尉说："他认为是迵风病，可以治疗。"秦信听了以后笑着说："他这是不了解病情。淳于司马的病，根据病理来看，九天后就会死去。"过了九天，司马并没有死，他的家人又召请我。我前去向他询问最近的病情，和我当初诊断的一模一样。我就开了火齐汤和米汁让他服用，过了七八天，他的病就全好了。我之所以知道他的病情，是因为我给他诊脉时，他的脉象完全符合常规。他的病情与脉象一致，所以说他不会死。

齐中郎破石病，臣意诊其脉，告曰："肺伤，不治，当后十日丁亥溲血死。"即后十一日，溲血而死。破石之病，得之堕马僵石上。所以知破石之病者，切其脉，得肺阴气，其来散，数道至而不一也。色又乘之。所以知其堕马者，切之得番阴脉。番阴脉入虚里，乘肺脉。肺脉散者，固色变也乘之。所以不中期死者，师言曰"病者安谷即过期，不安谷则不及期"。其人嗜黍[1]，黍主肺，故过期。所以溲血者，诊脉法曰"病养喜阴处者顺死，养喜阳处者逆死"。其人喜自静，不躁，又久安坐，伏几而寐，故血下泄。

【注释】

[1] 黍：黄米。

【译文】

齐国一位名叫破石的中郎得病，我为他诊脉，诊过之后对他说："你的肺部受伤，不能医治，你会在十天以后的丁亥日尿血而死。"此后过了十一天，他果然尿血而死。破石的病，是由于从马上摔下来跌在石头上引起的。我之所以知道他的病情，是因为我给他切脉时，他的肺阴脉脉搏来得散乱，好像是从几条脉道而来，很不一致。另外，他面色赤红，这是心脉抑制肺脉的表现。之所以知道他是从马上摔下来的，是因为我切到番阴脉。番阴脉进入虚里，然后侵袭肺脉。他的肺脉出现了散脉，原来的脸色就发生了变化，这正是心脉侵袭肺脉的表现。他之所以没有在预料的死期死亡，是因为我的老师说过"病人如果能够容纳吸收水谷，就能超过期限，如果不能容纳吸收水谷，不到死期就会死去"。破石非常喜欢吃黄米，黄米补肺，所以他才能超过期限。他之所以尿血，是因为脉象理论说"病人如果喜欢安静，就会血从下出而死，病人如果喜欢活动，就会血从上出而死"。破石这个人喜欢安静，性格不急躁，又长时间坐着不动，伏在几案上睡熟，所以血从下面泄出。

齐王侍医遂病，自练五石服之。臣意往过之，遂谓意曰："不肖有病，幸诊遂也。"臣意即诊之，告曰："公病中热。论曰'中热不溲者，不可服五石'。石之为药精悍，公服之不得数溲，亟勿服。色将发痈。"遂曰："扁鹊曰'阴石以治阴病，阳石以治阳病'。夫药石者有阴阳水火之齐，故中热，即为阴石柔齐治之；中寒，即为阳石刚齐治之。"臣意曰："公所论远矣。扁鹊虽言若是，然必审诊，起度量，立规矩，称权衡，合色脉表里有余不足顺逆之法，参其人动静与息相应，乃可以论。论曰'阳疾处内，阴形应外者，不加悍药及镵石'。夫悍药入中，则邪气辟矣，而宛气愈深。诊法曰'二阴应外，一阳接内者，不可以刚药'。刚药入则动阳，阴病益衰，阳病益箸[1]，邪气流行，为重困于俞，忿发为痈。"意告之后百余日，果为痈发乳上，入缺盆，死。此谓论之大体也，必有经纪[2]。拙工有一不习，文理阴阳失矣。

【注释】

[1] 著：通"着"，明显。

[2] 经纪：原则，要领。

【译文】

齐王身边有一位侍医名叫遂，他得了病，自己炼制五石药服用。我前去拜访他，他对我说："我得了病，希望你能为我诊治。"我随即便为他诊治，诊过以后告诉他说："您所患的是热邪侵入内脏的病。病理说'内脏有热邪侵入，无法小便，不能服用五石药'。石药的药力极为猛烈，您服用之后小便次数会减少，赶快停止服用。从你的面色看来，你将要生痈疽。"遂说："扁鹊曾经说过'性寒的石药可以治疗阴虚有热的疾病，性热的石药可以治疗阳虚有寒的疾病'。药石方剂的性质有阴阳寒热的区别，因此，内脏有热病，就用阴石柔剂来治疗；内脏有寒症，就用阳石刚剂来治疗。"我说："您的说法错了。扁鹊虽然这样说过，但是必须要审慎地诊断，确定用药标准，确定治疗方法，反复衡量，将诊色与诊脉、表与里、有余与不足、顺与逆结合起来，同时参验病人的举止与呼吸是否和谐，之后才能下结论。医药理论说'体内有热病，体表反映出阴冷症状的，不能用猛药及砭石的方法治疗'。猛烈的药物一旦进入体内，热邪之气就会更加恣肆，郁热也就蓄积更深。诊病理论说'外部寒邪多于内部热邪的病，不能用性质猛烈的药来治疗'。猛烈的药物进入体内就会使阳气躁动，阴虚病证就会变得更加严重，阳气则变得更加强盛，邪气四处游走，就会层层聚结在腧穴周围，最后发展成为痈疽。"我对他说这些话之后过了一百多天，果然有痈疽生在乳上，当痈疽蔓延到锁骨上窝以后，他就死了。这就是说理论只表述大体情形，医者一定要掌握其中的要领。医术拙劣的医生如果有一处没有学到，就会使诊治失去条理，辨别阴阳发生错乱。

齐王故为阳虚侯时，病甚，众医皆以为蹶。臣意诊脉，以为痹，根在右胁下，大如覆杯，令人喘，逆气不能食。臣意即以火齐粥且饮，六日气下；即令更服丸药，出入六日，病已。病得之内。诊之时不能识其经解，大识其病所在。

【译文】

齐王过去担任阳虚侯的时候，有一次病得很重，医生们都认为他得了是蹶病。我为他诊脉，认为他得的是痹证，病根在右胁下面，大小如同倒扣着的杯子，使人气喘，逆气上行，所以无法进食。我就让他服用火齐粥，前后共六天，逆气便平降下来；于是我又让他改服丸药，前后又经过六天，他的病就好了。他的病是由于房事引起的。我在为他诊治时，不知道该如何用经脉理论来解释这种病，只是大体上掌握了疾病所在的部位。

臣意尝诊安阳武都里成开方，开方自言以为不病，臣意谓之病苦沓风，三岁四支不能自用，使人喑，喑即死。今闻其四支不能用，喑而未死也。病得之数饮酒以见大风气。所以知成开方病者，诊之，其脉法《奇咳》言曰"藏气相反者死"。切之，得肾反肺，法曰"三岁死"也。

【译文】

我曾经为安阳武都里的成开方诊断疾病，他说自己没有病，我说他将会被沓风病所折磨，三年以后四肢将不能自由活动，而且会喑哑不能说话，一旦喑哑就会死去。现在，听说他的四肢已经不能活动了，虽然喑哑却还没有死去。其病因是多次饮酒之后风邪严重侵入。我之所以知道他的病情，并为他诊断，是因为他的脉象符合《奇咳》中的说法"脏气相反的病人会死去"。我为他切脉，脉象表明肾气反冲肺气，病理的说法是"三年会死"。

安陵坂里公乘项处病，臣意诊脉，曰："牡疝。"牡疝在鬲下，上连肺。病得之内。臣意谓之："慎毋为劳力事，为劳力事则必呕血死。"处后蹴鞠，腰蹶寒[1]，汗出多，即呕血。臣意复诊之，曰："当旦日日夕死。"即死。病得之内。所以知项处病者，切其脉得番阳。番阳入虚里，处旦日死。一番一络者，牡疝也。

【注释】

[1] 腰蹶寒：腰部寒冷。蹶，通"厥"，冷。

【译文】

安陵坂里的公乘项处患病，我为他诊脉，诊过之后对他说："你得了牡疝病。"牡疝发生于胸膈之下，向上与肺相连。此病源于房事不节制。我告诉他说："你千万不要做需要用力的事，一旦做这样的事必定会吐血而死。"项处后来参加蹴鞠活动，结果腰部寒冷，出汗过多，还吐了血。我再次为他诊脉过后告诉他："你会在第二天黄昏时分死去。"到了那个时间，他果然死了。他的疾病是由房事引起的。我之所以知道他的病情，是因为我在为他切脉时感觉到了番阳脉。番阳脉进入虚里，第二天就会死去。出现了番阳脉，又上连于肺，这就是牡疝病。

臣意曰：他所诊期决死生及所治已病众多，久颇忘之，不能尽识，不敢以对。

【译文】

微臣淳于意说：除此之外，其他诊断出生死情况以及治愈的病例实在太多了，又由于时间太长而有所遗忘，没有完全记住，所以不敢拿这些病例来回答。

问臣意："所诊治病，病名多同而诊异，或死或不死，何也？"对曰："病名多相类，不可知，故古圣人为之脉法，以起度量，立规矩，县[1]权衡，案[2]绳墨，调阴阳，别人之脉各名之，与天地相应，参合于人，故乃别百病以异之，有数者能异之，无数者同之。然脉法不可胜验，诊疾人以度异之，乃可别同名，命病主在所居。今臣意所诊者，皆有诊籍[3]。所以别之者，臣意所受师方适成，师死，以故表籍所诊，期决死生，观所失所得者合脉法，以故至今知之。"

【注释】

[1] 县：通"悬"。

[2] 案：通"按"，掌握。

[3] 诊籍：记录诊疗的籍册。

【译文】

又问淳于意："在你所诊治过的疾病当中，有很多病名都是相同的而诊治结果不同，有的病人死了，有的却没死，这是为什么呢？"淳于意回答说："疾病的名称大多是相似的，无法确切地分辨，因此古代的圣人创造了诊脉之法，以此来确定诊断的标准，设立规矩，斟酌权衡，遵循规则，协调阴阳，区分人体的脉象，并分别加以命名，与天地的变化相应，再参考人体情况，这样才能区分各种疾病，使它们有所区别，医术精湛的人能够将它们区分开，而医术拙劣的人则会将它们混淆。然而，脉法并不能全部应验，对病人进行诊断的时候要用不同的方法加以区分，这样才能将相同名称的疾病区别开来，并且说出病根在什么地方。如今凡是我诊治过的病人，都有诊治记录。我之所以这样来区分疾病，是因为我跟随老师刚刚学成医术，老师就去世了，所以我记录将诊治的情况以及决断生死的时间记录在案，据此来验证诊治的得失情况是否符合脉法，正因为这样，我现在才了解各种疾病的情况。"

问臣意曰："所期病决死生，或不应期，何故？"对曰："此皆饮食喜怒不节，或不当饮药，或不当针灸，以故不中期死也。"

【译文】

又问淳于意："你所预估的病人生死期限，有的与实际不一致，这是什么原因呢？"淳于意回答说："出现这种情况，或是因为病人在饮食、喜怒等方面不加节制，或是因为用药不当，或是因为针灸不当，所以病人没有如期而死。"

问臣意："意方能知病死生，论[1]药用所宜，诸侯王大臣有尝问意者不？及文王病时，不求意诊治，何故？"对曰："赵王、胶西王、济南王、吴王皆使人来召臣意，臣意不敢往。文王病时，臣意家贫，欲为人治病，诚恐吏以除拘臣意也，故移名数，左右不修家生，出行游国中，问善为方数者事之久矣，见事数师，悉受其要事，尽其方书意，及解论之。身居阳虚侯国，因事侯。侯入朝，臣意从之长安，以故得诊安陵项处等病也。"

【注释】

[1] 论：分析，掌握。

【译文】

又问淳于意："当你能够知道病人的生死情况，并能掌握药品的适用范围时，诸侯王和大臣们有向你请教过的吗？当齐文王患病时，没有请你去诊治，这是什么原因呢？"淳于意回答说："赵王、胶西王、济南王、吴王都曾经派人召我去，但是我不敢前往。齐文王患病的时候，我家里非常贫穷，想给人治病，但实在担心官吏委任我为侍医而将我束缚住，因此我把户籍迁到附近邻居的名下，不再管理家事，四处行医求学，长期寻访医术精湛的人并侍奉他们，我拜见并侍奉过很多老师，将他们的主要本领全部学到了，也完全领会了他们医方、医书的主旨，并且对其医术进行分析论断。由于我住在阳虚侯的封国，因此我才去侍奉他。阳虚侯入朝的时候，我跟着他来到长安，所以才能为安陵的项处等人诊治疾病。"

问臣意："知文王所以得病不起之状？"臣意对曰："不见文王病，然窃闻文王病喘，头痛，目不明。臣意心论之，以为非病也。以为肥而蓄精，身体不得摇，骨肉不相任，故喘，不当医治。脉法曰'年二十脉气当趋[1]，年三十当疾步，年四十当安坐，年五十当安卧，年六十已上气当大董'。文王年未满二十，方脉气之趋也而徐之，不应天道四时。后闻医灸之即笃，此论病之过也。臣意论之，以为神气争而邪气入，非年少所能复之也，以故死。所谓气者，当调饮食，择晏日[2]，车步广志[3]，以适[4]筋骨肉血脉，以泻气。故年二十，是谓'易贸'，法不当砭灸，砭灸至气逐。"

【注释】

[1] 趋：跑动。

[2] 晏日：晴朗的日子。

[3] 车步广志：驾车或者步行，以开阔心胸。

[4] 适：调适。

【译文】

又问淳于意："你知道齐文王卧病在床的原因是什么吗？"淳于意回答说："我没有亲眼看到齐文王

的病状，但我私下里曾听人说文王得的是气喘、头痛、视力不好的病。我心里想，这应该不是疾病。我认为文王是因为身体肥胖而积蓄了过多脂肪，身体又得不到活动，骨肉难以支撑躯体，所以才会气喘，这种情况不应当医治。脉法理论说'人在二十岁的时候血脉正旺应该多跑动，三十岁时应该快步走，四十岁时应该安静地坐着，五十岁时应该安静地躺卧，过了六十岁，就应该使元气深藏'。文王年龄不到二十岁，正值脉气旺盛之际，可他却懒于走动，违背了自然规律。后来，我听说有医生用灸法为他治疗，结果病情立刻加重，这是论断病情上的错误。我经过分析，认为这是体内正气外争而邪气侵入的表现，不是年轻人能够康复的，所以文王最后死了。对于齐文王这种脉气旺盛的人，应当调节饮食，选择晴朗的天气外出，驾车或者步行，以开阔心胸，调适筋骨、肌肉和血脉，同时疏泄郁积体内的多余精气。因此在二十岁时，就是所谓的'气血充实'时期，按照医理不应该用砭法和灸法治疗，一旦使用这种方法就会使人气血奔流。"

问臣意："师庆安受之？闻于齐诸侯不？"对曰："不知庆所师受。庆家富，善为医，不肯为人治病，当以此故不闻。庆又告臣意曰：'慎毋令我子孙知若学我方也。'"

【译文】

又问淳于意："你的老师公乘阳庆是从哪儿学到的医术？齐国诸侯知不知道他的名声？"淳于意回答说："我不知道老师阳庆是从哪儿学到的医术。阳庆家里十分富有，他精通医术，却不愿为人治病，所以才不被大家知道。阳庆还曾经告诫我：'千万不要让我的子孙后代知道你学过我的医术。'"

问臣意："师庆何见于意而爱意，欲悉教意方？"对曰："臣意不闻师庆为方善也。意所以知庆者，意少时好诸方事，臣意试其方，皆多验，精良。臣意闻菑川唐里公孙光善为古传方，臣意即往谒之。得见事之，受方化阴阳及传语法，臣意悉受书之。臣意欲尽受他精方，公孙光曰：'吾方尽矣，不为爱[1]公所。吾身已衰，无所复事之。是吾年少所受妙方也，悉与公，毋以教人。'臣意曰：'得见事侍公前，悉得禁方，幸甚。意死不敢妄传人。'居有间，公孙光闲处，臣意深论方，见言百世为之精也。师光喜曰：'公必为国工[2]。吾有所善者皆疏，同产处临菑，善为方，吾不若，其方甚奇，非世之所闻也。吾年中时，尝欲受其方，杨中倩不肯，曰若非其人也。胥[3]与公往见之，当知公喜方也。其人亦老矣，其家给富。'时者未往，会庆子男殷来献马，因师光奏马王所，意以故得与殷善。光又属意于殷曰：'意好数，公必谨遇之，其人圣儒。'即为书以意属阳庆，以故知庆。臣意事庆谨，以故爱意也。"

【注释】

[1] 爱：吝惜，吝啬。

[2] 国工：这里指国医。

[3] 胥：等到。

【译文】

又问淳于意："你的老师阳庆为什么会看中并喜欢上你，以至于想把全部的医术传授给你？"淳于意回答说："我原本没有听说过老师阳庆医术精湛。后来我之所以知道他，是因为我年轻的时候喜欢研习各家医术，我试着使用他的医方，都颇有成效，而且十分精妙。我听说菑川唐里的公孙光善于使用古代流传下来的医方，于是前去拜谒他。后来我得以拜见并侍奉他，从他那里学到了调理阴阳的医方和口传心授的医理，并全部记录下来。我想把他精妙的医术全部学来，他对我说：'我的医方已经全部传授给你了，对你没有丝毫吝惜。现在我的身体已经衰老了，你不必再侍奉我。这些是我年轻时得到的妙方，全都给你，不要随便教给别人。'我说：'我能够侍奉在您跟前，又得到了您的全部秘方，真是太幸运了。我就是死也不敢把医方胡乱传给他人。'过了一段日子，公孙光有了空闲，我就在他面前深入分析医方，他认为我对历代医方的论述是十分精辟的。他高兴地说：'你将来一定会成为国医。我所擅长的医术都已经生疏了，我有位同胞兄弟住在临菑，精通医学，我比不上他，他的医方非常奇特，是世人所没有听过的。我在中年时期，曾想得到他的医方，可是我的朋友杨中倩反对，说你不是那种可以学习医方的人。等一会儿我和你一同前去拜见他，他就能知道你喜好医术了。如今他也老了，但家里非常富裕。'当时我们还没有去，正赶上阳庆的儿子阳殷前来献马，他是通过我的老师公孙光将马献给齐王，我也因此与阳殷熟识了。公孙光又把我托付给阳殷，告诉他说：'淳于意非常喜欢医术，你一定要好好地对待他，他是一位道德高尚的儒士。'他就写了一封信把我推荐给阳庆，我因此认识了阳庆。我侍奉阳庆十分恭敬谨慎，他也因此而喜欢我。"

问臣意曰："吏民尝有事学意方，及毕尽得意方不？何县里人？"对曰："临菑人宋邑。邑学，臣意教以五诊，岁余。济北王遣太医高期、王禹学，臣意教以经脉高下及奇络结，当论俞所居，及气当上下出入邪正逆顺，以宜镵石，定砭灸处，岁余。菑川王时遣太仓马长冯信正方，臣意教以案法逆顺[1]，论药法，定五味及和齐汤法。高永侯家丞杜信，喜脉，来学，臣意教以上下经脉五诊，二岁余。临菑召里唐安来学，臣意教以五诊上下经脉，《奇咳》，四时应阴阳重，未成，除为齐王侍医。"

【注释】

[1] 案法逆顺：正反两种按摩方法。

【译文】

又问淳于意："官员和百姓曾经有人跟你学习医术吗？他们把你的医术全部学到了吗？他们都是什么地方的人？"淳于意回答说："临菑人宋邑曾向我学习。宋邑前来求学，我教他诊断五脏疾病的脉法，他学了一年多的时间。济北王让太医高期、王禹跟我学习，我教他们经脉上下分布的情况以及奇经八脉、各种络脉的结系之处，论述腧穴所处的位置，以及脉气在人体内部运行时正邪顺逆的情况，选择合适的砭石、针灸治疗的穴位，他学了一年多时间。菑川王时常派遣在太仓署管理马匹的长官冯信向我学习医术，我教给他正反两种按摩方法，并论述了用药的方法，鉴定药物性味的原则，以及方剂配伍、调制汤药的方法。高永侯府上的管家杜信爱好诊脉，于是前来向我学习，我教给他经脉上下分布的情况以及诊断五脏疾病的脉法，他学习了两年多。临菑召里的唐安前来向我学习，我教他诊断五脏疾病的脉法、上下经脉分布的情况、《奇咳》以及四季顺应阴阳变化的道理，他没有学成，就被任命为齐王的侍医。"

问臣意："诊病决死生，能全无失乎？"臣意对曰："意治病人，必先切其脉，乃治之。败逆者不可治，其顺者乃治之。心不精[1]脉，所期死生视可治，时时失之，臣意不能全也。"

【注释】

[1] 精：辨别。

【译文】

又问淳于意："你为病人诊病，判断生死，能够做到完全没有失误吗？"淳于意回答说："我为病人治病，一定要先为他切脉，然后才能治疗。脉象衰败或是与病情相违背的不能医治，只有脉象与病情相符才能医治。如果心中没有精确地辨别脉象，把不治之症视为可治，就会经常出现失误，我诊治疾病还做不到十全十美。"

太史公曰：女无美恶，居宫见妒；士无贤不肖，入朝见疑。故扁鹊以其伎见殃，仓公乃匿迹自隐而当[1]刑。缇萦通尺牍[2]，父得以后宁。故老子曰"美好者不祥之器"，岂谓扁鹊等邪？若仓公者，可谓近之矣。

【注释】

[1] 当：判罪。

[2] 尺牍：书信。

【译文】

太史公说：女人无论是美还是丑，只要住在宫中就会遭人嫉妒；士人无论是贤能还是不成器，只要进入朝廷就会被人猜疑。所以扁鹊由于自己高明的医术而遇害，仓公淳于意自愿隐匿形迹却依然被判刑。缇萦上书皇上，她的父亲后来才得以平安。所以老子说的"美好的东西都是不祥之物"，这句话难道是说扁鹊这些人吗？像仓公这样的人也可以说很接近这句话的意思了。

二、张仲景补传

李濂

张机，字仲景，南阳人也。学医术于同郡张伯祖，尽得其传。工于治疗，尤精经方，遂大有时誉。汉灵帝时举孝廉，官至长沙太守。少时与同郡何颙客游洛阳，颙探知其学，谓人曰："仲景之术精于伯祖，起病之验虽鬼神莫能知之，真一世之神医也！"

【译文】

张机，字仲景，是南阳人氏。向同郡的张伯祖学习医术，尽得其真传。仲景治疗疾病很精准，尤其精通经方，所以在当时非常有声誉。在汉灵帝时期被推举为孝廉，做官曾做到长沙太守。他年轻时与同郡的何颙游历洛阳。何颙十分了解仲景的学识，对人说："仲景的医术比伯祖更精湛，能检查出刚刚呈现出的疾病，这即使是鬼神也做不到，当真是惊世的神医！"

尝见侍中王仲宣[1]，仲景曰："君年至四十当有疾，须眉脱落，脱落后半年必死，宜豫服五石汤，庶几可免。"仲宣时年二十余，闻其言恶之，虽受方而不饮。居数日复见仲景，乃佯曰："五石汤已饮之矣。"仲景曰："观君气色，非饮药之诊，何轻命欺人如此耶？"仲宣益深恶之。后二十年果有疾，须眉皆脱落。越一百八十七日卒。时人以为扁鹊、仓公无以加也。

【注释】

[1] 王仲宣（177—217），即王粲，《三国志·魏志》有传，归魏时，曾拜侍中，建安二十二年卒，年四十一。据《三国志·魏志·王粲传》，王粲十七岁时尚在长安，后去荆州依刘表，当时刘表住襄阳，仲景南阳人，二地相邻。故仲景见仲宣，或当此时。王粲所患之病，即麻风病，《内经》谓之疠（lài）风病，又名大风恶疾。

【译文】

仲景曾经见到侍中王仲宣，对他说："你年至四十岁的时候，会患病，此病会让眉毛脱落，脱落后半年必将死去，最好预先饮用五石汤，差不多就可以避免了。"仲宣当时才二十多岁，听到他的话十分不高兴，虽然接过了药方，却不饮药。过了几日，仲宣又看见了仲景，于是假装说："五石汤已经饮用了。"仲景说："看你的气色不像饮药后的样子，你怎么能如此轻视生命，欺骗我呢？"仲宣就更加不高兴了。过了二十年后，他果然患病，眉毛都脱落了，过了一百八十七日死去了。当时的人认为连扁鹊、仓公都比不上张仲景。

仲景宗族二百余口，自建安以来未及十稔，死者三之一。维时大疫流行，而伤寒死者居其七，乃著《伤寒卒病论》十卷行于世。盖推本《素问·热论》之旨，兼演伊尹《汤液》而为之。探赜[1]钩玄，功侔[2]造化，华佗读而善之曰："此真活人书也！"仲景又著《金匮玉函要略方》三卷。上卷论伤寒，中卷论杂病，下卷载其方并疗妇人，是为千古医方之祖。

自汉魏以迄于今，海内学者，家肆户习，诵读不暇，如士子之于六经，然论者推为医中亚圣，而范晔《后汉书》乃不为仲景立传，是故君子有遗憾焉！

【注释】

[1] 赜（zé）：深奥。

[2] 侔（móu）：齐，相等。

【译文】

仲景的宗族有二百多口人，自从建安年来，不到十年，死去了三分之一的人。当时疫病流行，其中因伤寒死去的人占了七成。于是仲景写了《伤寒杂病论》十卷，推行于世上。大概是根据《素问·热论》的主旨，又结合了伊尹的《汤液》而写成。这本书探求深奥的道理，功同创造化育，华佗读了这本书，十分喜爱，他说："这真是能救人性命的书！"仲景又写了《金匮玉函要略方》三卷，上卷论述伤寒，中卷论述杂病，下卷记载了他的经方还有妇科病的治法，这是千百年来的医方之祖。

自汉魏到现在为止，各地的学者们都在家研习这本书，不断地诵读它，就像士子学习六经一样，读书人推崇仲景为医中亚圣。但范晔的《后汉书》，仍然没有为张仲景立传，因此君子都为他感到遗憾啊！

嵩渚子[1]曰，皇甫士安有言：伊尹以元圣之才，本神农之经为《汤液论》；仲景本黄帝之书，述伊尹之法广《汤液论》为书十数卷。后医咸遵用之，弗敢变。宋翰林学士王洙在馆阁日，偶于蠹简中得仲景所著《金匮要略》三卷，乃录而传之，秘阁校理林亿等又校定为二十五篇，删芟重复，合二百六十二方。诚为百世不刊之书！

或谓有大人之病，而无婴孺之患。有北方之药而无南方之疗，此则长沙之所阙者，善学者触类而长之可也，余又闻仲景有《脉经》《五藏论》《评病要方》诸编，《艺文志》咸载其目，余皆未之见其真赝不可知云。

【注释】

[1] 嵩渚子：李濂别号。

【译文】

嵩渚子说，皇甫士安说过：伊尹凭借元圣之才，根据《神农本草经》写成了《汤液论》；仲景根据《黄帝内经》叙述了伊尹的方法，扩写《汤液论》成书十多卷。后世医生都遵守这本书用药，不敢改变，宋朝翰林学士王洙在馆阁的时候，偶然中在破旧的竹简中发现了仲景所写的《金匮要略》三卷，才记录流传下来，秘阁校理林亿等人又将其校订为二十五篇，删去重复的，一共二百六十二个药方，实在是百世不用修改的医书。

有人说，有成人的病方，却没有婴孩的病方，有北方的药物，却没有南方的治疗方法，这是仲景空缺的地方，善于学习的人触类旁通，然后超过仲景也是可能的。我还听说仲景有《脉经》《五藏论》《评病要方》等书，《艺文志》全都记载了这些书的名称，我都没有看到过，不知是真是假。

三、葛洪传

葛洪，字稚川，丹阳句容[1]人也。祖系，吴大鸿胪。父悌，吴平后，入晋为邵陵太守。洪少好学，家贫，躬自伐薪，以贸纸笔，夜辄写书诵习，以儒学知名。性寡欲，无所爱玩，不知棋局几道，摴蒱[2]齿名。为人木讷，不好荣利，闭门却扫[3]，未尝交游。于余杭山见何幼道、郭文举，目击而已，各无所言。时或寻书问义，不远数千里，崎岖冒涉，期于必得。遂究览典籍，尤好神仙导养之法。从祖玄，吴时学道得仙，号曰葛仙公，以其炼丹秘术授弟子郑隐。洪就隐学，悉得其法焉。后师事南海太守上党鲍玄。玄亦内学[4]，逆占将来，见洪深重之，以女妻洪。洪传玄业，兼综练医术，凡所著撰，皆精核是非，而才章富赡。

咸和初，司徒导召补州主簿，转司徒掾[5]，迁谘议参军。干宝深相亲友，荐洪才堪国史。选为散骑常侍，领大著作，洪固辞不就。以年老，欲炼丹以祈遐寿。闻交阯出丹，求为句漏[6]令。帝以洪资高，不许。洪曰："非欲为荣，以有丹耳。"帝从之。洪遂将子侄俱行，至广州，刺史邓岳留不听去，洪乃止罗浮山炼丹。岳表补东官太守，又辞不就。岳乃以洪兄子望为记室参军。在山积年，优游闲养，著述不辍[7]。

自号抱朴子，因以名书。其余所著碑诔诗赋百卷，移檄章表三十卷，神仙、良吏、隐逸、集异等传各十卷，又抄五经、史、百家之言、方技杂事三百一十卷，金匮药方一百卷，肘后要急方四卷。

洪博闻深洽，江左绝伦，著述篇章，富于班马。又精辩玄赜[8]，析理入微。后忽与岳疏云：当远行寻师，克期[9]便发。岳得疏，狼狈往别。而洪坐至日中，兀然[10]若睡而卒。岳至，遂不及见，时年八十一。视其颜色如生，体亦柔软，举尸入棺，甚轻，如空衣，世以为尸解[11]得仙云。

史臣曰：稚川束发从师，老而忘倦。紬奇册府[12]，总百代之遗编；纪化[13]仙都，穷九丹之秘术。谢浮荣而捐杂艺，贱尺宝而贵分阴，游德栖真，超然事外。全生之道，其最优乎！

赞曰：稚川优洽[14]，贫而乐道。载范斯文，永传洪藻[15]。

【注释】

[1] 丹阳句（jù）容：今江苏句容。

[2] 摴（chū）蒱：博戏名。以掷骰决胜负，按骰色决胜负，按骰色而定。晋代尤为盛行。后泛称赌博。

[3] 闭门却扫：关闭大门，不清扫庭院路径。意谓谢绝应酬，不与世人往来。

[4] 内学：谓道教所习神仙导养之学。

[5] 掾（yuàn）：古代官署属员的通称。

[6] 句（gōu）漏：即句漏山，在今广西西北流市。

[7] 辍：停止。以下删节433字，为葛洪《自序》。

[8] 玄赜（zé）：幽微深奥。

[9] 克期：定期；如期。

[10] 兀然：静静的样子。兀，静止。

[11] 尸解：道家认为修道者死后，形体留下，而魂魄散去成仙，称为尸解。

[12] 紬（chōu）奇（jī）册府：在帝王藏书之外，编集剩余的部分。

[13] 纪化：最终投身。

[14] 优洽：谓卓异而广博。

[15] 永传洪藻：使葛洪的品德文采永传不朽。藻，品德文采。

【译文】

葛洪字稚川，是丹阳句容人。祖父葛系，在吴国担任过大鸿胪。父亲葛悌，吴国灭后入仕晋，任过邵陵太守。葛洪从小就刻苦好学，家中贫穷，亲自打柴以换取纸笔，夜晚就读书抄写记诵，于是凭着精通儒学而知名于世。他性格清淡寡欲，没有玩耍之类的爱好，不知道棋盘上有多少条线，也不知摴蒲之类赌具的名称。葛洪为人木讷少言，不好名利，时常闭门不出，也很少有交游。他曾在余杭山见到何幼道和郭文举，互相对视罢了，双方没有说话。他有时寻求典籍探究学问，不远千里，不顾道路崎岖艰险，希望一定有所得，于是得以博览群书，特别爱好神仙摄生养性之法。从祖葛玄，吴时学道成仙，号称葛仙公，曾把炼丹秘术传授给弟子郑隐。葛洪投奔于郑隐门下学道求仙，掌握了郑隐的全部法术。后来又师从于南海太守上党人鲍玄。鲍玄也精通谶讳之学，能预测未来，见到葛洪非常器重，把自己的女儿许配他为妻。葛洪继承了鲍玄的学业，同时又兼攻医术，所撰写的文章著作，都精心核查正误，而文辞丰富华美。

咸和初年，司徒王导召葛洪任补州主簿，再转为司徒掾，迁谘议参军。干宝与他关系亲密，认为他才华出众，推荐他承担国史的编修工作。他被选为散骑常侍，授大著作之职，葛洪坚决推辞不接受。因年岁已高，想炼仙丹以求长寿。听说交阯出产仙丹，请求任句漏县县令。皇帝因他资历声望高不答应。葛洪说："我并非想要荣耀，只因为那里有丹罢了。"皇帝这才同意。葛洪于是带着儿子侄儿一起上路。到了广州，刺史邓岳苦苦挽留不放他走，他只好留在罗浮山炼丹。邓岳上表要补葛洪为东官太守，他坚辞不受，邓岳只好让葛洪兄长的儿子葛望出任记室参军。葛洪在罗浮山多年，悠闲自在地养生，著述不停。

葛洪自号"抱朴子"，就以此给他的书命名。其他所著碑记诔文诗赋百卷，移檄章表三十卷，神仙、良吏、隐逸、集异等传各十卷，又抄五经、史记、百家之言、方技杂事三百一十卷，《金匮药方》一百卷，《肘后要急方》四卷。

葛洪博学精识，在江东无人可比。著述篇章丰富，超过班固、司马迁。他又能精辟入微地分析论辩玄妙的理义。后来他忽然写信对邓岳说："当远行去寻找仙师，即刻就要启程。"邓岳收到书柬，慌慌张张地赶去道别。而葛洪端坐到中午，竟像熟睡一样去世了。邓岳赶来，已来不及见他一面。葛洪卒年八十一岁。视其面色和生前一样，身体柔软而不僵硬，将尸体殓入棺材，只觉得棺材很轻，好像只装有衣服没有尸体一般，人们都说他已尸解升仙而去了。

史臣说：葛洪自束发就在稚川从师问道，勤学到老不倦怠。在帝王藏书之外，编集剩余的部分，总结概括了几百年的遗编，最终投身炼丹，谢绝浮华荣耀把精力投入各种技艺的研究，轻视做官，重视光阴，优游于道家修炼，万事由真心，心态超然，不被俗事羁绊。长生的方法，葛洪的做法是最好的！

赞曰：葛洪学识卓异而广博，家境贫穷却以获得知识、懂得道理为乐事。记载写成了这篇传文，使葛洪的品德文采永传不朽。

四、孙思邈传

孙思邈，京兆华原人。少即通百家，善言老、庄。周洛州总管独孤信见其少，异之，曰："圣童也，顾器大难为用尔！"及长，居太白山。隋文帝辅政，以国子博士召，不拜。太宗初，召诣京师，年已老，而听视聪了。欲官之，不受。显庆中，高宗召见，拜谏议大夫，固辞。上元元年，称疾还山，赐良马，假鄱阳公主邑司以居之。

思邈于阴阳、推步、医药无不善，孟诜、卢照邻等师事之。照邻问曰："高医愈疾，其道如何？"答曰："吾闻善言天者，必质之于人；善言人者，亦本之于天。天有四时五行，寒暑迭居，和为雨，怒为风，凝为霜雪，张为虹霓，天常数也。人有四支五藏，一觉一寐，吐纳往来，流为荣卫[1]，章为气色，发为音声，人常数也。阳用其形，阴用其精，天人所同也。失则蒸生热，否生寒，结为瘤赘，陷为痈疽，奔则喘乏，端则燋槁，发乎面，动乎形。天地亦然。高医导以药石，救以针剂；圣人和以至德，辅以人事。故体有可愈之疾，天有可振之灾。"

照邻曰："人事奈何？"曰："胆欲大而心欲小，智欲圆而行欲方。'如临深渊，如履薄冰'，小之谓也。'赳赳武夫，公侯干城'，大之谓也。'不为利回，不为义疚'，方之谓也。'见机而作，不俟终日'，圆之谓也。"

复问养生之要，答曰："天有盈虚，人有屯危，不自慎，不能济也。故养生必先知自慎也。慎以畏为本，故士无畏则简仁义，农无畏则堕稼穑，工无畏则慢规矩，商无畏则货不殖，子无畏则忘孝，父无畏则废慈，臣无畏则勋不立，君无畏则乱不治。是以太上畏道，其次畏天，其次畏物，其次畏人，其次畏身。忧于身者不拘于人，畏于己者不制于彼，慎于小者不惧于大，戒于近者不侮于远。"

永淳初，卒，年百余岁，遗令薄葬，不藏明器，祭去牲牢。

【注释】

[1] 荣卫：中医名词，荣指血的循环，卫指气的周流。

【译文】

孙思邈是京兆华原人。年少时就精通百家学说，擅长谈论老子、庄子。北周洛州总管独孤信见他很年轻，感到很惊讶，说："这是一位神童啊，只是他本领太大，在我这小小州衙难得施展。"孙思邈长大之后，隐居在太白山。当时，隋文帝辅助国政，以国子博士的职务征召孙思邈入朝，孙思邈没有接受。唐太宗初年，征召孙思邈到京城，虽然年纪老了，可听力视力都很好。太宗想封他做官，他没接受。显庆年中，高宗再次召见他，任命谏议大夫，他坚决推辞。上元元年，孙思邈自称有病要回太白山，高宗赐给他骏马，送给他鄱阳公主的住宅让他住在那里。

孙思邈在阴阳、推步、医药等方面无不精通，孟诜、卢照邻按照孝敬老师的方式礼待他。卢照邻问孙思邈说："高明的医生治愈疾，他的医道是怎样的？"孙思邈回答说："我听说会谈自然规律的，一定是用人情事理作为依据；会谈人情事理的，也一定是以自然法则为根本。天有四季和五行，寒暑交替，阴阳之气和洽就形成雨，激奋就形成风，凝滞就结成霜雪，舒展就成为虹霓，这是老天的日常规律。人的四肢五藏，一醒一睡，吐故纳新不断运行，阴阳之气流动就形成气血，彰显在外就成为神色，抒发出来就成为声音，这是人的日常规律。在外表现为形貌，在内表现为精气，天和人都是一样的。一旦失去规则就会气血升腾而出现热证，气血阻隔而出现寒证，气血郁结而成为瘤赘，气血溃陷而成为痈疽，气血狂越就会气喘疲累，气血滞竭就会形容枯槁，或在面容上表现出来，或在形体上流露出来。天和地也是这样。高明的医生用药物导治，以针砭救治；圣人用高尚的德行加以疏导，再用恰当的人力加以辅助。所以身体上有可治愈疾病，自然中有可解救的灾难。"

卢照邻问："人事如何处理？"孙思邈说："胆子要大心要细，考虑要周密行动要坚决。《诗经》中说'如临深渊，如履薄冰'，说的就小。《诗经》中说'赳赳武夫，公侯干城'，就是说得大。《左传》中说'不为利回，不为义疚'，就是说得方。《周易》中说'见机而作，不俟终日'，说的就是圆。"

卢照邻又问养生的要诀，孙思邈答曰："天有满盈和虚亏，人有艰难曲折和危险，如不能谨慎决定自己的行为，就不能调节好自己。所以养生一定要先知谨慎支配自己。而谨慎又以敬畏为根本，所以读书人无所敬畏就会缺少仁义，农民无所敬畏就会毁堕农耕，工匠无所敬畏就会无视规矩，商人无所敬畏就不能增加财货，子孙无所敬畏就会忘记孝悌，长辈无所敬畏就会废弃慈爱，大臣无所敬畏就不能建立功勋，君主无所敬畏就不能治理乱世。因此，至上是敬畏大道，其次是敬畏上天，其次是敬畏外物，其次是敬畏他人，其次是敬畏自身。对自身担忧的人就不会被他人所束缚，对自己敬畏的人就不会被他人所钳制，在小处谨慎的人就不会在大处畏惧，对眼前的事警戒的人对未来的事就不会轻慢。"

永淳初年，孙思邈去世，年龄达到一百多岁，留下遗嘱要求家属从简治丧，墓穴中不要藏放陪葬品，祭祀时也不要用牲畜祭品。

五、屠呦呦：理想治愈世界（节选）
王路

第二十章　　"活见鬼"古方里的神奇冷水

屠呦呦缓缓翻开了古书。

《肘后备急方》共有 8 卷 70 篇，后来在梁代时，由陶弘景增补录方 101 篇，金代时，又由杨用道摘取《证类本草》中的单方作为附方。其中，有一本《肘后备急方·治寒热诸疟方》是专治疟疾的。

葛洪记录的一个又一个方子，从屠呦呦视线下掠过，不知不觉中，屠呦呦轻叹了口气，葛洪很伟大，但是，他毕竟也有古人的局限性，在他收集的治疗疟疾方子中，有一些实在是可以用"荒诞"两字来形容。

内有一方，"鼠妇虫子四枚各一，以饴糖裹之，丸服"。

或者，"用桃仁一百个，去皮尖，于乳钵中细研成膏，不得泛生水，候成膏，入黄丹三钱，丸如梧子大。每服三丸，当发日，面北用温酒吞下"。

用蜘蛛、虫子、桃仁治疗疟疾还不是最夸张的，最荒唐的治疗疟疾方式是"头向南卧，五心及额舌七处，闭气书'鬼'字"。

好家伙，在手心脚心等处写七个"鬼"字，就能治好疟疾——那才是真正的活见鬼了！

虽然说《肘后备急方》中的一些古方，只是葛洪从民间访录而来，并没有经过自己的亲手验证，有些治疗疟疾的药方，只能用"胡说八道"来形容。

当然，这并不能完全责怪葛洪，这就是古人科学研究的局限性啊。

屠呦呦轻轻摇了摇头，刚要放下手里的《肘后备急方》，突然眼角一跳，她在古方里，看到了两个熟悉的字——青蒿，治寒热诸疟方第十六。又方：

青蒿一握　以水二升渍　绞取汁　尽服之

前前后后，共 15 个字！

中间连个标点符号都没有。

这就是中医古方的一大特点，越是古老的方子，字句越少，越是简单。

可这 15 个字的药方后面，却关系着千百万人的生命！

青蒿，这是葛洪明确在《肘后备急方》里提到的能治疗疟疾的药物。

其他的药物也有记载，如常山、巴豆、知母、甘草，但是这些药物，不是有着繁杂的炮制方法，就是需要和别的药物一同煎煮。

只有青蒿，唯独青蒿，不与其他药物混杂，清清爽爽，简简单单，只用清水一泡，就能服用。

这也太简单了！

可正是这简简单单的 15 个字，牢牢地牵住了屠呦呦的视线！

大道至简！

真正的好药物，并不需要太过复杂的处理，就能治病救人，比如人参，危急关头，根本不需要煎煮，生切一片，含在舌下，就能吊命！

葛洪如此郑重地记下青蒿，那一定有他的道理！

但是这"道"，究竟在何处？

青蒿一握

以水二升渍

绞取汁　尽服之

屠呦呦看了一遍又一遍，15 个字，3 个段落，分别讲述了药材、制药方法和服用方式。非常简单，一目了然。

青蒿一握——青蒿，屠呦呦手里有，"一握"虽然没有确切的数量，但用手抓一把就差不多了。

以水二升渍——渍，就是浸泡，中药材在煎煮前需要经过浸泡也是一个常识。

因为中药材多数经过了晾晒，用水充分浸泡后，再煎煮，能更好地发挥药效。中药店里抓药，老师傅都会细细嘱咐病人，煎药前多泡一泡。

绞取汁，尽服之——这更简单了，就是将青蒿绞出汁，全都喝光。

太简单了，真的太简单了。简单得屠呦呦不敢相信，如果治疗疟疾真的这样简单，那还需要全中国甚至全世界的医生年复一年地花费海量的资金和人力、时间研究吗？

自己一定遗漏了什么！

屠呦呦将 15 个字看了又看，恨不得将它们从书上剥落下来，生吞下肚，将每一个字细细消化、领悟。

突然，她的眼睛一亮！

"以水二升渍"！

葛洪在提到别的治疗疟疾药物时，总是要煎，要煮，可是对青蒿，只提了渍，丝毫没提煮！

一浸，一煮。

一寒，一温。

浸是冷水，煮是热水。

在寻常人眼中，中药就是要用小炉子慢慢煮的，煮得药香四散，一包中药熬成了又苦又黑的汤汁，才可以下肚，煮得火候不够，还会影响药效，所以有的药店还帮病人代为煮药，就是怕病人自己处理不好药物，失去了疗效。

煮，也就是加热处理，成了人们习以为常的对中药的处理方式。

可是，葛洪偏偏对青蒿用了个"渍"字，这是什么意思？

这是"冷处理"啊！

难道说，用惯用的加热方式，会破坏青蒿中的有效成分，所以，一定要用冷水浸泡吗？

一道灵光，在屠呦呦脑海中闪过——低温处理，是保持青蒿药效的关键！

在那一刻，她似乎看到，1700 多年前的葛洪，透过《肘后备急方》正抚须向自己微笑！

第二十一章　美味"老酒"的神奇作用

屠呦呦灵光一闪，从葛洪的《肘后备急方》里，领悟到了"低温处理"这一打开青蒿治疟疾研究的钥匙。但是，这把钥匙灵不灵，却还要靠实践的验证。

科学造福了人类，但是科学也是个很小气的公主，她只把真正的宝藏留给最有毅力、最坚忍不拔的勇者。

屠呦呦立刻带领其他的专家，对青蒿低温处理开展了实验。

实验一开始，并不顺利。

用冷水浸泡青蒿获得的提取物，在屠呦呦同事们进行动物实验后，抗疟原虫效果并不理想。

但屠呦呦并没有气馁，继续开展实验。

她考虑，是否因为青蒿种类的不同，影响到了实验效果。

于是她亲自来到野外采集青蒿，先后找到了 6 种不同种类的青蒿，然后一一进行冷水浸泡。

实验结果依然让人失望。

正如屠呦呦判断的，不同种类的青蒿，含有的抗疟原虫成分也各不相同，有的高，有的低，但是，无论高低，都没有明显的治疗效果。

屠呦呦依然没有放弃。

青蒿种类不同会影响抗疟原虫效果，那么，同一种类的青蒿的不同部位，会不会也影响效果？

屠呦呦细心地将青蒿的枝、叶、根一一分开，再次进行实验。

这一次，她的眼睛一亮。有成果了！从青蒿的叶子得到的提取物，比枝和根有更显著的抗疟原虫效果！

但是，这小小成果并没有让屠呦呦兴奋多长时间，因为青蒿叶子中的提取物抗疟原虫效果总体依然低于胡椒、常山等药物。

屠呦呦似乎看到寄生在红细胞里的疟原虫正在嘲笑自己，嘲笑自己正在走一条歪路，嘲笑数千年来中医都没有消灭疟疾，那现在的屠呦呦更不可能战胜它们。

面对一次又一次的失败，屠呦呦没有沮丧，没有埋怨，没有愤怒，她只是静静地思考着。她坚信，"冷处理法"是一个正确的研究思路，但是，冷水看起来并不是一个好的制取媒介。

冷处理、冷处理，想来浸泡青蒿的媒介沸点越低，效果应该就越好。

水的沸点是 100℃，有没有比水沸点更低的液体？

屠呦呦的视线扫过了实验室常备的一种液体——酒精！

酒精学名乙醇，沸点是 78.3℃！

在中医中药中，酒精是经常用到的一种药剂，很多中药需要用酒浸泡，或者用酒服用。民间有用老酒泡蛇、蜈蚣、蝎子作中药的传统。

屠呦呦轻轻摇了摇头，自己怎么就没想到用酒精浸泡一下青蒿呢？

屠呦呦立刻决定，用酒精代替冷水，对青蒿进行冷处理。

屠呦呦精心设计了新的实验环节：先把青蒿去根去枝，只留叶子，放到大水缸中，用冷水浸泡；然后，取出经过充分浸泡的叶子，包裹成团，再用酒精，浸泡 6 个小时以上。

然后绞汁，最后得到提取物。

在屠呦呦潜心开展新实验的那段时间里，中医研究院的实验室里飘着浓浓的"酒香"，甚至屠呦呦等专家身上也染上了怎么也清理不掉的"酒味"，每个人的脸都是红红的，那是被酒精给熏的。

中医研究院满院子的酒香味，并不是庆祝成功的庆功酒。采用酒精替代冷水获得的提取物，抗疟效果依然不稳定，就如同一个酒醉的汉子，走起路来忽高忽低，似乎在故意戏耍屠呦呦。

屠呦呦在实验本上，纪录下了一次又一次结果"青蒿成株叶制成水煎浸膏，95％乙醇浸膏，挥发油无效""乙醇冷浸，控制温度低于60℃，鼠疟效价提高，温度过高则无效"。"无效"这两个字数十次、上百次地出现在屠呦呦的实验本上，如同两块坚冰，一次又一次击打着屠呦呦。

但屠呦呦并没有屈服，更没有后退，每一次失败后，她只是冷静地开始准备下一次实验。

屡战屡败。

屡败屡战！

第二十二章　190 次的失败和第 191 次的成功

1971 年 10 月 4 日。

这是北京一个普通的深秋日子，天气已经转冷，长安街上落叶满地。

屠呦呦走进了实验室，和同事们打过招呼，换上白大褂，开始新一天的又一次实验。

屠呦呦取过实验本，记下了这次实验的编号，191 号。

这三个数字，意味着自从屠呦呦研究青蒿以来，已经和同事们一起开展了 190 次实验，但也经历了 190 次失败。

一次又一次失败，如果降临在普通人身上，意志早就已经垮了，但在个子并不高的屠呦呦体内，却似乎有着一条看不见的铁打的脊梁，支撑着她，一步一个脚印，在科学的漫漫长路上跋涉。

屠呦呦照例将青蒿叶子放在水缸内冷浸，但是这一次实验跟前几次一样，她用于浸泡的液体不是冷水，也不是乙醇，而是——乙醚。

乙醚是一种医疗上常用的麻醉剂，屠呦呦之所以用它替代冷水和乙醇，是因为它的沸点只有 34.6℃。

经过耗时又繁杂的十几个实验环节，屠呦呦利用乙醚从青蒿叶子里提取了一种黑色、膏状的提取物——这就是之前实验发现的青蒿乙醚提取物中杀灭疟原虫比较有效的中性部分，其中无效且毒性大的酸性部分已经用碱溶液去除。

接下来是动物实验。

屠呦呦看着助手小心地抓过一只小白鼠，这小白鼠体内早就已经注射过疟原虫，可怜的小家伙正在发烧，红的小眼睛无精打采，就算是将它抓在手里，也无力挣扎。

助手取过灌胃针筒，塞到了小白鼠的嘴里，将黑膏缓缓灌进了它的胃里。

这可不是科学家在折磨小白鼠，利用乙醚从青蒿里提取出来的黑膏并不溶于水，没法用注射的方式给药，为了将黑膏顺利打入小白鼠体内，只好用这种土里土气灌胃的方式。

一只又一只小白鼠在灌胃后，被放入了笼中。

这样连续三天灌药，再等待 24 小时后，才能获得新的提取物与疟原虫战斗的结果。

课题组成员们经常查看笼子里的小白鼠，不知为何，他们觉得这次实验的小白鼠明要比以前的实验对象活跃。不过说起来，这小白鼠也当得起抗疟疾的无名英雄，正是通过无数小白鼠的牺牲才积累了一个又一个宝贵的数据。

屠呦呦课题组开展的药物实验需要大量的小动物进行测试，不仅有小白鼠，还有猫、狗、兔子和猴子。课题组专门准备了一个小房间，用来喂养这些小家伙们。它们承担了很多对人类来说很危险的初期药物实验。

连续灌药三天后，又过了 24 小时，验证提取物效果的重要时刻到来了！负责动物实验的助手抓过一只小白鼠，提取了它的血样，做了显微镜涂片，来观察疟原虫抑制及转阴情况。玻璃涂片被放到了显微镜下——小白鼠体内，已经感染了疟原虫，通过观察血样，就能知道，新的提取物和疟原虫之间的战争，是谁胜谁败了。

突然，助手发出了一声又惊又喜的叫声！在一旁焦虑等待的屠呦呦走上前去，把眼睛凑到了显微镜前。

有那么一刹那，屠呦呦觉得自己看花了眼——她茫然地将头从显微镜上抬起，摘下眼镜，揉了揉眼睛，又调整了一下显微镜，再一次戴上眼镜，贴到了显微镜的目镜上。

屠呦呦的呼吸顿住了！

她甚至觉得，自己的心脏也停止了跳动！

显微镜下的红细胞内，看不到一只疟原虫！

小小的一滴水里，就有成千上万个疟原虫，它们是最微小也是最可怕的军团，通过蚊子比针尖还细的嘴巴，进入人体后，就可以将一个一百多斤的壮汉击倒，甚至毙命。

可是，现在，在显微镜下，这支人类有史以来遇上过的最可怕的疾病军团，却已经完全消失在血样内！

这证明，所有的疟原虫，都已经死了！

这不可能！

在屠呦呦以前的无数次实验中，疟原虫是最顽固的对手，再出色的药物或者中药提取物，都不可能完全杀死疟原虫。

在显微镜下的血滴样本中，总有些疟原虫钻在红细胞内，嘲笑屠呦呦的又一次失败。

可是这一次，屠呦呦看了一遍又一遍，想从显微镜下的载玻片上的边边角角，找到个别依然存在的疟原虫。

然而，没有！没有！依然没有！

小小的一滴血，在显微镜中就是个巨大的湖泊，可现在，这个湖泊干干净净！

疟原虫死亡率，100%！

从 1969 年 1 月到 1971 年 10 月 4 日，屠呦呦和同事们从数千种中药中，选中了 200 多种抗疟中药，筛查了 380 种提取物，光数据卡片就有厚厚的 2000 多张，最后，终于在青蒿冷浸法的第 191 次实验中获得了成功！

屠呦呦，握住了真正的治疗疟疾的钥匙！

人类第一次，离征服疟疾这个死神是如此之近！

屠呦呦和同事们立刻兴奋地进行了多次实验，连续三天，给小白鼠口服，以每公斤体重 1.0 克剂量给药，在显微镜下，疟原虫的抑制率达到 100%！

经再三确认，实验结果是正确的，没有任何失误的环节干扰实验数据。

整个实验室响起了发自内心的最激动的欢呼声！

更大型的动物实验立刻进行。

从 1971 年 12 月 13 日到 1972 年 1 月，一批猴子进行了服药实验，不起眼的黑膏体再次大获成功。

1000 多个日日夜夜，一次又一次单调乏味的实验，现在，终于看到了黎明的曙光！

屠呦呦将利用乙醚从青蒿里提取出来的并不起眼的黑色膏体，临时取了个朴素的代号——191 号。

六、《佛罗伦萨·南丁格尔传》译者序

叶旭军

在人类近代史上，佛罗伦萨·南丁格尔（Florence Nightingale，1820—1910），应该可以不夸张地说，是一位受世界各国人民尊崇和爱戴的女性。这位集美貌、财富、智慧、胆略、公义、仁爱于一身，被世人誉为"提灯女神""护理先驱"的杰出女性，以毕生的护理事业和悲天悯人的高贵情怀为人类文明贡献了值得永世仰赖的精神财富。安妮·玛修森（Annie Matheson）的《佛罗伦萨·南丁格尔传》（1913）以温润的笔触、生动的语言、鲜活翔实的史料，以一位 20 世纪初女作家独到的视角，从社会、文化、历史、宗教、医疗卫生等诸多方面再现了佛罗伦萨·南丁格尔辉煌厚重的一生，让我们的心灵在阅读中再次沐浴到那圣洁的光辉，荡涤内心凡俗的尘垢，让生命多一分清亮，少一分戾气，更让我们领悟何谓生命之真正高贵。

佛罗伦萨·南丁格尔诞生于有着"花都"之称的意大利名城佛罗伦萨，因而有了这在当时别具一格的名字。其父母都出身英国的名门望族，父亲威廉·爱德华·南丁格尔是一位饱学之士，他毕业于剑桥大学，熟谙数学、语言、历史、古典文学，并在自然科学及哲学上也颇有造诣；母亲凡妮·史密斯乐善好施，其家族因从事慈善事业而声名远播。尽管 19 世纪初叶英国的女性教育还未步入轨道，但开明有远见的南丁格尔先生在自己女儿的教育问题上绝不含糊，他聘请家庭教师或亲自执教。在他的谆谆教诲下，南丁格尔小姐不仅能说一口恰如母语——英语般流利的法语、德语、意大利语，还精通希腊文、拉丁文等古典语言，并在历史、哲学、数学、科学等方面也有了相当的学养。更为重要的是，仁厚的南丁格尔先生信奉教育子女需要严明纪律，无论在学业还是平日的行为规范上，"任何的漫不经心、松松垮垮是绝不会被允许的；任何的欺骗谎言都被禁止；守时是必须的"。他的教育理念所培养出的这种健康的人格、坚毅的品性和心智的条理性，对南丁格尔小姐日后的人生有着无可估量的价值。南丁格尔先生的教育不限于书本，也不限于英伦岛国，为了增长女儿的见识，南丁格尔一家常去欧洲大陆周游，欧洲的风土人情、名胜古迹、历史文化、艺术歌剧、博物馆等让南丁格尔小姐流连忘返，不仅让她开阔了眼界，增长了阅历和见识，也让她接触到了更广阔的社会现实和一些对她日后产生重要影响的人物，并进一步坚定了她的人生目标。

南丁格尔先生的心血没有白费，他的女儿出落成了一位标准的大家闺秀，美貌动人、才华出众、气质高雅、谈吐不俗，是上流社会社交圈中的宠儿，深得世家子弟的钦慕。然而南丁格尔放弃了上流社会女性的传统社会角色，矢志成为一名女护士。19 世纪上半叶的英国还是一个农业社会，贫富悬殊，医学落后，疾病蔓延，患病的穷人得不到救治护理，生不如死，而当时所谓的护理也只是由一些毫无医学常识的社会底层妇女承担，她们大多愚昧无知，因此当时护理行业的形象可谓是声名狼藉：低贱又肮脏。想象一下吧，高贵的南丁格尔小姐要当护士该是多么惊世骇俗、离经叛道的事。父母的竭力反对、舆论的冷嘲热讽、传统观念的无形压力都无法阻止她矢志从事护理的决心，她的灵魂越发向往一种能服务和奉献大众福祉的人生，她要把这份"卑贱"的职业提升为受人尊敬的高贵职业，让从业的护士以其圣洁的人品、谦恭的态度、精湛的技艺、无私的奉献成为世人心目中的"救护天使"，为天下苍生谋福祉。这位从年少时就倾心护理工作的姑娘，是个坚定、踏实、有毅力的人；她广泛阅读，结交有识之士；她遍访欧洲医院和护理机构，接受严格精良的专业培训；她投身于瘟疫肆虐的社区，她持之以恒地积蓄为毕生使命服务的能量，她在寻找一切机会实现她的抱负。

1853 年克里米亚战争爆发，惨绝人寰的战场厮杀，也撕开了大英帝国军队不可战胜的神话。由于英国人的自负狂妄、和平时期的疏忽怠惰，从士兵装备到战略物资运输补给，再到伤员救护等等，所有一切用"仓促"二字可概括，克里米亚战场成了英军的坟场，死伤累累、哀鸿遍野。更令英国民众难以承受的是由于军队管理不到位、缺医少药、疫病蔓延，更多的士兵死在了医院而非战场。混乱不堪的战地医院正在制造一个活脱脱的人间炼狱——等待救治的伤病员成千上万地死去，伤病员的死亡率竟高达百分之六十。在死亡线上挣扎的伤兵们可有疗救的希望？克里米亚战争除却它横扫一切的毁灭性力量，也让一位女性的名字从此载入史册——佛罗伦萨·南丁格尔——上帝遣入人间的"救护天使"，她的功勋可与日月争辉。

在危难之际，佛罗伦萨·南丁格尔以其训练有素的专业素养、卓越的管理才干、高贵的人品和坚忍不拔的品性成为担当重任的不二人选。她挺身而出，被任命为"驻土耳其英军总医院护理总监"。她领命率领由三十八位精挑细选的护士组成的"天使护理团"义无反顾奔赴前线，成就了一番可歌可泣的伟业，然而他日凯旋，护士团生还的护士还不到三分之一，她们倒下了，南丁格尔以最凝练而泣血的五个字表达了她对每一位殉职护士最高的褒奖："她已尽力了。"

她们水陆奔波千里远征，展现在她们面前的战地医院境况是何等地触目惊心：恶臭冲天、污物遍地、臭虫横行，挤满数英里廊道的伤员饥寒交迫、满身污秽、哀号盈耳不绝，因为药物紧缺，截肢、开膛手术竟然常常在没有麻醉的情况下进行。然而英军僵化的医疗体制熏陶出的那帮官僚竟然抵制南丁格尔护理团，他们设置种种障碍，甚至不为她们提供给养，但佛罗伦萨·南丁格尔非等闲之辈，日后撰写《南丁格尔传》的库克爵士不无感慨地说道："倘若南丁格尔身为一个男孩，以她的领导才能，一定可以成为英军历史上最杰出的元帅。"故天将降大任于斯人也，必先苦其心志。佛罗伦萨·南丁格尔的洞见和卓识在于她不作无谓的抗争，不与现有体制对着干，她在一定程度上顺服现有的权柄，她"以静制动"、忍辱负重，以谦恭和隐忍消磨对方的敌意和警惕性，在对手最不经意的地方打开缺口；但在需要时，她同样会针锋相对，毫不畏惧，也决不退缩，她的无私奉献和无私无畏让她取得了最后的胜利。为了尽可能多地拯救伤员，她在战地医院奉献着自己的辛劳热血、才能智慧、财富乃至于生命健康。

……

在来医院的最初三个月里，南丁格尔小姐就动用私人财力为士兵们购置了一万件衬衣和日常所需要的生活用品。

她整顿了医院的食堂，添置了炊具，杜绝了胡乱烧煮令人作呕的伙食，为伤病员烧制可口卫生的病号饭，乃至提供营养小餐，增强抵抗力。

她出资为士兵建起洗衣房，雇用人员在卫生条例的严格监管下每星期清洗五百件病号服及床单等等，力保伤病员的清洁卫生。

她连续二十小时不间歇地护理伤员，对每位自己负责的患者充满柔情、体贴入微，无论跪着站着、蹲着还是起身，她都是一位无可挑剔的护士。

她从死神手里硬是救回五位被医生放弃了的"没救的病号"，她通宵达旦加以护理，并一匙一匙喂出了他们生的希望；她同样以精湛的护理技艺救下了一位士兵即将被手术刀切除的胳膊。

她亲临手术室，陪同受难的士兵，见证那份撕心裂肺的痛，她的到场给予了士兵生的勇气和希冀。

每当夜深人静，寂静和黑夜降临到伤病员身上，当所有的医生都撤离病房休憩时，只她一个人，提着一盏小油灯在独自巡夜。

是她跪在奄奄一息的伤员身旁记下他要留给妻儿老小的最后遗愿，给予他人世最后的慰藉和温暖。

是她出面安顿那些命运凄凉的追随丈夫远征的妇女，为她们提供体面的住宿和生计；是她安排滞留的阵亡士兵的遗孀顺利返回祖国。

是她在夜以继日的辛劳中仍不忘记敦促士兵写家信回家，替他们付邮资，并为他们设立特别的邮政汇款，帮他们把薪饷寄回家。

……

最为重要的是，在她高效的管理下，医院面貌焕然一新，伤病员的死亡率从百分之六十下降到了百分之三，战地医院从此不再是停尸场，生的欢愉、人性的光辉、感恩的言辞在医院的空气中弥漫，难怪那些伤病员敬她为"提灯女神"，虔诚地想亲吻她落在墙上的影子；从此她的英名传遍英伦，举国传颂她的义举。英国维多利亚女王更是特遣军舰接她回国，她却乔装打扮悄悄回到了德比郡家乡。她的使命并未随着克里米亚战争的结束而结束，而只是一个辉煌的开始，在此后的半个多世纪里，她仍为英国的公共卫生和世界的护理事业作出了不可磨灭的贡献。

📖 拓展阅读

"糖丸爷爷"顾方舟

一粒小小的糖丸，承载的是很多人童年里的甜蜜记忆。但很多人不知道的是，这粒糖丸里包裹着的，是一位"糖丸爷爷"为抗击脊髓灰质炎而无私奉献的艰辛故事。

2000年，"中国消灭脊髓灰质炎证实报告签字仪式"在原卫生部举行，已经74岁的顾方舟作为代表，签下了自己的名字。当顾方舟1957年开始脊髓灰质炎研究时，他未曾想到这件事将成为自己一生的事业。

在新中国成立70周年之际，这位病毒学家、中国医学科学院北京协和医学院原院校长被授予"人民科学家"国家荣誉称号。

疫病暴发之际，他与死神争分夺秒

时间回到1955年。

脊髓灰质炎在江苏南通暴发：全市1680人突然瘫痪，其中大多为儿童。病毒随后迅速蔓延到青岛、上海、南宁等地。据顾方舟夫人李以莞回忆，疾病暴发之初，有家长背着孩子跑来找顾方舟，顾方舟却只能说自己没有办法，治不了……

这件事一直影响着顾方舟。我国当时每年有一两千万新生儿，他知道早一天研究出疫苗，就能早一天挽救更多孩子的未来。

当时，国际上存在"死""活"疫苗两种技术路线。当时的情况下，考虑个人的得失，选择死疫苗最稳妥，不会承担任何责任。

死疫苗是比较成熟的路线，但要打三针，每针几十块钱，过一段时间还要补打第四针。要让中国新生儿都能安全注射疫苗，还需要培养专业的队伍，这在当时并非易事。活疫苗的成本是死疫苗的千分之一，但因为刚刚发明，药效如何、不良反应有多大，都是未知之数。

深思熟虑后，顾方舟认定，在中国消灭脊髓灰质炎，只能走活疫苗路线。一支脊灰活疫苗研究协作组随后成立，由顾方舟担任组长。

面对未知风险，他用自己的孩子试药

顾方舟团队在昆明建立了医学生物学研究所，与死神争分夺秒。就这样，一个护佑中国千万儿童生命健康的疫苗实验室从昆明远郊的山洞起家了。

顾方舟自己带人挖洞、建房，实验室拔地而起。疫苗三期试验的第一期需要在少数人身上检验效果，这就意味着受试者要面临未知的风险。

顾方舟和同事们毫不犹豫地做出自己先试用疫苗的决定。顾方舟义无反顾地喝下了一小瓶疫苗溶液。吉凶未卜的一周过去后，他的生命体征平稳，没有出现任何异常。

但这一结果并未让他放松——成人大多对脊灰病毒有免疫力，必须证明这疫苗对小孩也安全才行。那么，找谁的孩子试验？谁又愿意把孩子给顾方舟做试验？

顾方舟毅然做出了一个惊人的决定：瞒着妻子，给刚满月的儿子喂下了疫苗！"我不让我的孩子喝，让人家的孩子喝，没有这个道理。"李以莞得知儿子服用了疫苗后，顾方舟这样对妻子说。

实验室一些研究人员做出了同样的选择：让自己的孩子参加了这次试验。经历了漫长而煎熬的一个月，孩子们生命体征正常，这一期临床试验顺利通过。

他成为孩子们口中的"糖丸爷爷"

1960 年底，首批 500 万人份疫苗在全国 11 个城市推广开来。投放疫苗的城市，流行高峰纷纷削减。

面对逐渐好转的疫情，顾方舟没有大意，他意识到疫苗的储藏条件对不少地区难度不小，同时服用也是个问题。经过反复探索实验，陪伴了几代中国人的糖丸疫苗诞生了：把疫苗做成糖丸。

1990 年，全国消灭脊髓灰质炎规划开始实施，此后几年病例数逐年快速下降，自 1994 年发现最后一例患者后，至今未发现由本土野病毒引起的脊髓灰质炎病例。

2019 年 1 月 2 日，顾方舟在北京逝世。他走后，人们试图在儿时记忆里搜索脊灰糖丸的味道，纷纷留言"谢谢您，那是我吃过最好吃的糖丸"可能是小时候最甜的回忆……

有人说，顾方舟是比院士还"院士"的科学家，而他却谦逊地说："我一生只做了一件事，就是做了一颗小小的糖丸。"

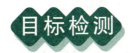

答案解析

一、选择题

1. 能让病人"起死回生"的故事与下列哪位医药名人相关

    A. 扁鹊　　　　　B. 张仲景　　　　　C. 孙思邈　　　　　D. 葛洪

2. 下列哪本书对青蒿的描述给予了屠呦呦重要启发

    A.《肘后备急方》　B.《道德经》　　C.《养生论》　　　D.《食疗本草》

3. （多选）"六不治"理论包括

    A. 骄恣不论于理　B. 轻身重财　　　C. 衣食不能适　　D. 信巫不信医

4. （多选）《黄帝内经》包括哪两部分

    A.《素问》　　　　B.《灵枢》　　　　C.《养生经》　　　D.《养生论》

二、简答题

结合本单元的医药名家传记谈谈"大医"是怎么"炼成"的？医家传记给予你哪些启发？

第二章　医药经典辑要

📖 **本章导读**

在当下的医学人才培养过程中，坚持发皇古意、融汇新知、提升能力显得尤为重要。本章辑录《黄帝内经》《伤寒杂病论》《神农本草经》《本草纲目》《希波克拉底文集·体液论》等在中外医药发展史上起到重要作用，对古代乃至现代医药发展都有着巨大的指导作用与研究价值的经典巨著中的经典篇目，带领同学们领略中外医药经典著作的恒久魅力。

学习目标

【知识要求】

1. 掌握《黄帝内经》《伤寒杂病论》《神农本草经》等医药经典的核心概念及关键词。
2. 熟悉《黄帝内经》等著作的体例及主要思想观点。
3. 了解《黄帝内经》等著作的后世影响。

【技能要求】

学会独立自主地阅读、分析医药原典著作。

【素质要求】

培养具有文化自信，能传承医药文化的医药新人。

一、《黄帝内经·素问》节选

四气调神大论篇

春三月，此谓发陈[1]。天地俱生，万物以荣，夜卧早起，广步于庭，被发缓形，以使志生，生而勿杀，予而勿夺，赏而勿罚，此春气之应，养生之道也；逆之则伤肝，夏为寒变，奉长者少。

【注释】

[1] 发陈：推陈出新的意思。

【译文】

春季的三个月，是万物复苏、推陈出新的季节。天地万物，都富有生气，欣欣向荣。为了适应春季的季节特点，人们应该晚睡早起，晨起后，披散头发，宽松衣带，使身体舒缓不受拘束，迈开步子在庭院中漫步，让精神愉快，心胸舒畅，顺应春生之性而充满生机。万物都应顺从春季生发的特性，要保持万物的生机而不要随意损害，要给予而不是剥夺，要奖励而不是惩罚，这就是适应春季的季节特性，保养人体生发之气的养生方法。如果违逆了春季生发的特性，便会损伤肝脏，使阳气生发不足，导致提供夏季使用的阳气不足，所以到夏季就会发生寒性的疾病。

夏三月，此谓蕃秀[1]。天地气交，万物华实，夜卧早起，无厌于日，使志勿怒，使华英[2]成秀，使气得泄，若所爱在外，此夏气之应，养长之道也；逆之则伤心，秋为痎疟，奉收者少，冬至重病。

【注释】

[1] 蕃秀：蕃，即繁茂、茂盛；秀，即秀丽；蕃秀，即繁茂秀丽的意思。

[2] 华英：神气，精神。

【译文】

夏季的三个月，谓之蕃秀，是自然界万物繁茂秀美的时令。此时，天气下降，地气上腾，天地之气相交，植物开花结实，长势旺盛，人们应该在夜晚睡眠，早早起身，不要厌恶长日，情志应保持愉快，切勿发怒，要使精神之英华适应夏气以成其秀美，使气机宣畅，通泄自如，精神外向，对外界事物有浓厚的兴趣。这是适应夏季的气候，保护长养之气的方法。如果违逆了夏长之气，就会损伤心脏，使提供给秋收之气的条件不足，到秋天容易发生疟疾，到了冬季也容易加重。

秋三月，此谓容平。天气以急，地气以明，早卧早起，与鸡俱兴，使志安宁，以缓秋刑，收敛神气，使秋气平，无外其志，使肺气清，此秋气之应，养收之道也；逆之则伤肺，冬为飧泄[1]，奉藏者少。

【注释】

[1] 飧泄：是消化不良而导致泄泻的一种疾病。

【译文】

秋季的三个月，谓之容平，自然景象因万物成熟而平定收敛。此时，天高风急，地气清肃，人应早睡早起，和鸡的活动时间相仿，以保持神志的安宁，减缓秋季肃杀之气对人体的影响；收敛神气，以适应秋季容平的特征，不使神思外驰，以保持肺气的清肃功能，这就是适应秋令的特点而保养人体收敛之气的方法。若违逆了秋收之气，就会伤及肺脏，使提供给冬藏之气的条件不足，冬天就要发生飧泄。

冬三月，此谓闭藏[1]。水冰地坼，勿扰乎阳，早卧晚起，必待日光，使志若伏若匿，若已有得，去寒就温，无泄皮肤，使气亟夺。此冬气之应，养藏之道也；逆之则伤肾，春为痿厥，奉生者少。

【注释】

[1] 闭藏：生气潜伏，阳气内藏。

【译文】

冬天的三个月，谓之闭藏，是生机潜伏、万物蛰藏的时令。当此时节，水寒成冰，大地开裂，人应该早睡晚起，待到日光照耀时起床才好，不要轻易地扰动阳气、妄事操劳，要使神志深藏于内，安静自若，好像有个人的隐秘，严守而不外泄，又像得到了渴望得到的东西，把它密藏起来一样；要躲避寒冷，求取温暖，不要使皮肤开泄而令阳气不断地损失，这是适应冬季的气候而保养人体闭藏功能的方法。违逆了冬令的闭藏之气，就要损伤肾脏，使提供给春生之气的条件不足，春天就会发生痿厥之疾。

天气，清净光明者也，藏德[1]不止，故不下也。天明则日月不明，邪害空窍。阳气者闭塞，地气者冒明，云雾不精，则上应白露不下。交通不表，万物命故不施，不施则名木多死。恶气不发，风雨不节，白露不下，则菀槁不荣。贼风数至，暴雨数起，天地四时不相保，与道相失，则未央绝灭[2]。唯圣人从之，故身无奇病，万物不失，生气不竭。

【注释】

[1] 藏德：即隐藏，使不外露。德，这里指自然界中促进生物化作用的力量。

[2] 未央绝灭：央，即中，一半的意思。未央绝灭，指生物未活到其生命的一半就死亡了。

【译文】

天气，是清净光明的，蕴藏其德，运行不止，由于天不暴露自己的光明德泽，所以永远保持它内蕴的力量而不会下泄。如果天气阴霾晦暗，就会出现日月昏暗，阴霾邪气侵害山川，阳气闭塞不通，大地昏蒙不明，云雾弥漫，日色无光，相应的雨露不能下降。天地之气不交，万物的生命就不能绵延。生命不能绵延，自然界高大的树木也会死亡。恶劣的气候发作，风雨无时，雨露当降而不降，草木不得滋润，生机郁塞，茂盛的禾苗也会枯竭不荣。贼风频频而至，暴雨不时而作，天地四时的变化失去了秩序，违背了正常的规律，致使万物的生命未及一半就夭折了。只有圣人能适应自然变化，注重养生之道，所以身无大病，因不背离自然万物的发展规律，而生机不会竭绝。

逆春气则少阳不生，肝气内变。逆夏气则太阳不长，心气内洞。逆秋气则太阴不收，肺气焦满。逆冬气则少阴不藏，肾气独沉。

【译文】

违逆了春生之气，少阳就不生发，以致肝气内郁而发生病变；违逆了夏长之气，太阳就不能盛长，以致心气内虚。违逆了秋收之气，太阴就不能收敛，以致肺热叶焦而胀满；违逆了冬藏之气，少阴就不能潜藏，以致肾气不蓄，出现泄泻等疾病。

夫四时阴阳者，万物之根本也。所以圣人春夏养阳，秋冬养阴，以从其根；故与万物沉浮于生长之门。逆其根则伐其本，坏其真矣。故阴阳四时者，万物之终始也；死生之本也；逆之则灾害生，从之则苛疾不起，是谓得道。道者，圣人行之，愚者佩之。

【译文】

四时阴阳的变化，是万物生命的根本。所以圣人在春夏季节保养阳气以适应生长的需要，在秋冬季节保养阴气以适应收藏的需要，顺从了生命发展的根本规律，就能与万物一样，在生、长、收、藏的生命过程中运动发展。如果违逆了这个规律，就会戕伐生命力，破坏真元之气。因此，阴阳四时是万物的终结，是盛衰存亡的根本，违逆了它，就会产生灾害，顺从了它，就不会发生重病，这样便可谓懂得了养生之道。对于养生之道，圣人能够加以实行，愚人则时常有所违背。

从阴阳则生，逆之则死；从之则治，逆之则乱。反顺为逆，是谓内格[1]。是故圣人不治已病，治未病；不治已乱，治未乱，此之谓也。夫病已成而后药之，乱已成而后治之，譬犹渴而穿井，斗而铸锥，不亦晚乎？

【注释】

[1] 内格：指体内的生理性能与四时阴阳格拒，不能适应。

【译文】

顺从阴阳的消长，就能生存，违逆了就会死亡。顺从了它，就会正常，违逆了它，就会乖乱。相反，如背道而行，就会使机体与自然环境相格拒。所以圣人不是等到病已经发生再去治疗，而是在疾病发生之前治疗，如同不等到乱事已经发生再去治理，而是在它发生之前治理。如果疾病已发生，然后再去治疗，乱事已经形成，然后再去治理，那就如同临渴而掘井，战乱发生了再去制造兵器，那不是太晚了吗？

阴阳应象大论篇

黄帝曰：阴阳者，天地之道也，万物之纲纪，变化之父母[1]，生杀之本始，神明之府也。治病必求于本。故积阳为天，积阴为地。阴静阳躁，阳生阴长，阳杀阴藏。阳化气，阴成形。寒极生热，热极生寒。寒气生浊，热气生清。清气在下，则生飧泄；浊气在上，则生䐜胀。此阴阳反作，病之逆从也。

【注释】

[1] 父母：指起源或根源。

【译文】

黄帝说：阴阳是宇宙间的一般规律，是一切事物的纲纪，万物变化的起源，生长毁灭的根本，有很大道理在乎其中。凡医治疾病，必须求得病情变化的根本，而道理也不外乎阴阳二字。拿自然界变化来比喻，清阳之气聚于上，而成为天，浊阴之气积于下，而成为地。阴是比较静止的，阳是比较躁动的；阳主生成，阴主成长；阳主肃杀，阴主收藏。阳能化生力量，阴能构成形体。寒到极点会生热，热到极点会生寒；寒气能产生浊阴，热气能产生清阳；清阳之气居下而不升，就会发生泄泻之病。浊阴之气居上而不降，就会发生胀满之病。这就是阴阳的正常和反常变化，因此疾病也就有逆证和顺证的分别。

故清阳为天，浊阴为地；地气上为云，天气下为雨；雨出地气，云出天气。故清阳出上窍，浊阴出下窍；清阳发腠理，浊阴走五脏；清阳实四支，浊阴归六腑。

【译文】

所以大自然的清阳之气上升为天，浊阴之气下降为地。地气蒸发上升为云，天气凝聚下降为雨；雨是由地气上升之云转变而成的，云是由天气蒸发水气而成的。人体的变化也是这样，清阳之气出于上窍，浊阴之气出于下窍；清阳发泄于腠理，浊阴内注于五脏；清阳充实于四肢，浊阴内走于六腑。

水为阴，火为阳，阳为气，阴为味。味归形，形归气，气归精，精归化，精食[1]气，形食味，化生精，气生形。味伤形，气伤精，精化为气，气伤于味。阴味出下窍，阳气出上窍。味厚者为阴，薄为阴之阳。气厚者为阳，薄为阳之阴。味厚则泄，薄则通。气薄则发泄，厚则发热。壮火之气衰，少火之气壮。壮火食气，气食少火。壮火散气，少火生气[2]。气味辛甘发散为阳，酸苦涌泄为阴。

【注释】

[1] 食：给养、供养的意思。

[2] 壮火，少火：本义承接前文，指食药气味的纯阳和温和，纯阳大热的为壮火，用之可以消耗人体正气；温和的为少火，用之可滋养人体正气。

【译文】

水火分阴阳，则水属阴，火属阳。人体的功能属阳，饮食物属阴。饮食物可以滋养形体，而形体的生成又须赖气化的功能，功能是由精所产生的，就是精可以化生功能，而精又是由气化而产生的，所以形体的滋养全靠饮食物，饮食物经过生化作用而产生精，再经过气化作用滋养形体。如果饮食不节，反能损伤形体，功能活动太过，亦可以使精气耗伤，精可以产生功能，但功能也可以因为饮食不节而受损伤。味属于阴，所以趋向下窍，气属于阳，所以趋向上窍。味厚的属纯阴，味薄的属于阴中之阳；气厚的属纯阳，气薄的属于阳中之阴。味厚的有泄下的作用，味薄的有疏通的作用；气薄的能向外发泄，气厚的能助阳生热。阳气太过，能使元气衰弱，阳气正常，能使元气旺盛，因为过度亢奋的阳气，会损害元气，而元气却依赖正常的阳气，所以过度亢盛的阳气，能耗散元气，正常的阳气，能增强元气。凡气味辛甘而有发散功用的，属于阳，气味酸苦而有通泄功用的，属于阴。

阴胜则阳病，阳胜则阴病。阳胜则热，阴胜则寒。重寒则热，重热则寒。寒伤形，热伤气。气伤痛，形伤肿。故先痛而后肿者，气伤形也；先肿而后痛者，形伤气也。

【译文】

人体的阴阳是相对平衡的，如果阴气偏胜，则阳气受损而为病；阳气偏胜，则阴气耗损而为病。阳偏胜则表现为热性病证，阴偏胜则表现为寒性病证。寒到极点，会表现热象；热到极点，会表现寒象。寒能伤形体，热能伤气分；气分受伤，可以产生疼痛，形体受伤，可以发生肿胀。所以先痛而后肿的，是气分先伤而后及于形体；先肿而后痛的，是形体先病后及于气分。

风胜则动，热胜则肿，燥胜则干，寒胜则浮[1]，湿胜则濡泻。天有四时五行，以生长收藏，以生寒暑燥湿风。人有五藏，化五气，以生喜怒悲忧恐。故喜怒伤气，寒暑伤形。暴怒伤阴，暴喜伤阳。厥气[2]上行，满脉去形。喜怒不节，寒暑过度，生乃不固。故重阴必阳，重阳必阴。

【注释】

[1] 浮：此处指浮肿的意思。

[2] 厥气：厥逆不顺之气。

【译文】

风邪太过，则能发生痉挛动摇；热邪太过，则能发生红肿；燥气太过，则能发生干枯；寒气太过，则能发生浮肿；湿气太过，则能发生濡泻。大自然的变化，有春、夏、秋、冬四时的交替，有木、火、土、金、水五行的变化，因此，产生了寒、暑、燥、湿、风的气候，它影响了自然界的万物，形成了生、长、化、收、藏的规律。人有肝、心、脾、肺、肾五脏，五脏之气化生五志，产生了喜、怒、悲、忧、恐五种不同的情志活动。喜怒等情志变化，可以伤气，寒暑外侵，可以伤形。突然大怒，会损伤阴气，突然大喜，会损伤阳气。气逆上行，充满经脉，则神气浮越，离去形体了。所以喜怒不加以节制，寒暑不善于调适，生命就不能牢固。阴极可以转化为阳，阳极可以转化为阴。

故曰：冬伤于寒，春必温病；春伤于风，夏生飧泄；夏伤于暑，秋必痎疟；秋伤于湿，冬生咳嗽。

【译文】

所以说：冬季受了寒气的伤害，春天就容易发生温病；春天受了风气的伤害，夏季就容易发生飧泄；夏季受了暑气的伤害，秋天就容易发生疟疾；秋季受了湿气的伤害，冬天就容易发生咳嗽。

帝曰：余闻上古圣人，论理人形，列别藏府，端络经脉，会通六合，各从其经；气穴所发，各有处名；谿谷属骨，皆有所起；分部逆从，各有条理；四时阴阳，尽有经纪；外内之应，皆有表里，其信然乎？

【译文】

黄帝问道：我听说上古时代的圣人，讲求人体的形态，分辨内在的脏腑，了解经脉的分布，交会、贯通有六合，各依其经之循行路线；气穴之处，各有名称；肌肉空隙以及关节，各有其起点；分属部位的或逆或顺，各有条理；与天之四时阴阳，都有经纬纪纲；外面的环境与人体内部相关联，都有表有里。这些说法都正确吗？

岐伯对曰：东方生风，风生木，木生酸，酸生肝，肝生筋，筋生心，肝主目。其在天为玄，在人为道，在地为化。化生五味，道生智，玄生神。神在天为风，在地为木，在体为筋，在藏为肝，在色为苍，在音为角，在声为呼，在变动为握，在窍为目，在味为酸，在志为怒。怒伤肝，悲胜怒；风伤筋，燥胜风；酸伤筋，辛胜酸。

【译文】

岐伯回答说：东方应春，阳生而日暖风和，草木生发，木气能生酸味，酸味能滋养肝气，肝气又能滋养于筋，筋膜柔和则又能生养于心，肝气关联于目。它在自然界是深远微妙而无穷的，在人能够知道自然界变化的道理，在地为生化万物。大地有生化，所以能产生一切生物；人能知道自然界变化的道理，就能产生一切智慧；宇宙间的深远微妙，是变化莫测的。变化在天空中为风气，在地面上为木气，在人体为筋，在五脏为肝，在五色为苍，在五音为角，在五声为呼，在病变的表现为握，在七窍为目，在五味为酸，在情志的变动为怒。怒气能伤肝，悲能够抑制怒；风气能伤筋，燥能够抑制风；过食酸味能伤筋，辛味能抑制酸味。

南方生热，热生火，火生苦，苦生心，心生血，血生脾，心主舌。其在天为热，在地为火，在体为脉，在藏为心，在色为赤，在音为徵，在声为笑，在变动为忧，在窍为舌，在味为苦，在志为喜，喜伤心，恐胜喜；热伤气，寒胜热，苦伤气，咸胜苦。

【译文】

南方应夏，阳气盛而生热，热甚则生火，火气能产生苦味，苦味能滋长心气，心气能化生血气，血气充足，则又能生脾，心气关联于舌。它的变化在天为热气，在地为火气，在人体为血脉，在五脏为心，在五色为赤，在五音为徵，在五声为笑，在病变的表现为忧，在窍为舌，在五味为苦，在情志的变动为喜。喜能伤心，以恐惧抑制喜；热能伤气，以寒气抑制热；苦能伤气，咸味能抑制苦味。

中央生湿，湿生土，土生甘，甘生脾，脾生肉，肉生肺，脾主口。其在天为湿，在地为土，在体为肉，在藏为脾，在色为黄，在音为宫，在声为歌，在变动为哕，在窍为口，在味为甘，在志为思。思伤脾，怒胜思；湿伤肉，风胜湿；甘伤肉，酸胜甘。

【译文】

中央应长夏，长夏生湿，湿与土气相应，土气能产生甘味，甘味能滋养脾气，脾气能滋养肌肉，肌肉丰满，则又能养肺，脾气关联于口。它的变化在天为湿气，在地为土气，在人体为肌肉，在五脏为脾，在五色为黄，在五音为宫，在五声为歌，在病变的表现为哕，在窍为口，在五味为甘，在情志的变动为思。思虑伤脾，以怒气抑制思虑；湿气能伤肌肉，以风气抑制湿气，甘味能伤肌肉，酸味能抑制甘味。

西方生燥，燥生金，金生辛，辛生肺，肺生皮毛，皮毛生肾，肺主鼻。其在天为燥，在地为金，在体为皮毛，在藏为肺，在色为白，在音为商，在声为哭，在变动为咳，在窍为鼻，在味为辛，在志为忧。忧伤肺，喜胜忧；热伤皮毛，寒胜热；辛伤皮毛，苦胜辛。

【译文】

西方应秋，秋天天气急而生燥，燥与金气相应，金能产生辛味，辛味能滋养肺气，肺气能滋养皮毛，皮毛润泽则又能养肾，肺气关联于鼻。它的变化在天为燥气，在地为金气，在人体为皮毛，在五脏为肺，在五色为白，在五音为商，在五声为哭，在病变的表现为咳，在窍为鼻，在五味为辛，在情致的变动为忧。忧能伤肺，以喜抑制忧；热能伤皮毛，寒能抑制热；辛味能伤皮毛，苦味能抑制辛味。

北方生寒，寒生水，水生咸，咸生肾，肾生骨髓，髓生肝，肾主耳。其在天为寒，在地为水，在体为骨，在藏为肾，在色为黑，在音为羽，在声为呻，在变动为栗，在窍为耳，在味为咸，在志为恐。恐伤肾，思胜恐；寒伤血，燥胜寒；咸伤血，甘胜咸。

【译文】

北方应冬，冬天生寒，寒气与水相应，水能产生咸味，咸味能滋养肾气，肾气能滋长骨髓，骨髓充实，则又能养肝，肾气关联于耳。它的变化在天为寒气，在地为水，在人体为骨髓，在五脏为肾，在五色为黑，在五音为羽，在五声为呻，在病变的表现为战栗，在窍为耳，在五味为咸，在情致的变动为恐。恐能伤肾，思能够抑制恐；寒能伤血，燥能够抑制寒；咸能伤血，甘味能抑制咸味。

故曰：天地者，万物之上下也；阴阳者，血气之男女也；左右者，阴阳之道路也；水火者，阴阳之征兆也；阴阳者，万物之能始也。故曰：阴在内，阳之守也；阳在外，阴之使也。

【译文】

所以说：天地是在万物的上下；阴阳如血气与男女之相对；左右为阴阳运行不息的道路；水性寒，火性热，是阴阳的象征；阴阳的变化，是万物生长的原始能力。所以说：阴阳是互相为用的，阴在内，为阳之镇守；阳在外，为阴之役使。

帝曰：法阴阳奈何？

【译文】

黄帝道：阴阳的法则怎样运用于医学上呢？

岐伯曰：阳胜则身热，腠理闭，喘粗为之俯仰，汗不出而热，齿干以烦冤，腹满死，能冬不能夏。阴胜则身寒，汗出，身常清，数栗而寒，寒则厥，厥则腹满死，能夏不能冬。此阴阳更胜之变，病之形能也。

【译文】

岐伯回答说：如阳气太过，则身体发热，腠理紧闭，气粗喘促，呼吸困难，身体亦为之俯仰摆动，无汗发热，牙齿干燥，烦闷，如见腹部胀满，是死症，这是属于阳性之病，所以冬天尚能支持，夏天就不能耐受了。阴气盛则身发寒而汗多，或身体常觉冷而不时战栗发寒，甚至手足厥逆，如见手足厥逆而腹部胀满的，是死症，这是属于阴盛的病，所以夏天尚能支持，冬天就不能耐受了。这就是阴阳互相胜负变化所表现的病态。

帝曰：调此二者奈何？

【译文】

黄帝问道：调摄阴阳的办法是怎样的？

岐伯曰：能知七损八益，则二者可调，不知用此，则早衰之节也。年四十而阴气自半也，起居衰矣；年五十，体重，耳目不聪明矣；年六十，阴萎，气不衰，九窍不利，下虚上实，涕泣俱出矣。故曰：知之则强，不知则老，故同出而名异耳。智者察同，愚者察异。愚者不足，智者有余；有余则耳目聪明，身体轻强，老者复壮，壮者益治。是以圣人为无为之事，乐恬淡之能，从欲快志于虚无之守，故寿命无穷，与天地终，此圣人之治身也。

【译文】

岐伯说：如果懂得了七损八益的养生之道，则人身的阴阳就可以调摄，如其不懂得这些道理，就会发生早衰现象。一般的人，年到四十，阴气已经自然衰减一半了，其起居动作，亦渐渐衰退；到了五十岁，身体觉得沉重，耳目也不够聪明了；到了六十岁，阴气萎弱，肾气大衰，九窍不能通利，出现下虚上实的现象，会常常流着眼泪鼻涕。所以说：知道调摄的人身体就强健，不知道调摄的人身体就容易衰老；本来是同样的身体，结果却出现了强弱不同的两种情况。懂得养生之道的人，能够注意共有的健康本能；不懂得养生之道的人，只知道强弱异形。不善于调摄的人，常感不足，而重视调摄的人，就常能有余；有余则耳目聪明，身体轻强，即使已经年老，亦可以身体强壮，当然本来强壮的就更好了。所以圣人不作勉强的事情，不胡思乱想，有乐观愉快的旨趣，常使心旷神怡，保持着宁静的生活，所以能够寿命无穷，尽享天年。这是圣人保养身体的方法。

天不足西北，故西北方阴也，而人右耳目不如左明也；地不满东南，故东南方阳也，而人左手足不如右强也。

【译文】

天气是不足于西北方的，所以西北方属阴，而人的右耳目也不及左边的聪明；地气是不足于东南方的，所以东南方属阳，而人的左手足也不及右边的强。

帝曰：何以然？

【译文】

黄帝问道：这是什么道理？

岐伯曰：东方阳也，阳者其精并于上，并于上，则上明而下虚，故使耳目聪明，而手足不便也；西方阴也，阴者其精并于下，并于下，则下盛而上虚，故其耳目不聪明，而手足便也。故俱感于邪，其在上则右甚，在下则左甚，此天地阴阳所不能全也，故邪居之。

【译文】

岐伯说：东方属阳，属阳的，它的清阳之气就聚集于上部，聚集于上，则上部旺盛而下部虚弱，人也是这样，上部的耳目得到了清阳之气的充养便聪明灵敏，而下部的手足失于充养则笨拙不便；西方属阴，属阴的，它的精华之气就归并于下，归并于下，则下部充满而上部虚弱，人也是这样，上部的耳目失养则听力、视力下降，下部的手足得养则灵活有力。所以左右同样感受了外邪，但在上部则身体的右侧较重，在下部则身体的左侧较重，这是天地阴阳之所不能全，而人身亦有阴阳左右之不同，所以邪气就能乘虚而居留了。

故天有精，地有形；天有八纪，地有五里，故能为万物之父母。清阳上天，浊阴归地，是故天地之动静，神明为之纲纪，故能以生长收藏，终而复始。惟贤人上配天以养头，下象地以养足，中傍人事以养五藏。天气通于肺，地气通于嗌，风气通于肝，雷气通于心，谷气通于脾，雨气通于肾。六经为川，肠胃为海，九窍为水注之气。以天地为之阴阳，阳之汗，以天地之雨名之；阳之气，以天地之疾风名之。暴气象雷，逆气象阳。故治不法天之纪，不用地之理，则灾害至矣。

【译文】

所以天有精气，地有形体；天有八节之纲纪，地有五方之道理，因此天地是万物生长的根本。无形的清阳上生于天，有形的浊阴下归于地，所以天地的运动与静止，是以阴阳的神妙变化为纲纪，而能使万物春生、夏长、秋收、冬藏，终而复始，循环不休。懂得这些道理的人，他把人体上部的头来比天，下部的足来比地，中部的五脏来比人事以调养身体。天的轻清通于肺，地的水谷之气通于嗌，风木之气通于肝，雷火之气通于心，溪谷之气通于脾，雨水之气通于肾。六经犹如河流，肠胃犹如大海，上下九窍以水津之气贯注。如以天地来比类人体的阴阳，则阳气发泄的汗，象天的下雨；人身的阳气，象天地疾风。人的暴怒之气，象天有雷霆；逆上之气，象阳热的火。所以调养身体而不取法于自然的道理，那么疾病就要发生了。

故邪风之至，疾如风雨。故善治者治皮毛，其次治肌肤，其次治筋脉，其次治六府，其次治五藏。治五藏者，半死半生也。

【译文】

所以外感致病因素伤害人体，急如疾风暴雨。善于治病的医生，于邪在皮毛的时候，就给予治疗；技术较差的，于邪在肌肤才治疗；医术差的，则要等到邪气侵犯筋脉的时候（疾病中期）才给予治疗；医术更差的，则要等到邪气侵犯六腑的时候（疾病中晚期）才给予治疗；医术最差的直到邪气已经侵犯五脏（疾病晚期）才给予治疗。假如病邪传入到五脏，就非常严重，这时治疗的效果，只有半死半生了。

故天之邪气，感则害人五藏；水谷之寒热，感则害于六府；地之湿气，感则害皮肉筋脉。

【译文】

所以自然界中的邪气，侵袭了人体就能伤害五脏；饮食之或寒或热，就会损害人的六腑；地之湿气，感受了就能损害皮肉筋脉。

故善用针者，从阴引阳，从阳引阴；以右治左，以左治右；以我知彼，以表知里；以观过与不及之理，见微得过，用之不殆。善诊者，察色按脉，先别阴阳；审清浊，而知部分；视喘息、听音声，而知所苦；观权衡规矩，而知病所主；按尺寸，观浮沉滑涩，而知病所生。以治无过，以诊则不失矣。

【译文】

所以善于运针法的，病在阳，从阴以诱导之，病在阴，从阳以诱导之；取右边以治疗左边的病，取左边以治疗右边的病，以自己的正常状态来了解病人的异常状态，以在表的症状，了解里面的病变；并且判断太过或不及，就能在疾病初起的时候，便知道病邪之所在，此时进行治疗，不致使病情发展到危险的地步了。所以善于诊治的医生，通过诊察病人的色泽和脉搏，先辨别病证属阴属阳；审察五色的明润或晦暗，而知道病的部位；观察呼吸，听病人发出的声音，可以得知所患的病苦；诊察四时色脉的正常是否，来分析为何脏何腑的病；诊察寸口的脉，从它的浮、沉、滑、涩，来了解疾病所产生之原因。这样在治疗上就不会有差错，诊断也没有过失了。

故曰：病之始起也，可刺而已；其盛，可待衰而已。故因其轻而扬之；因其重而减之；因其衰而彰之。形不足者，温之以气；精不足者，补之以味。其高者，因而越之；其下者，引而竭之；中满者，泻之于内；其有邪者，渍形以为汗；其在皮者，汗而发之，其慓悍者，按而收之；其实者，散而泻之。审其阴阳，以别柔刚，阳病治阴，阴病治阳；定其血气，各守其乡，血实宜决之，气虚宜掣引之。

【译文】

所以说：病在初起的时候，可用刺法而愈；及其病势正盛，必须待其稍微衰退，然后刺之而愈。所以病轻的，使用发散轻扬之法治之；病重的，使用消减之法治之；其气血衰弱的，应用补益之法治之。形体虚弱的，当以温补其气；精气不足的，当补之以厚味。如病在上的，可用吐法；病在下的，可用疏导之法；病在中为胀满的，可用泻下之法；其邪在外表，可用汤药浸渍以使出汗；邪在皮肤，可用发汗，使其外泄；病势急暴的，可用按得其状，以制伏之；实证，则用散法或泻法。观察病邪在阴在阳，以辨别其刚柔，阳病应当治阴，阴病应当治阳；确定病邪在气在血，更防其血病再伤及气，气病再伤及血，所以血实适宜用泻血法，气虚宜用导引法。

二、《伤寒杂病论》序

论曰：余每览越人入虢之诊，望齐侯之色，未尝不慨然叹其才秀[1]也。怪当今居世之士，曾不留神医药，精究方术，上以疗君亲之疾，下以救贫贱之厄，中以保身长全，以养其生。但竞逐荣势，企踵权豪，孜孜汲汲，惟名利是务，崇饰[2]其末，忽弃其本，华其外而悴其内。皮之不存，毛将安附焉？卒然遭邪风之气，婴非常之疾，患及祸至，而方震栗；降志屈节，钦望巫祝[3]，告穷归天，束手受败。赍百年之寿命，持至贵之重器[4]，委付凡医，恣其所措。咄嗟呜呼！厥身已毙，神明消灭，变为异物，幽潜重泉，徒为啼泣。痛夫！举世昏迷，莫能觉悟，不惜其命，若是轻生，彼何荣势之云哉？而进不能爱人知人，退不能爱身知己，遇灾值祸，身居厄地，蒙蒙昧昧，蠢若游魂。哀乎！趋世之士，驰竞浮华，不固根本，忘躯徇物，危若冰谷，至于是也！

【注释】

[1] 才秀：才能出众。
[2] 崇饰：修饰。末：枝节。此指名荣势。
[3] 巫祝：古代从事所谓通鬼神的职业者。
[4] 重器：宝贵的器物。此指身体。

【译文】

我每次读到《史记·扁鹊传》中秦越人到虢国去给虢太子诊病，在齐国望齐侯之色的记载，没有一次不激动地赞叹他的才华突出。就奇怪当今生活在社会上的那些读书人，竟然都不重视医药，不精心研究医方医术，以对上治疗国君和父母的疾病，对下用来解救贫苦人的病灾和困苦，对自己用来保持身体长久健康，以保养自己的生命。只是争着去追求荣华权势，踮起脚跟仰望着权势豪门，急急忙忙只是致力于追求名利；重视那些次要的身外之物，轻视抛弃养生的根本之道。使自己的外表华贵，而使自己的身体憔悴。皮都不存在了，那么，毛将依附在哪里呢？突然遭受到外来致病因素的侵袭，被不平常的疾病缠绕，病患灾祸临头，方才震惊发抖，于是就降低身份，卑躬屈膝，恭敬地盼望巫祝的求神祷告，巫祝宣告办法穷尽，就只好归于天命，束手无策地等待死亡。拿可以活到很长久的寿命和最宝贵的身体，交给平庸无能的医生，任凭他摆布处置。唉！他们的身体已经死亡，精神消失了，变成了鬼物，深深地埋在九泉之下，别人白白地为他的死亡哭泣。痛心啊！整个世上的读书人都昏迷糊涂，没有人能清醒明白，不珍惜自己的生命，像这样地轻视生命，他们还谈什么荣华权势呢？而且，他们即使做了官也不能爱护别人，顾及别人的疾苦；不做官又不能爱护自己，顾及自己的隐患，遇到灾难，碰上祸患，身处在危困的境地，糊涂愚昧，蠢笨得就像没有头脑的废物。悲哀啊！那些在社会上奔波的读书人，追逐着去争夺表面的荣华，不保重身体这个根本，忘记了身体去为权势名利而死，危险得如履薄冰，如临深谷一样，竟达到了这种地步！

余宗族素多，向余二百。建安纪年以来，犹未十稔[1]，其死亡者，三分有二，伤寒十居其七。感往昔之沦丧，伤横夭[2]之莫救，乃勤求古训，博采众方，撰[3]用《素问》《九卷》《八十一难》《阴阳大论》《胎胪药录》，并平[4]脉辨证，为《伤寒杂病论》合十六卷，虽未能尽愈诸病，庶可以见病知源，若能寻余所集，思过半矣。

【注释】

[1] 稔（rěn）：本义为谷物成熟。古代谷物一年一熟，所以也以"稔"为"年"。

[2] 横夭：意外早死。亦作"夭横"。

[3] 撰：通"选"。选择。

[4] 平：通"辨"。辨别。

【译文】

我的同宗同族的人口本来很多，从前有二百多人。从建安元年以来，还不到十年，其中死亡的人，有三分之二，而死于伤寒的要占其中的十分之七。我为过去宗族的衰落和人口的丧失而感慨，为早死和枉死的人不能被疗救而悲伤，于是勤奋研求前人的遗训，广泛地搜集很多医方，选用《素问》《九卷》《八十一难》《阴阳大论》《胎胪药录》等书，并结合辨别脉象和辨别证候的体会，写成了《伤寒杂病论》共十六卷。即使不能治愈全部疾病，或许可以根据书中的原理，在看到病证时就能知道发病的根源。如果能运用我编写的这本书的有关内容，那么，对于伤寒病的问题，大多数能弄通解决了。

夫天布五行，以运万类，人禀五常[1]，以有五藏，经络府俞，阴阳会通，玄冥幽微，变化难极，自非才高识妙，岂能探其理致哉？上古有神农、黄帝、岐伯、伯高、雷公、少俞、少师、仲文，中世有长桑、扁鹊，汉有公乘阳庆及仓公，下此以往，未之闻也。观今之医，不念思求经旨，以演其所知，各承家技，始终顺旧。省疾问病，务在口给[2]，相对斯须，便处汤药；按寸不及尺，握手不及足；人迎、趺阳，三部不参；动数发息，不满五十；短期[3]未知决诊，九候[4]曾无仿佛，明堂阙庭[5]，尽不见察，所谓窥管而已。夫欲视死别生，实为难矣！

【注释】

[1] 五常：五行之常气。

[2] 口给（jǐ）：口才敏捷。给，足，谓言辞不穷。

[3] 短期：病危将死之期。

[4] 九候：据《素问·三部九候论》，指头部两额、两颊和耳前，中部寸口、合谷和神门，下部内踝后、大趾内侧和大趾与次趾之间等九处的动脉。据《难经·十八难》，又指寸、关、尺三部以浮、中、沉取，合称九候。

[5] 明堂：指鼻子。阙：两眉之间。庭：额。

【译文】

自然界分布着五行之气，而运转化生万物。人体禀承着五行之常气，因此才有五脏的生理功能。经、络、府、俞，阴阳交会贯通，其道理玄妙、隐晦、幽深、奥秘，其中的变化真是难以穷尽，假如不是才学高超，见识精妙的人，怎么能探求出其中的道理和意趣呢？上古有神农、黄帝、岐伯、伯高、雷公、少俞、少师、仲文等，中古有长桑君、秦越人，汉代有公乘阳庆及仓公，自此往后到现在，还没听说过有比得上他们的人呢！看看当今的医生，他们不想思考研求医学经典著作的旨意，用来扩大加深他们所掌握的医学知识；只是各自禀承着家传的医技，始终沿袭旧法。察看疾病，询问病情时，总是致力于花言巧语，只图应付病人；对着病人诊视了一会儿，就处方开药；诊脉时只按寸脉，没有接触到尺脉，只按手部脉，却不按足部脉；人迎、趺阳、寸口三部脉象不互相参考；按照自己的呼吸诊察病人脉搏跳动的次数不到五十下就结束；病人垂危还不能确诊，九处诊脉部位的脉候竟然没有一点模糊的印象。鼻子、两眉之间及前额，全然不加诊察。这真如人们所说的"以管看天"似的很不全面罢了。这样想要辨识不治之证或判别出可治之证，实在是很难呀！

孔子云：生而[1]知之者上，学则亚之。多闻博识，知之次也。余宿尚方术，请事斯语。

【注释】

[1] "生而"二句：语本《论语·季氏》。

【译文】

孔子说：生下来就懂得事理的人是上等的，通过学习而懂得事理的人是第二等的，多方面地聆听求教，广泛地记取事理的人，又次一等。我素来爱好医方医术，请允许我奉行"学而知之"和"多闻博识"这些话吧！

三、《神农本草经》序录

上药一百二十种为君，主养命以应天，无毒，多服久服不伤人。欲轻身益气，不老延年者，本上经。中药一百二十种为臣，主养性以应人，无毒、有毒，斟酌其宜。欲遏病补虚羸者，本中经。下药一百二十五种为佐使，主治病以应地，多毒，不可久服。欲除寒热邪气、破积聚愈疾者，本下经。药有君臣佐使[1]，以相宣摄。合和者宜用一君、二臣、五佐；又可一君、三臣、九佐也。药有阴阳配合，子母兄弟，根叶华实，草石骨肉。有单行者，有相须者，有相使者，有相畏者，有相恶者，有相反者，有相杀者，凡此七情，合和当视之。相须、相使者良，勿用相恶、相反者。若有毒宜制，可用相畏、相杀。不尔[2]，勿合用也。

【注释】

[1] 君臣佐使：中医学名词。指方剂的组织。药物中起主治作用的为君，起辅助作用的为臣，协助主药治疗附带的病并抑制主药不良效果的为佐，引药直达病所的为使。

[3] 不尔：不然。

【译文】

上品药120种为君药，用于保养生命以与天相应，这类药没有毒性，多服久服不伤害人体。如果想身体轻健有力，长生不老，就选用《本经》上品药。中品药120种为臣药，用于保养情志以与人相应，这类药有的无毒、有的有毒，应仔细斟酌选用。如果想遏制疾病，补虚救弱，就选用《本经》中品药。

下品药 125 种为佐使药，用于治疗疾病以与地相应，这类药多毒，不可以久服。如果想祛除寒热病邪，消破包块治愈疾病，就选用《本经》下品药。用药治病有君、臣、佐、使的组方原则，以相互补充制约，使其增强疗效降低毒性。凡是配伍组方，宜用 1 味君药、2 味臣药、5 味佐（使）药；也可以用 1 味君药、3 味臣药、9 味佐（使）药配合使用。药有属阴属阳的不同特性应配合使用，有像母子兄弟那样的互助与制约关系，有根、叶、花、果实、全草、矿石、骨、肉不同的来源和药用部位。用药治病有单味药使用，也有两味药合用的相须、相使、相畏、相恶、相反、相杀的不同配伍，这七种配伍关系称为七情，配伍时要正确选择。应当选用增强疗效的相须、相使配伍，不要用降低疗效、产生毒性的相恶、相反配伍。如果药物有毒要进行制约，可用相畏、相杀的配伍来消除或降低毒性。不然，不要配合使用。

药有酸、咸、甘、苦、辛五味，又有寒、热、温、凉四气，及有毒、无毒，阴干、暴干，采治时月、生熟、土地所出，真伪新陈，并各有法。

【译文】

药有酸、咸、甘、苦、辛五味，又有寒、热、温、凉四气，以及有毒或无毒，适宜阴干或晒干、采集加工季节、采嫩或者采老、何处土地所出，还有真品与伪品、新采药与陈久药的不同，全都各有自己的本来属性、加工方法与质量要求。

药有宜丸者，宜散者，宜水煮者，宜酒渍者，宜膏煎者，亦有一物兼宜者，亦有不可入汤酒者，并随药性，不得违越[1]。

【注释】

[1] 违越：违背。

【译文】

药物的使用剂型，有的适宜制成丸剂，有的适宜制成散剂或者汤剂、酒剂、滋膏剂，也有一种药物制成几种剂型都适宜的，也有不可以制成汤剂、酒剂的，都要根据药性来做出选择，不得违背这一原则。

凡欲治病，先察其源，先候病机。五脏未虚，六腑未竭，血脉未乱，精神未散，食药必活。若病已成，可得半愈。病势已过，命将难全。

【译文】

凡是治病，应先查清疾病的原因，把握疾病的病理变化规律。只要五脏功能未虚，六腑功能未竭，血脉流通没有紊乱，精神尚在而未耗散，服药必然见效病能治愈。如果疾病已经形成，服药能取得一半效果。如果疾病已很严重，生命就难以挽救。

若毒药治病，先起如黍粟，病去即止。不去倍之，不去什之，取去为度。

【译文】

若用毒药治病，最初剂量如黄米、小米那样小，病去就立即停止用药。若病不去，可增加 1 倍剂量，若病还是不去，可再增大剂量，直到病去为止。

治寒以热药，治热以寒药，饮食不消以吐下药，鬼疰蛊毒以毒药，痈肿疮瘤以疮药，风湿以风湿药，各随其所宜。

【译文】

治疗寒证用温热性质的药，治疗热证用寒凉性质的药，饮食不消化用涌吐药或者泻下药，鬼疰和寄生虫病用有一定毒性的药，痈肿疮瘤用外科疗疮药，风湿病用祛风除湿药，根据各自的病因选择有针对性的治法与用药。

病在胸膈以上者，先食后服药；病在心腹以下者，先服药而后食；病在四肢血脉者，宜空腹而在旦；病在骨髓者，宜饱满而在夜。

【译文】

病位在胸膈以上的，宜饭后服药；病位在心腹以下的，宜饭前服药；病位在四肢血脉的，宜早晨空腹时服药；病位在骨髓的，宜晚上加食后服药。

夫大病之主，有中风、伤寒，寒热、温疟，中恶、霍乱、大腹水肿、肠澼、下利、大小便不通、贲豚上气、咳逆、呕吐、黄疸、消渴、留饮、癖食、坚积、癥瘕、惊邪、癫痫、鬼疰、喉痹、齿痛、耳聋目盲、金创踒折、痈肿、恶创、痔漏、瘿瘤、男子五劳七伤，虚乏羸瘦；女子带下、崩中、血闭、阴蚀，虫蛇蛊毒所伤。此大略宗兆，其间变动枝叶，各宜依端绪以取之。

【译文】

常见的疾病，主要有中风、伤寒、发冷发热、温疟、中恶、霍乱、上腹部水肿、腹泻、下痢、大小便不通、奔豚气、咳嗽气喘、呕吐、黄疸、消渴、痰饮、食积、癥瘕、惊风、癫痫、肺痨、咽喉肿痛闭塞、齿痛、耳聋、眼瞎、刀枪伤、骨折、疮痈肿痛、恶疮、痔瘘、瘿、瘤，男性有五劳七伤、虚弱羸瘦，女性有带下、崩漏、闭经、外阴溃烂等病证，以及毒虫毒蛇等咬伤所导致的疾病等。大凡这些就是主要的疾病，其中有一些次要病证有所变动，分别根据疾病的本质来寻找疾病变化的头绪，寻找相应的药物来进行治疗。

四、《本草纲目》节选

《本草纲目》原序

王世贞

纪[1]称：望龙光知古剑；觇[2]宝气辨明珠。故萍实商羊[3]，非天明[4]莫洞。厥后博物称华[5]，辨字称康[6]，析宝玉称倚顿，亦仅仅晨星耳。

【注释】

[1] 纪：指古籍的记录。

[2] 觇（chān）：侦察。据唐代苏鹗《杜阳杂编》卷上载：唐肃宗李亨即位后，掌库者发现库中有宝气，肃宗认为大概是清珠发出的，令其检出，外裹绛纱，垂泪告诉进臣说此是自己儿时玄宗所赐。

[3] 萍实：《艺文类聚》卷82引《孔子家语》。楚昭王渡江，有物大如斗，圆而赤，直触王舟，无人能识，询于孔子。孔子说：此谓萍实，可剖食，惟霸者能得。《本草纲目·萍》条，李时珍认为萍实是水萍之实。商羊：传说中的鸟名。下大雨前，常屈一足起舞。《说苑·辨物》《论衡·变动》及《孔

子家语・辨政》均有记载。

[4] 天明：等于说"天才"。

[5] 华：指西晋的张华，著有《博物志》十卷。《晋书》本传称他强记博识，广学多闻，当时推为第一。

[6] 康：嵇康。《艺文类聚》卷78记晋代王烈到抱犊山中，发现一座是室内有两卷帛书。王不识其文字，记下十几个字的形体，请嵇康辨认，康尽识其字。《世说新语・简傲》也有嵇康辨字的记载。

【译文】

据古书上的记载，望见龙泉宝剑的光气，就知道这古剑所在的地方（事载《晋书・张华传》）。看见宝气，便知有明珠的存在（事详《杜阳杂编》）。萍实（一种大的果实）和商羊（鸟名）这样的吉祥之物不是聪明人（如孔子）是不会认识的。要论广泛了解事物的人，应当推张华（张华，晋代人，著有《博物志》十卷）。要论能明辨字义的人，应当说是嵇康（嵇康，晋代人，字叔夜，著有《嵇中散集》）。要论善于分辨宝玉的人，应当说是倚顿（倚顿，春秋时人）。但是这些人只能算是早晨的星星。

楚蕲阳李君东璧，一日过予弇山园谒予，留饮数日。予观其人，晬然[1]貌也，癯然身也，津津然谭[2]议也，真北斗以南一[3]人。解其装，无长物，有《本草纲目》数十卷。谓予曰：时珍，荆楚鄙人也，幼多赢疾，质成钝椎，长耽典籍，若啖蔗饴。遂渔猎群书，搜罗百氏。凡子史经传，声韵农圃，医卜星相，乐府诸家，稍有得处，辄著有数言。古有《本草》一书，自炎黄及汉、梁、唐、宋，下迨国朝，注解群氏群旧[4]矣。第其中舛缪差讹遗漏，不可枚数，乃敢奋编摩之志，僭纂述之权。岁历三十稔，书考八百余家，稿凡三易。复者芟之，阙者缉之，讹者绳之。旧本一千五百一十八种，今增药三百七十四种，分为一十六部，著成五十二卷，虽非集成，亦粗大备，僭名曰《本草纲目》。愿乞一言，以托不朽。

【注释】

[1] 晬（suī）然：润泽有光彩的样子。

[2] 津津然：有趣味的样子。谭：通"谈"。

[3] 北斗以南：指普天之下。一：第一。

[4] 旧：久远。

【译文】

湖北蕲阳（今湖北蕲春县）有个叫李时珍的（字东璧）。有一天我在江苏太仓县隆福寺西的山中与他相遇，一起饮酒几日。我仔细观察他，面貌润泽而有光彩，清瘦而有精神，说话有风趣的样子。北斗星以南的人间，李时珍算得上第一人了（这是对李时珍的赞扬）。他打开行装，没有多余的东西，只有一部数十卷的《本草纲目》。对我说道：时珍是湖北人，幼小多病，天生笨拙。长大以后爱读古典著作，就像吃到了蜜糖一样，于是就广泛地阅读群书，搜罗百家著述。凡是子、史、经、传，声韵、农圃、医卜、星相，乐府诸家，看后有心得就写下来。原来有一本《本草》，神农氏开始到自汉、梁、唐、宋，下至今朝，注解这部书的很多。但是，其中差错和伪论不是少数。于是我就大胆冒昧地发誓不自量力地担当起撰述（本书）的工作。经过了三十多年的努力，参考了八百多部书籍，稿件修改了三次。重复的删去，缺少的加上，错误的纠正。旧的《本草》1518种，现增加374种，分为16部，编著成52卷，虽然未完成，也基本上全了，署名《本草纲目》。我希望您给著书作序，以使其成为不朽之作。

予开卷细玩[1]，每药标正名为纲，附释名为目，正始也。次以集解、辨疑、正误，详其土产形状也。次以气味、主治、附方，著其体用也。上自坟典，下及传奇[2]，凡有相关，靡不备采。如入金谷[3]之园，种色夺目；如登龙君之宫，宝藏悉陈；如对冰壶玉鉴，毛发可指数也。博而不繁，详而有要，综核究竟，直窥渊海。兹岂仅以医书觏[4]哉，实性理[5]之精微，格物之《通典》[6]，帝王之秘箓，臣民之重宝也。李君用心嘉惠何勤哉！噫，砆玉莫剖，朱紫相倾，弊也久矣。故辨专车之骨[7]，必俟鲁儒，博支机之石[8]，必访卖卜，予方著《弇州卮言》，恚博古如《丹铅卮言》后乏人也，何幸睹兹集哉。兹集也，藏之深山石室无当，盍锲[9]之，以共天下后世味《太玄》[10]如子云者。时万历岁庚寅春上元日，弇州山人、凤洲王世贞拜撰。

【注释】

[1] 玩：研读。

[2] 传奇：古代的短篇小说。这里指一般的文艺作品。

[3] 金谷：晋代巨富石崇德园名，在今河南洛阳市郊。

[4] 觏：同沟。遇见。这里意为"看待"。

[5] 性理：宋、明道学家所研究的性命理气之学。

[6] 格物：推究事物的原理。这里指推究药物之理。《通典》：唐代杜佑著，记叙历代典章制度的沿革，共二百卷。这里喻《本草纲目》有如《通典》。

[7] 专车之骨：装满一车的一根骨节。语本《国语·鲁语下》。

[8] 博：通晓。支机之石：传说汉武帝命张骞寻黄河之源，张乘筏至天河，一浣纱妇以石与之。张携石归，请教成都买卜人严君平，严说是织女支垫织机的石块。说见《太平御览》卷八。

[9] 盍锲之：何不把它刻印出来。

[10] 共：同"供"，供给。味：研究体会。《太玄》：西汉学者扬雄（字子云）模仿《周易》所作的《太玄经》。

【译文】

我打开书卷仔细研读，见每一种药标明正名为"纲"，别名为"目"，从正名开始，按次序把集解、分辨疑惑、纠正错误，排列出土产植物形状。再按气味、主治、附方，说明功用。上自古代典故，下到民间传奇，凡是跟药相关的没有记述不到的。就像进入了金谷之园（这里比喻内容丰富，美不胜数）品种多色彩夺目；又像是登上了皇宫宝殿，宝藏都能看得清楚；像是冰壶玉雕般，精致极了。多但不繁杂，详细却有要点，综括核实研究得透彻，看到事物的本质。这怎么能仅仅是医书呢？实在是阐述生命精湛道理，解释万物的大典，帝王的秘录，百姓的重宝。李时珍用心良苦，造福于人，多么的辛勤呀！宝玉不剖，真假不辨的时鄙太久了。所以，辨别防风氏的专车巨骨。必须等待孔子（语详《国语·鲁语》）。要认识织女星的支机石，必须访问卖卜的严君平（严君平，汉人，名遵，以卜筮为业）。我正著《弇州卮言》，可惜从《丹铅卮言》（明代杨慎所撰的一部考据学著作）就没有后人了。多么幸运能看到这部《本草纲目》哇！让这部书藏在深山石洞中不恰当，何不把它刻印出来，以供天下后世钻研，就像杨雄（字子云）研著的《太玄经》一样呢？

草部

李时珍曰：天造地化而草木生焉。刚交于柔而成根荄，柔交于刚而成枝干。叶萼属阳，华实属阴。由是草中有木，木中有草。得气之粹者为良，得气之戾者为毒。故有五行焉，金、木、水、火、土。五气焉，香、臭、臊、腥、膻。五色焉，青、赤、黄、白、黑。五味焉，酸、苦、甘、辛、咸。五性焉，寒、热、温、凉、平。五用焉，升、降、浮、沉、中。炎农尝而辨之，轩岐述而著之，汉、魏、唐、宋明贤良医代有增益。但三品虽存，淄渑交混，诸条重出，泾渭不分。苟不察其精微，审其善恶，其何以权七方、衡十剂而寄死生耶？

于是剪繁去复，绳缪补遗，析族区类，振纲分目。除谷、菜外，凡得草属之可供医药者六百一十一种，分为十类：曰山，曰芳，曰隰，曰毒，曰蔓，曰水，曰石，曰苔，曰杂、曰有名未用。

【译文】

李时珍说：上天创造土地化育而使草木产生。刚性交合于柔性成为树根草根，柔性交合于刚性而成为草木的枝干。叶子和花萼属于阳，花朵和果实属于阴。因此，草中含有木的性质，木中也含有草的特点。得到天地间精纯之气形成的草木是良性的，得到乖戾之气的草木具有毒性。所以宇宙间的药物有五种物质形态存在，金、木、水、火、土。有五种气味存在，香、臭、臊、腥、膻。有五种颜色存在，青、赤、黄、白、黑。有五种味道存在，酸、苦、甘、辛、咸。有五种性质存在，寒、热、温、凉、平。有五种功能作用存在，升、降、浮、沉、中。炎帝神农氏对草木亲口品尝分辨它们，黄帝轩辕氏与岐伯探讨过并记载下来，汉代、魏代、唐朝、宋朝，圣明贤德的人、优秀的医药工作者每代都有人补充增加，但是，古代的"本草"书，虽然将药物分成三品保存下来，却像山东的淄水、河南的渑水一样，把距离远的交混在一起；记录各条也重复出现，不能做到泾渭分明。如果不细察药物的精微神妙的特点，不详审分辨它们对人体的好处害处，怎么能够权衡优劣、组合"七方"（大、小、缓、急、奇、偶、复）、"十剂"（宣、通、补、泻、轻、重、涩、滑、燥、湿）把人的死生大事托付给它们呢？

根据上述情况，我就把前代著述中的草木药物剪去繁杂的，去掉重复的，纠正错误的，补充遗漏的，辨析它们的族属，区分它们的类别，振兴大纲，详分细目。除谷类、菜类以外，共得到"草"这一大类中可供医药用的植物611种，分成10类，即：山草、芳草、隰草、毒草、蔓草、水草、石草、苔草、杂草和有名未用的草等。

木部

李时珍曰：木乃植物，五行之一。性有土宜，山谷原隰[1]。肇由气化，爰受形质。乔条苞灌，根叶华实。坚脆美恶，各具太极。色香气味，区辨品类。食备果蔬，材充药器。寒温毒良，直有考汇。多识其名，奚止读诗。坤以本草，益启其知。乃肆搜猎，萃而类之。是为木部，凡一百八十种，分为六类：曰香，曰乔，曰灌，曰寓，曰苞，曰杂。

【注释】

[1] 隰：低湿的地方。

【译文】

李时珍说：木是植物，是五行之一。它的性质与所生处的土质相适宜，有的在高山，有的在谷地，有的在平原，有的在低凹湿地。开始是由大气化育而生，接着形成外形和本质。有的是主干高大的乔木，有的是柔软多姿的细条，有的丛生而繁密，有的矮小而丛聚。凡树都生根、长叶、开花、结果。木质有的坚硬，有的松脆，木材有好有坏，各自具备原始混沌之气。根据树木的颜色、香味、气味、味道，来区分它们的品类。有的能供食用，充当果品和蔬菜，有的木材作药用或加工成家具器物。药用树木的性质，有的寒凉，有的温热，有的有毒性，有的性质优良，应该多加考察和汇总。要多多地认识它们的名称，不仅仅局限在从《诗经》中识别鸟兽草木之名。增加药物类树木，更能启迪人们的智慧。

我于是多方面搜集和选取，去粗取精，分门别类。这就是木部，共180种，分成6类，叫作香木类，乔木类，灌木类，寓木（寄生、附着）类，苞木（丛生密集的）类，杂木类。

果部

李时珍曰：木实曰果，草实曰蓏。熟则可食，干则可脯。丰俭可以济时，疾苦可以备药。辅助粒食，以养民生。故《素问》云：五果为助。五果者，以五味、五色应五脏，李、杏、桃、栗、枣是矣。古书欲知五谷之收否，但看五果之盛衰（李主小豆，杏主大麦，桃主小麦，栗主稻，枣主禾）。《礼记·内则》列果品菱、椇、榛、瓜之类。周官职方氏辨五地之物，山林宜皂物（柞、栗之属），川泽宜膏物（菱、芡之属）。丘陵宜核物（梅、李之属）。甸师掌野果。场人[1]树果珍异之物，以时藏之。观此，则果之土产常异，性味良毒，岂可纵嗜欲而不知物理乎？于是集草木之实号为果者为果部，凡一百二十七种。分为六类：曰五果，曰山，曰夷，曰味，曰蓏，曰水。

【注释】

[1] 场人：管国家场圃的官。

【译文】

李时珍说：树木的果实叫作"果"，草类的果实（子）叫作"蓏"。这些果实成熟时可以食用，晒干燥以后可制成果脯。丰熟或歉收的岁月都能用它们来救助一时，人体患了疾病遭遇痛苦时可用它们来充当药物。有辅佐帮助粮食的营养功能，来共同养护百姓的生命。所以《素问》中说：五种果类是重要的辅助食品。所说的五种果类，是用它们的五种味道、五种颜色来与人体内五脏相对应的，就是李、杏、桃、栗、枣这五种。讲占卜预测的书说，要想知道当年五谷的收成好坏，只看五种果树生长的茂盛还是衰枯便可知晓（对应关系是李主小豆，杏主大麦，桃主小麦，栗主稻，枣主禾）。《礼记·内则》列出的果品有菱、椇、榛、瓜之类。《周官（周礼）》"职方氏"分辨五种土地种植生长的植物，山地林间适宜生长皂类黑色果实（如柞、栗之类），河湖沼泽低湿地适宜生长粉类果品（如菱、芡之类）。丘陵地适宜长有核的果品（如梅、李之类）。含田事职贡的官，掌管野生的树果草籽（无核果实）。管国家场圃的官，种植果木树和草木的果品等珍贵稀有之物，按时收藏它们。由此看来，那么果类生长的土质条件常有不同，它们的性质味道优良还是有毒，哪里能凭个人口味爱好放开肚皮大吃却不它们的物质性理特点的呢？我于是搜集草木的果实叫作"果蓏"的编成果部、共127种，分成6大类：五果类，山果类，夷果边境区或外来果品广类，味果类，蓏果（瓜）类，水（生）果类。

菜部

李时珍曰：凡草木之可茹者谓之菜。韭、薤、葵、葱、藿，五菜也。《素问》云：五谷为养，五菜为充。所以辅佐谷气，疏通壅滞[1]也。古者三农生九谷，场圃艺草木，以备饥馑，菜固不止于五而已。我国初，周定王图草木之可济生者四百余种，为《救荒本草》，厥有旨哉。夫阴之所生，本在五味；阴之五宫，伤在五味。谨和五味，脏腑以通，气血以流，骨正筋柔，腠理以密，可以长久。是以内则有训，食医有方，菜之于人，补非小也。但五气之良毒各不同，五味之所入有偏胜，民生日用而不知。乃搜可茹之草，凡一百五种为菜部。分为五类：曰薰辛，曰柔滑，曰蓏，曰水，曰芝蓏。

【注释】

[1] 壅滞：阻塞滞留。

【译文】

李时珍说：凡是草木之中可以食用的叫作"菜"。韭、薤、葵、葱、藿，是五种蔬菜。《素问》中说：五谷类粮食是人类养生的基础，五种菜类是重要的补充。菜是用来辅助五谷的养生功能，疏通肠胃中的阻塞滞留的。古代三农生九种谷物（黍、稷、秫、稻、麻、大小豆、大小麦），开辟出场圃来种植可吃的草木，以备饥馑灾荒时食用，菜类本来就不限于上述五种。我们大明朝开国之初，周定王让人画出草木中可以救济生命的四百多种图像，叫作《救荒本草》，实在是有远见卓识和富有深意的啊！那大地所产生的植物，都分别具有五种味道；人体属于阴的五脏，往往也伤损在五味。若能认真谨慎地调和五味，就能使脏腑畅通，气血流动顺畅，骨骼坚实正直，筋肉柔韧和顺，肌肤缜密严实，生命就可以长久。因此，《礼记·内则》对这方面有训导，侧重讲营养饮食的医生对此配有方剂，可见菜对于人类的补益作用非同小可。但菜类的五种性质气味有纯良的，有带毒性的，各不相同。菜的五种味道所归入的经络脏腑也有侧重偏胜，百姓生活中天天食用却不了解这些。我于是搜集了可食用的草共105种，作为菜部，按特点分成5类，即：薰辛类，柔滑类，蓏（葫芦、瓜类）菜类，水菜类，芝蕨（菌）类。

五、《希波克拉底文集·体液论》

1. 生命力旺盛的体液，颜色如同鲜花。无论在什么地方，除非及时消化排除，必然附于适当部位。体液消化排除视人体需要的不同，可向外或向内，方向不定。经验不足者宜慎言之。单凭经验则易失之毫厘，谬以千里。肠上段充实、下段空虚，营养全身。或趋于上升，或趋于下降，自发地上下运行，利害随之发生。升降运动因先天素质、出生地域、生活习性、年龄、季节而不同。疾病因体液过盛或不足而形成。过盛或不足各有量的差异，故病与病不同。医疗旨在纠正偏差。偏差主要趋于头部和身体两侧。向下太过者应诱导使之向上，向上太过者应诱导使之向下，此为诱导疗法。洗净其上部或下部使之干涸，不要封闭体内的渗出液，而要使之排泄干净，此为干燥疗法，亦称安抚疗法。体液失调会出现体液溢出流淌，比如臀部脓肿即如此排毒。它如疖肿、体液凝结、肿瘤、腹胀、停食、蠕虫、炎症或其他疾病，均因体液紊乱而生。

2. 注意观察那些自己消失的症状，比如烧伤后出现水疱。应观察什么情况对什么病人有害或有利，如体位、运动、起立、卧倒、入睡、坐立不安等，一定要采取措施趋利避害。要描述呕吐、腹泻、咳痰、黏液、咳嗽、呃逆、腹胀、小便、喷嚏、流泪、瘙痒、撕扯、触摸、口渴、饥饿、饱胀、睡眠、疼痛、止疼、肉体、精神、听觉、记忆、声音、沉默等各种症状。

3. 子宫有病时，使用的体液净化法主要是吐泻法。一中文译者注，吐时伴有绞痛，吐出物如油污，不混合、起泡、发烫、辛辣，为铜绿色，随后变为碎片、酒糟样或血样物。无气泡的、不调和的、调和的、干燥的，这是流体的性质。患者危重前应有舒适或不适感，以及其他应出现的症状。消化和排出包括体液下降及体液上升，如由子宫流出为月经，存于耳内为耳垢。有些病例有精神亢奋、子宫口张开、子宫排空、阴道内部或外部发热或发凉，但另一些病例则没有。当引起绞痛的原因在脐下时，绞痛轻而间隔长，否则相反。

4. 无论何处的排出物，若无泡沫则已经过消化，未经消化者发凉、恶臭、发干或多湿。非疟性热病例，若出现前所未有的口渴则热敷和其他原因均不会使小便畅通及鼻孔湿润。虚脱后，全身干燥或憋胀，呼吸急促，季肋部、肢端和双眼出现病态，面色大变，上腹搏动，畏寒，颤抖，皮肤发硬，肌肉、关节、声音、神态及体位均不自主；毛发、指甲亦有变化，力气大不如前。皮肤、口、耳、大便、虚恭、小便、疮疡、汗、痰及鼻息的气味，皮肤、痰、鼻涕、泪水及各种体液的咸味，这些也是体征。这些体征既可表示有利，也可表示有害。若病人听觉敏锐，而且听从医嘱，要询问他梦中所为。判断时要看更重要的、更突出的体征，这些体征比别的体征更有助于推断患者是否能恢复。若病人神志清楚，五官动能正常，比如嗅觉、对话、衣着、体位等均无异常，则病情缓和。这时的发炎即使症状很明显（有时会导致分利），也是有利的，肠胀气和尿的类型、量和时间等都会有利于病愈。与此相反的症状应坚决遏制。与病变部位接近或同属一器官的部分最先受累且受累严重。

5. 检查疾病的构成时，初期要注意排泄物，比如尿的性质。

此外，虚脱状态、面色变化、呼吸变弱等症状也要注意。必须了解月经、痰、鼻涕、汗，以及尿道双眼、肿块、伤口和皮疹的分泌物是否正常，什么是自然的，什么人为的。所有关键症状均有一定限度，在一限度内有助于病愈，超出则有害，更过分即致死。一定要知道，不良症状可以避免或逆转，良好结果可以力争，病人会因此受到鼓舞，医生会因此受到欢迎。同其他症状一样，皮肤、肢端、季肋部、关节、口、眼、姿势、睡眠等方面的症状也可暗示分利何时来临。此外，良性脓肿患者的饮食、嗅味、视觉、声音、意识、排泄物、冷暖、干湿等情况须令人满意。医生涂油膏、用止疼药和包扎，适宜于从不同方向吹风。然而，当疾病突然发作且危急时以及双腿发凉时便没有上述表现，只是在疾病将愈时方如此。

6. 周期性发作时不要加强营养，勿勉强病人进食，而要减少食量，直至分利。分利期间或分利刚过不要扰动病人。勿用吐泻药或予其他刺激，也不要进行检查，而是让病人静卧（病情向愈的关键征象不会立即出现）。除非发生少见的极度兴奋，用吐泻药或相反疗法使紊乱的体液调和，能阻止发病。结果，需排出的体液会由习惯通道朝与体液趋近的方向排出。评判排泄物不看量多少，而是看是否适度，以及病人是否能够支持。当时机成熟时，要减少病人的体液，若有必要，可使病人处于虚弱状态，直至医生认为达到目的。若这时仍需要进一步处理，应改变方针，若患者能够承受，应使体液干燥或湿润或制止排泄。以下症状可检验治疗效果：干的部分变热，湿的地方变凉，泻药的作用适得其反。以下是通常出现的情况：若发作周期和突然发作的规律是奇数性的，则奇数日的排泄物应该上行。若突然发作出现于偶数日，则偶数日排泄物应该下行，因为即使自然发生此种排泄对病愈也有利。然而若先决条件发生变化，则偶数日排泄物宜上行，奇数日排泄物宜下行。这种情况少见，而且分利更不规则。迁延不愈的病治疗方法必然类似。比如那些持续达三十或四十天的病例，在第十三天用泻法，第十四天用吐法（这样做有利于分利），对迁延二十天的病亦可按类似原则治疗，但不用泻法。净化法要求排出体液量大，不要在接近分利时采用，而要在此前一段时间应用。急性病一般不必大量排出体液。

7. 一般说来，热性病伴有虚脱时，很易在关节和脸面部发生脓肿。脓肿大多在先有疼痛的地方出现，上半身比下半身多见，若该病为慢性且趋于下半身，则脓肿也聚集于下半身。双脚发热对下半身脓肿特有意义。双脚发冷则示脓肿在上半身。病人起立时，若随即感到手或脚疼，则手足部有脓肿。此外，若某部位发病前即有痛，那是由于体液停滞于其内，咳嗽和咽峡炎那一病例便属此类。因为咳嗽和发热一样会引起脓肿。无论因体液失常还是由于身心交瘁，结果都是一样的。

8. 要知道体液为什么溢出，各种体液分别导致什么病以及在每种病中会引起什么症状。至于全身一般情况，要知道其体质最易患何种疾病。比如，脾肿大对人体造成损害时，人体素质便起着某种作用。面色难看或身体干燥等和某些疾病的关系更大。要熟知这些情况。

9. 肉体方面的症状包括暴饮暴食、睡眠失节和劳累过度。无论出于感情需要还是为了技艺，或者不得已而长期忍受有规律的或无规律的沉重负担，均可出现病态。心理方面的变化也迟早发生。精神方面的病态表现有精神兴奋，爱询问，爱动手，爱观察，爱说话，有强烈的欲望，遇见伤心事时感情容易激动。无论是听见还是看到意外事故都很伤心。身体方面的病态表现有紧张不安，咬牙切齿，在悬崖上行走双脚发抖，手举重物力不支时发抖，突然看见蛇时面色苍白。对恐惧、害羞、痛苦、高兴、热情等各种情感，人体内均有相应的器官起反应，这些反应有出汗、心慌等。

10. 对疾病有利或有害的外用药物或用品包括涂抹剂、灌洗剂、涂擦剂、糊剂及毛制绷带等。人体内部对外用药和疗法的反应和人体外部对内服药物的反应相同。此外，用未洗过的毛布铺床，并看到或闻到小茴香，可称最佳。净化头部的东西扰乱人心，影响说话、发音等。乳房、精液、子宫等在不同的年龄有不同的症状。咳嗽或窒息时有黏液流向扁桃体。

11. 土壤对于树木正如肚子对于动物。肚子使动物得到营养，使之变热或变凉。肚子空虚时变凉，充实时变热。正如冬天的土壤内养育着虫子，动物肚子里也长虫。树木外有轻而干的树皮，但其中的组织干燥、结实、耐久、不腐烂，同样动物有鸟龟壳之类的东西。不同年龄的动物如同一年分做四季。它们不是一次耗尽（腹中所有），而是适当采用并加工。比如一个水壶，新的时候出水顺利，随着时间流逝，出水便受限制。肚子也是这样，营养物从通过，会在这个容器中产生沉淀。

12. 有些疾病是先天的，可由询问知道。也有的是由于水土的缘故。由于大多数人长期居住于某地，他们了解的东西很多。有些疾病是体质原因造成的。还有的疾病是由于摄生或季节原因造成的。地区的方位与季节不相宜，引起季节性疾病。比如，天气冷热不均时，发生的疾病是秋天性的，其他季节以此类推。有些泉水来自有气味的泥浆或沼泽，另一些来自河水、石缝中，这种水引起脾脏病。水的好坏要看风的好坏。

六、《医典·医学的定义》节选

阿维森纳[1]

医学是研究人体的科学：身体的各种状态，健康态，非健康态，通过怎样的途径，如何失去健康，在失去健康后，又怎样进行康复。换句话说，医学是一门保护和重新恢复健康的艺术（如保持身体的健美——长长的头发，清晰的面容，正常的气味和体形）。

你可能认为"医学是一门纯粹的科学"，因而完全属于理性的推论；而有些人还是把它划分为推演的（理论的）和实用的（应用的）两部分。事实上，任何科学都包含理论和实践两个部分。哲学亦复如是，医学也是同理。只不过在医学上的理论和实践，两者的区别需要加以阐述。

当我们说，医学的实践源于理论，这并不意味着在医学中我们所知和我们所做的是两个截然不同的部分。我们真正认为两者之间是相辅相成的，即一方面是理论知识的基本原则，另一方面则是利用这些原则实际操作的模式，前者是理论，而后者属于应用知识。

一旦掌握后，所谓医学的"理论"，除解决治疗的具体问题以外，还会提供给我们一些关于疾病的知识，比如我们说"有3种发热类型和9种体质"。

所谓医学的"实践"，不光是指医生所进行的日常工作，而且是医学知识的一个重要分支：当你学到掌握后，你头脑里便可形成（针对病人）恰当的治疗方案，以及这一方案所赖以为基础的（医学）观点。因此，可以这样说，对于一个炎症病灶，首先要采用的措施是非致热剂、浓缩剂和消肿驱散的药物；接下来，继续采取以上方案，并适当缓解其程度；最后，在病情逐渐平息时，需要消散缓解的方法善后。如果应被祛除了的病灶包含了重要的机体组织，这种治疗措施便不再可行。这里，医学理论会使头脑中产生（对该病的）认知，而这种认知成为了治疗方案的基础。

一旦医学两方面的目的被理解后，你们可以同时对其中任何一方面都很精通，尽管我并没有刻意要求你们练习和使用你们所学的知识。

　　医学从属于人体研究的一部分，即怎样维护健康，健康又是如何失去的。为了全面了解这些知识，我们必须弄清楚健康与疾病的原因。

　　健康与疾病的原因有时很直观，显而易见；而有时却只能从各种症状所提供的种种迹象中发觉判断，因此我们必须获得有关健康和疾病在症状学方面的知识。

　　这是一句准确的科学格言：对一件事情的认知只有通过对其起因以及由此而来的认知而获得，即预先假定其起因及其由来。如果缺乏对症状学和生命"存在性"原则的理解，我们关于健康与疾病的知识就不会臻于完善。

【注释】

　　[1] 阿维森纳：(980-1037) 阿拉伯著名医学家，有"中东医圣"称号，也是中世纪阿拉伯医药学最高成就代表者，其与希波克拉底、盖仑并称为西方传统医学三大巨匠。

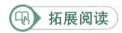 拓展阅读

医药楹联

　　1. 上联：熟地迎白头，益母红娘一见喜

　　　　下联：淮山送牵牛，国老使君千年健

　　此联是四川某店一副门联。此联巧妙地精选出熟地、白头翁、益母草、红娘子（又称灰蝉）、一见喜（穿心莲）、淮山、牵牛子、国老（甘草）、使君子、千年健十味中药名，用"迎""送"两字串联起来，对仗工整，颇为得体。

　　2. 上联：独有痴儿渐远志

　　　　下联：更无慈母望当归

　　这是清末湖北名医何九香先生，在母亲病故后悲思万千，自题一副药店门联。对联以独特的构思，嵌入远志、当归两味中药名，来寄托自己对慈母的哀思和怀念，可谓情真意切。

　　3. 上联：红娘子生天仙子，一副生化汤

　　　　下联：女贞子产刘寄奴，二包指迷散

　　山西名医傅山，医术高明，且才华过人，擅长用中药作对。一天有人慕名而来，试探虚实，看见架上的成药，出了以红娘子、天仙子、生化汤所组成的上联；傅山则以女贞子、刘寄奴、指迷散组联以对，工整而巧妙。

　　4. 上联：生地人参，附子当归熟地

　　　　下联：枣仁南枣，吴萸打马茴香

　　联意：生地人生，父子当归熟地；找人难找，毋如打马回乡。

　　5. 上联：红娘子身披石榴裙，头戴银花，比牡丹芍药胜五倍，从容贯众，到天竺寺降香，跪伏神前，求云母天仙早遇宾郎

　　　　下联：白头翁手持大戟子，脚跨海马，与草寇甘遂战百合，旋复回乡，上金銮殿伏令，拜常山侯，封车前将军立赐合欢

　　此联上下联共嵌入二十八个药名。

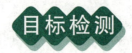

一、选择题

1. 根据《黄帝内经》的养生观念，夏天应该

    A. 养生气   B. 养长气   C. 养收气   D. 养藏气

2. 《本草纲目》原序的作者是

    A. 李时珍   B. 王世贞   C. 冯梦龙   D. 李梦龙

3. （多选）《神农本草经》把药物分为哪几品

    A. 上品   B. 中品   C. 次品   D. 下品

4. （多选）张仲景的《伤寒论》参考过以下哪些书籍

    A. 《素问》   B. 《九卷》   C. 《八十一难》   D. 《瘟疫论》

二、简答题

结合《黄帝内经》内容谈谈春季应该如何养生？

第三章　食药养生经典

本章导读

　　本章选文六篇，分别是三国时期嵇康《养生论》、唐代陆羽《茶经》、孙思邈《备急千金要方》、汪曾祺《五味》、帕特里克·霍尔福德《食物搭配：事实与谬误》。章节内容围绕"食药养生"展开，养生是医药文化的重要组成部分。我国古人的医疗思想是未雨绸缪，未病先治。如果说医药的治疗是"术"，那么养生则是"道"。古人所说的养生并不仅是养形更重要的是养神。神形既安，病患何由而致？嵇康的《养生论》主张形神共养，尤重养神，其言"外物以累心不存，神气以醇泊独著"。中国人的"药食不分"观念早在古代原始社会已出现，《淮南子·修务训》："尝百草之滋味，水泉之甘苦，令民知所辟就。当此之时，一日而遇七十毒。"可见，在古代原始社会，药与食不分，无毒者可就，有毒者当避。随着经验的积累，药食才开始分化。人们在寻找食物的过程中发现了各种食物和药物的性味和功效，认识到许多食物可以药用，许多药物也可以食用，两者之间很难严格区分。这就是"药食同源"理论的基础，也是食物疗法的基础。实际上，无论是药疗还是食疗，其最终目的都是调节阴阳，阴阳平衡了，养生的目标也就达到了。

学习目标

【知识要求】

1. 整体掌握中国古代养生著作及其思想的历史变迁。

2. 熟悉《养生论》《茶经》等篇章的食药养生思想。

3. 了解中国古代不同时期的养生方法。

【技能要求】

培养学生阅读、观察和思考能力；掌握"药食同源"的基本概念和发展历程。

【素质要求】

提高学生的医药文化素养与人文素养，培养学生对专业的兴趣，为其后续的成长提供人文支撑。

一、《养生论》
嵇康

　　世或有谓神仙可以学得，不死可以力致者；或云上寿[1]百二十，古今所同，过此以往，莫非妖妄[2]者。此皆两失其情，请试粗论之。

【注释】

[1] 上寿：上等寿命。指最长的寿命。

[2] 妖妄：虚假。

【译文】

世上有人认为神仙可以学到，长生不死可以通过努力获得；又有人说：人的最高寿命是一百二十岁，这是自古以来共有的认识，超过这个岁数往上的说法，没有不是蛊惑人心而又荒谬的。这两种说法都不是关于寿命的实情，请允许我试着粗略地论述这个问题。

夫神仙虽不目见，然记籍所载，前史所传，较[1]而论之，其有必矣。似特受异气，禀之自然，非积学所能致也。至于导养[2]得理，以尽性命，上获千余岁，下可数百年，可有之耳。而世皆不精，故莫能得之。

【注释】

[1] 较：通"皎"。明白；清楚。
[2] 导养：导气养性。道家的养生之术。

【译文】

神仙虽然不能目睹，但记事之书记载的史实、历代史籍传写的人物中，都清楚地记述了神仙之事，神仙是必定有的。他们似乎是独受异常之气，禀从天然，并非久学能够实现的。至于要能导气养性得当，用来达到生命的极限，长则获得一千多岁的寿命，短则获得大约数百岁的寿命，是能够实现的。然而世人都不精通导气养性之术，所以无人能够达到这样的寿命。

何以言之？夫服药求汗，或有弗获；而愧情一集，涣然流离[1]。终朝[2]未餐，则嚣[3]然思食；而曾子衔[4]哀，七日不饥。夜分而坐，则低迷思寝；内怀殷忧，则达旦不瞑。劲刷[5]理鬓，醇醴[6]发颜，仅乃得之；壮士之怒，赫然殊观，植发冲冠。由此言之，精神之于形骸，犹国之有君也。神躁于中，而形丧于外，犹君昏于上，国乱于下也。

【注释】

[1] 涣然流离：大汗淋漓。涣然，水盛大的样子。流离，犹"淋漓"，沾湿或流滴貌。
[2] 终朝：整个早晨。
[3] 嚣：通"枵"。空虚，此谓饥饿。
[4] 曾子：名参，字子舆，孔子的学生，以孝著称。衔：含。引申为藏在心中。
[5] 劲刷：梳子。古代多用竹木制成，比棕毛刷坚硬，故称劲刷。
[6] 醇醴：厚酒；烈酒。

【译文】

凭什么说明这一道理呢？人们服用药物来希求发汗，有时并不能够取得效果；但惭愧的心情一旦聚集，便大汗淋漓。整个早晨没有用餐，就饥肠辘辘想吃；而曾子因内心悲伤，七天不吃东西也不饥饿。到了半夜还坐着不睡，就昏昏沉沉想睡；要是心存深忧，就是到了天亮也不能合眼。梳子用来理鬓，浓酒可以使面颜红热，不过是靠外力达到了这样的程度罢了；壮士如果发怒，愤怒的样子看起来和平常人大不相同，竟是头发竖起、顶起帽子。由此说来，人的精神对于身体，犹如国家有君主一样。精神在内躁乱不安，身体就会在外受到损害，犹如君主在上位昏庸无道，国人就会在下面作乱一样。

夫为稼于汤[1]之世，偏有一溉之功者，虽终归燋烂，必一溉者后枯。然则一溉之益，固不可诬[2]也。而世常谓一怒不足以侵性，一哀不足以伤身，轻而肆之[3]，是犹不识一溉之益，而望嘉谷于旱苗者也。是以君子知形恃神以立，神须形以存，悟生理[4]之易失，知一过之害生。故修性以保神，安心以全身，爱憎不栖[5]于情，忧喜不留于意，泊然无感，而体气和平。又呼吸吐纳，服食养身，使形神相亲，表里俱济也。

【注释】

[1] 为稼：种庄稼。汤：商代开国君王。传说商汤时曾大旱七年。

[2] 诬：抹杀；轻视。

[3] 轻而肆之：轻率地放纵情欲。轻，轻率。肆，放纵。

[4] 生理：犹"生机"。

[5] 栖：停留。

【译文】

在商汤时的大旱年间种庄稼，受过一次灌溉的禾苗，虽然终归也要枯萎，但必然迟些日子枯萎。既然这样，那么，灌溉一次的益处实在不能轻视啊！然而世人常说一次生气不能够伤害生机，一次悲哀不能够伤害身体，于是轻率地放纵自己，这就犹如不明白一次灌溉的益处，却期望枯萎的禾苗结出苗壮的稻谷一般。因此精通养生的人知道身体是依赖精神来挺立的，精神是凭借身体来依存的，领悟生机容易丧失，明晓一次过错也会伤害生命，所以修养性情来保养精神，使心志安定来保全身体，爱憎忧喜等情感不存于心，清净淡泊，这样就会身心和洽，气息平顺；还要施行呼吸吐纳的养生方法，服食丹药，调养身体，使身体和精神相互结合，表里完全贯通。

夫田种者，一亩十斛，谓之良田，此天下之通称也。不知区种可百余斛。田种一也，至于树养不同，则功收相悬。谓商无十倍之价，农无百斛之望，此守常而不变者也。且豆令人重[1]，榆[2]令人瞑，合欢蠲[3]忿，萱草[4]忘忧，愚智所共知也。薰辛[5]害目，豚鱼[6]不养，常世所识也。虱处头而黑[7]，麝食柏而香[8]；颈处险而瘿[9]，齿居晋而黄[10]。推此而言，凡所食之气，蒸性染身[11]，莫不相应。岂惟蒸之使重而无使轻，害之使暗而无使明，薰之使黄而无使坚，芬之使香而无使延哉？

【注释】

[1] 且：句首语气助词。重：身体重滞。《神农本草经》言黑大豆"久服，令人身重"。

[2] 榆：亦称白榆。《神农本草经》言其皮、叶皆能"疗不眠"。

[3] 合欢：一名马缨花。《神农本草经》言其"安五脏和心志，令人欢乐无忧"。蠲（juān）：消除。

[4] 萱草：同"谖草"。古人认为可以使人忘忧的一种草。又名鹿葱、忘忧、宜男、金针花等。

[5] 薰辛：辛辣刺激之物。此指大蒜。薰，同"荤"。李善注引《养生要》曰："大蒜多食，荤辛害目。"

[6] 豚鱼：即河豚鱼。李时珍言其"不中食"，因其卵巢、血液和肝脏有剧毒。

[7] 虱处头而黑：《抱朴子》认为头虱著身则渐白，身虱著头则渐黑。

[8] 麝食柏而香：《名医别录》记载"麝形似獐，常食柏叶，五月得香"。

[9] 颈处险而瘿：意为生活在山区的人，颈部易生瘿。瘿，颈项部生长的肿瘤，类似甲状腺肿大一类病。

[10] 齿居晋而黄：意为生活在晋地（今山西一带）的人，牙齿易变黄。因晋地产枣。李时珍言"啖枣多，令人齿黄生灵"。

[11] 蒸性染身：熏陶情志，影响形体。

【译文】

采用播种之后不再管理的田种法，一亩地能出产十斛粮食，就叫作良田，这是天下的共同说法；不知道采用播种之后讲究管理的区种法可以使一亩地出产一百多斛粮食。土地和种子是一样的，然而种植管理的方法不同，那么成效就会相差很大。认为商人没有十倍的利润，农民没有一亩地收获百斛粮食的希望，这些都是墨守成规而不知变化的看法啊！常吃黑大豆就会让人身体沉重，过量使用榆皮和榆叶就会让人昏昏欲睡，合欢能让人消除郁忿，萱草能让人忘记忧愁，这是愚蠢人和聪明人都知道的常识。大蒜会伤害眼睛，河豚鱼有毒不能食用；这也是一般世人所懂得的道理。身上虱子寄生到了头上就会逐渐变黑，雄麝吃了柏叶就能生成麝香；生活在有些山区的人由于水土不好颈部就会生出瘿病，生活在晋地的人则由于水土的原因牙齿就会变黄患病。从这些情况推论来说，凡是吃的东西的特性，在熏陶性情、影响身体方面，无不产生相应的作用。难道只是吃了黑大豆而影响身体使之沉重就没有什么东西使之轻健、大蒜伤害眼睛使之昏暗就没有什么东西使之明亮、水土熏染牙齿使之变黄生病就没有什么东西使之洁白坚固、柏叶的香气袭入雄麝使之生成麝香就没有什么东西使之生成臭物吗？

故神农曰"上药养命，中药养性"者，诚知性命之理，因辅养以通也。而世人不察，惟五谷是见，声色是耽。目惑玄黄，耳务淫哇。滋味煎其府藏，醴醪鬻[1]其肠胃。香芳腐其骨髓，喜怒悖其正气。思虑销其精神，哀乐殃其平粹。夫以蕞[2]尔之躯，攻之者非一涂，易竭之身，而外内受敌，身非木石，其能久乎？

【注释】

[1] 鬻："煮"的异体字，伤害。

[2] 蕞（zuì）：小。

【译文】

因此神农氏所说的"上品药保养生命，中品药调养性情"的话，实在是由于深知养性保命的道理，才要靠药物的辅助养护来达到养生的目的啊！可是世人不去仔细思考这一道理，只是看到五谷的作用，沉溺于声色之中，眼睛被天地间的事物所迷惑，耳朵致力于欣赏淫邪的音乐，让美味佳肴熬着他们的脏腑，让美酒烧灼着他们的肠胃，让香气腐蚀着他们的骨髓，让喜怒扰乱着他们的正气，让思虑损耗着他们的精神，让哀乐伤害着他们平和纯正的本性。就小小的身体来说，摧残它的东西不是来自一个方面；精气容易耗尽的身体，却要内外受到攻击，身体不是木石，难道能长久吗？

其自用甚者，饮食不节，以生百病；好色不倦，以致乏绝；风寒所灾，百毒所伤，中道夭于众难。世皆知笑悼，谓之不善持生也。至于措身失理，亡之于微，积微成损，积损成衰，从衰得白，从白得老，从老得终，闷若无端[1]。中智以下，谓之自然。纵少觉悟，咸叹恨于所遇之初，而不知慎众险于未兆。是由桓侯抱将死之疾，而怒扁鹊之先见，以觉痛之日，为受病之始也。害成于微而救之于著，故有无功之治；驰骋常人之域，故有一切之寿。仰观俯察，莫不皆然。以多自证，以同自慰，谓天地之理尽此而已矣。纵闻养生之事，则断以所见，谓之不然。其次狐疑，虽少庶几，莫知所由。其次，自力服药，半年一年，劳而未验，志以厌衰，中路复废。或益之以畎浍[2]，而泄之以尾闾[3]。欲坐望显报者，或抑情忍欲，割弃荣原，而嗜好常在耳目之前，所希在数十年之后，又恐两失，内怀犹豫，心战于内，物诱于外，交赊相倾，如此复败者。

【注释】

[1] 闷若无端：迷迷糊糊地不知衰亡的原因。闷若，犹闷闷然，愚昧的样子。

[2] 畎浍：田间水沟。

[3] 尾闾：传说海水所归之处。

【译文】

那些自行其是表现过分的人，饮食不加节制，因而产生百病；好色不知疲倦，因而导致精血亏竭。他们是风寒侵袭的对象，是百毒伤害的目标，在生命的中途就会因这种种灾难而早死。世人都只知道嘲笑或哀伤，说他们不善于养生。至于安排生命活动不够妥当，在疾病还未显示征兆时就疏忽了它的危害，以致没有显示的病证累积起来造成虚损，虚损累积起来造成衰弱，从衰弱发展到头发变白，从头发变白发展到精力疲极，从精力疲极发展到寿命终结，竟糊里糊涂地不知道其中的原因。中等才智以下的人们，还以为那是自然的规律。纵使稍有醒悟，也只是在患病开始之后叹息并表示遗憾，却不懂得在疾病还没有显示征兆时就小心防范各种危害。这就犹如齐桓侯染上了将死的疾病，却为扁鹊的先见之明而生气一样，把感到了病痛的时候当作患病的开始。病害是在没有显示征兆的时候就已经形成了，却要在病情显著之后救治它，所以会有白费力气地治疗，奔波于常人的世界，所以只能有短暂的寿命。纵览古今人间，无不都是这样。用多数人的情况来证实自己的看法，用跟常人同样的寿命来安慰自己，认为天地之间的事理，完全都在这里了。纵使听到了养生的方法，就用自己的见识评判它，认为它不怎么样；再者则是疑虑重重，即是稍有仰慕养生的奥妙道理之心，却不知道遵从的途径；又再者是自己努力服用丹药，半年一年之后，劳苦一番却不见有效，因此倦怠而衰退下来，中途又放弃了。有的人补益自己就像用田间小沟的细流去浇地一样，又小又慢，可是耗散起来却像用海水流归之处的巨洞让大水奔泻而去一样，又多又快，还想坐待明显的好报；有的人压抑性情，强忍欲望，违心舍弃宏大的志愿，可是世俗的嗜好却常常萦绕在耳目之间，而期待的养生功效要在数十年之后才能显现出来，又担心两者都会失去，心中犹豫不决。思想在内不断校正，物欲在外不断诱惑，近前的物欲享受与远期的养生功效相互排斥，这样也要失败的。

夫至物微妙，可以理知，难以目识，譬犹豫章[1]，生七年然后可觉耳。今以躁竞之心，涉希静之涂，意速而事迟，望近而应远，故莫能相终。夫悠悠者既以未效不求，而求者以不专丧业，偏恃者以不兼无功，追术者以小道自溺，凡若此类，故欲之者万无一能成也。

【注释】

[1] 豫章：枕木与樟木。

【译文】

养生的道理隐微奥妙，可以从事理上推知，难以用眼睛识别，譬如枕木与樟木，生长七年之后才能区分开来。如果以急于求成的心理来跨入清心寡欲的修养之路，意图速成但收效缓慢，希望迫切但效应久远，所以没有谁能坚持到底。心志远离养生之道的众多世人既然认为养生没有效果，于是就不去追求；然而追求养生的人由于不专心也会丧失成效，片面依靠一种方法的人由于不全面也最终会没有建树，只是追求养生技术的人由于思路狭窄则会自毁大业。因为都是像这种种的情况，所以想要享尽天年的人一万个里边也没有一个能成功的。

善养生者则不然矣。清虚静泰[1]，少私寡欲。知名位之伤德，故忽而不营，非欲而强禁也。识厚味之害性，故弃而弗顾，非贪而后抑也。外物以累[2]心不存，神气以醇泊[3]独著，旷然无忧患，寂然无思虑。又守之以一，养之以和，和理日济，同乎大顺。然后蒸以灵芝，润以醴泉^[4]，晞以朝阳，绥以五弦，无为自得，体妙心玄，忘欢而后乐足，遗生而后身存。若此以往，恕可与羡门^[5]比寿，王乔^[6]争年，何为其无有哉？

【注释】

[1] 清虚静泰：心地清净，行动安和。

[2] 累：带累；使受害。

[3] 醇泊：淳朴恬静。醇，淳朴，淳厚。

[4] 醴泉：甘美的泉水。

[5] 羡门：神话人物。事见《史记·秦始皇本纪》等。

[6] 王乔：即王子乔，神话人物。事见《列仙传》。

【译文】

善于养生的人就不是这样，是思想上淡泊虚无，行为上安静泰然，不断地减少直至去除私心和贪欲。懂得名利地位会伤害精神，所以轻视而不去追求，并不是心中希望得到而后要在行动上硬行克制。明白美味佳肴会伤害生机，所以抛弃而不眷恋，并不是心中贪恋不已然后要在行动上强行压抑。名利地位等外在东西因为会使心性受害所以不留在心中，精神因于淳朴淡泊就能特别饱满。胸襟坦荡而没有忧患，心性宁静而没有思虑。又去用纯一功之约束自己，用和谐之气调养自己，两者一天天地相辅相成，就会在安定的境界统一起来。然后再用灵芝熏蒸身体，用甘泉滋润脏腑，用朝阳沐浴皮肤，用音乐安定神志，顺其自然而为，自感适意，这样就会身体轻健，心性沉静。忘掉物质享受带来的所谓欢乐然后就会得到真正的愉快满足，摆脱生命的牵挂然后就会使身体获得长寿。像这样地坚持下去，差不多就同羡门比一比寿命，同王乔较量年龄了！为什么说养生没有应有的成效呢？

二、《茶经》节选

陆羽

茶者，南方之嘉木也，一尺二尺，乃至数十尺。其巴山峡川有两人合抱者，伐而掇^[1]之，其树如瓜芦，叶如栀子，花如白蔷薇，实如栟榈^[2]，蒂如丁香，根如胡桃。其字或从草，或从木，或草木并。其名一曰茶，二曰槚^[3]，三曰蔎^[4]，四曰茗，五曰荈^[5]。其地：上者生烂石，中者生砾壤，下者生黄土。凡艺而不实，植而罕茂，法如种瓜，三岁可采。野者上，园者次；阳崖阴林紫者上，绿者次；笋者上，牙者次；叶卷上，叶舒次。阴山坡谷者不堪采掇，性凝滞，结瘕^[6]疾。

茶之为用，味至寒，为饮最宜。精行俭德之人，若热渴、凝闷、脑疼、目涩、四支烦、百节不舒，聊四五啜，与醍醐^[7]、甘露抗衡也。采不时，造不精，杂以卉，莽饮之成疾，茶为累也。

亦犹人参，上者生上党，中者生百济、新罗，下者生高丽。有生泽州、幽州、檀州者，为药无效，况非此者！设服荠苨，使六疾不瘳^[8]。知人参为累，则茶累尽矣。

【注释】

[1] 掇（duō）：拾取；摘取。

[2] 栟（bīng）榈：即棕榈。

[3] 槚（jiǎ）：指茶树。

[4] 蔎（shè）：古书上说的一种香草。茶的别称。

[5] 莽（chuǎn）：指采摘时间较晚的茶。

[6] 瘕（jiǎ）：妇女肚子里结块的病。腹中生长寄生虫。此指茶叶。

[7] 醍醐（tí hú）：从酥酪中提制出的油。

[8] 瘳（chōu）：表示"数种疾病一起消除"。

【译文】

茶，是我国南方的优良树木。它高一二尺，有的甚至高达几十尺。在巴山、峡川一带，有树干粗到两人合抱的。要将树枝砍下来，才能采摘到芽叶。茶树的树形像瓜芦。叶形像栀子。花像白蔷薇，种子像棕榈，果柄像丁香，根像胡桃。"茶"字的结构，有的从"草"部，有的从"木"部，有的"草""木"兼从。茶的名称有五种：一称"茶"，二称"槚"，三称"蔎"，四称"茗"，五称"莽"。种茶的土壤，以岩石充分风化的土壤为最好，今有碎石子的砾壤次之，黄色黏土最差。一般说来，茶苗移栽的技术掌握不当，移栽后的茶树很少长得茂盛。种植的方法像种瓜一样。种后三年即可采茶。茶叶的品质，以山野自然生长的为好，在园圃栽种的较次。在向阳山坡，林荫覆盖下生长的茶树，芽叶呈紫色的为好，绿色的差些；芽叶以节间长，外形细长如笋的为好，芽叶细弱的较次。叶绿反卷的为好，叶面平展的次之。生长在背阴的山坡或山谷的品质不好，不值得采摘，因为它的性质凝滞，喝了会使人腹胀。

茶的功用，因为它的性质冷凉，可以降火，作为饮料最适宜。品行端正有节俭美德的人，如果发烧、口渴、胸闷、头疼、眼涩、四肢无力、关节不畅，喝上四五口，其效果与最好的饮料醍醐、甘露不相上下。但是，如果采摘得不适时，制造得不精细，夹杂着野草败叶，喝了就会生病。

茶和人参一样，产地不同，质量差异很大，甚至会带来不利影响。上等的人参出产在上党，中等的出产在百济、新罗，下等的出产在高丽。出产在泽州、幽州、檀州的（品质最差），作药用，没有疗效，更何况比它们还不如的呢！倘若误把荠苨当人参服用，将使疾病不得痊愈，明白了对于人参的比喻，茶的不良影响，也就可明白了。

翼而飞，毛而走，呿而言，此三者俱生于天地间。饮啄以活，饮之时，义远矣哉。至若救渴，饮之以浆；蠲忧忿，饮之以酒；荡昏寐，饮之以茶。

茶之为饮，发乎神农氏，闻于鲁周公，齐有晏婴，汉有扬雄、司马相如，吴有韦曜，晋有刘琨、张载、远祖纳、谢安、左思之徒，皆饮焉。滂时浸俗，盛于国朝，两都并荆俞间，以为比屋之饮。

饮有粗茶、散茶、末茶、饼茶者，乃斫，乃熬，乃炀，乃舂，贮于瓶缶之中，以汤沃焉，谓之痷茶。或用葱、姜、枣、橘皮、茱萸、薄荷之等，煮之百沸，或扬令滑，或煮去沫，斯沟渠间弃水耳，而习俗不已。

于戏！天育万物皆有至妙，人之所工，但猎浅易。所庇者屋，屋精极，所着者衣，衣精极，所饱者饮食，食与酒皆精极之。

茶有九难：一曰造，二曰别，三曰器，四曰火，五曰水，六曰炙，七曰末，八曰煮，九曰饮。阴采夜焙非造也，嚼味嗅香非别也，膻鼎腥瓯非器也，膏薪庖炭非火也，飞湍壅潦非水也，外熟内生非炙也，碧粉缥尘非末也，操艰搅遽非煮也，夏兴冬废非饮也。

夫珍鲜馥烈者，其碗数三；次之者，碗数五。若坐客数至，五行三碗，至七行五碗。若六人已下，不约碗数，但阙一人而已，其隽永补所阙人。

【译文】

禽鸟有翅而飞，兽类毛丰而跑，人开口能言，这三者都生在天地间。依靠喝水、吃东西来维持生命活动，可见喝饮的作用重大，意义深远。为了解渴，则要喝水；为了兴奋而消愁解闷，则要喝酒；为了提神而解除瞌睡，则要喝茶。

茶作为饮料，开始于神农氏，由周公旦作了文字记载而为大家所知道。春秋时齐国的晏婴，汉代的扬雄、司马相如，三国时吴国的韦曜，晋代的刘琨、张载、陆纳、谢安、左思等人都爱喝茶。后来流传一天天广泛，逐渐成为风气，到了我唐朝，达于极盛。在西安、洛阳两个都城和江陵、重庆等地，竟是家家户户饮茶。

茶的种类，有粗茶、散茶、末茶、饼茶。（要饮用饼茶时）用刀砍开，炒，烤干，捣碎，放到瓶缶中，用开水冲灌，这叫作"夹生茶"。或加葱、姜、枣、橘皮、茱萸、薄荷等，煮开很长的时间，把茶汤扬起变清，或煮好后把茶上的"沫"去掉，这样的茶无异于倒在沟渠里的废水，可是一般都习惯这么做！

啊，天生万物，都有它最精妙之处，人们擅长的，只是那些浅显易做的。住的是房屋，房屋构造精致极了；所穿的是衣服，衣服做得精美极了；饱肚子的是饮食，食物和酒都精美极了。而饮茶呢？却不擅长。

概言之，茶有九难：一是制造，二是识别，三是器具，四是火力，五是水质，六是炙烤，七是捣碎，八是烤煮，九是品饮。阴天采，夜间焙，则制造不当；凭口嚼辨味，鼻闻辨香，则鉴别不当；用沾染了膻气的锅与腥气的盆，则器具不当；用有油烟的柴和烤过肉的炭，则燃料不当；用流动很急或停滞不流的水，则用水不当；烤得外熟内生，则炙烤不当；捣得太细，成了绿色的粉末，则捣碎不当；操作不熟练，搅动太急，则烧煮不当；夏天才喝，而冬天不喝，则饮用不当。

属于珍贵鲜美馨香的茶，（一炉）只有三碗；其次是五碗。假若喝茶的客人达到五人，就舀出三碗传着喝；达到七人，就舀出五碗传着喝；假若是六人，不必管碗数（意谓照五人那样舀三碗），只不过缺少一人的罢了，那就用"隽永"来补充。

三、《备急千金要方》节选

食治·序论第一

孙思邈

仲景曰：人体平和，唯须好将养，勿妄服药。药势偏有所助，令人脏气不平，易受外患。夫含气之类[1]，未有不资食以存生，而不知食之有成败[2]，百姓日用而不知，水火至近而难识，余慨其如此。聊因笔墨之暇，撰五味[3]损益食治篇，以启童稚，庶勤而行之，有如影响耳[4]。

【注释】

[1] 含气之类：活着的生命。

[2] 成败：指对身体的损益影响。

[3] 五味：指酸咸辛苦甘五种味道，这里指食物。

[4] 有如影响耳：对（身体）有好的影响吧。

【译文】

张仲景说：身体要平和，只需好好调养，不要随意服药。药物都有一定的偏向，会让人脏气不均衡，更容易使身体受到侵害。生命都依赖食物而生存，却不懂食物对身体有损有益。普通人虽然每天都使用食物却不了解食物，疾病将至却难以辨认，我感慨这种情况，就借写作的空闲，写了食物与身体损益的食治篇，以启发大家，如果勤于学习并实践，就会对身体有好的影响吧。

河东[1]卫汛[2]记曰，扁鹊云：人之所依者，形也；乱于和气者，病也；理于烦毒者，药也；济命抚危者，医也。安身之本，必资于食；救疾之速，必凭于药。不知食宜者，不足以存生也；不明药忌者，不能以除病也。斯之二事，有灵之所要也，若忽而不学，诚可悲夫！是故食能排邪而安脏腑，悦神爽志以资血气。若能用食平疴，释情遣疾者，可谓良工。长年饵老之奇法，极养生之术也。

【注释】

[1] 河东：黄河以东的地区。

[2] 卫讯：东汉医家。拜张仲景为师，学习医学。

【译文】

河东人卫汛记载，扁鹊说：人所依托的，是形体；扰乱身体平衡的是疾病；救治疾病的是药物；拯救生命的是医生。安身的本钱一定是来自食物；快速救治病痛的一定要凭借药物。不懂得食物的好处的人，无法生存下来；不了解药物的禁忌的人，无法解除疾病。这两件事，对人们来说很重要，如果忽视不学习，实在是很可悲。所以，食物能够排泄邪毒并且平衡脏腑，使精神愉快清爽神志，补充气血。如果能够用食物祛除疾病，缓解情绪赶走病痛，（那）可称得上良医。如果能够成为长期养老的有效方法，也是养生最好的办法了。

夫为医者，当须先洞晓病源，知其所犯，以食治之；食疗不愈，然后命药。药性刚烈，犹若御兵；兵之猛暴，岂容妄发。发用乖宜，损伤处众；药之投疾，殃滥亦然。高平王熙[1]称：食不欲杂，杂则或有所犯，有所犯者，或有所伤，或当时虽无灾苦，积久为人作患。又食啖鲑肴，务令简少。鱼肉、果实取益人者而食之。凡常饮食，每令节俭，若贪味多餐，临盘大饱，食讫，觉腹中彭亨[2]短气，或至暴疾，仍为霍乱[3]。又夏至以后，迄至秋分，必须慎肥腻、饼膘、酥油之属，此物与酒浆、瓜果理极相妨。夫在身所以多疾者，皆因春、夏取冷太过，饮食不节故也。又鱼鲙诸腥冷之物，多损于人，断之益善。乳、酪、酥等常食之，令人有筋力、胆干、肌体润泽。卒多食之，亦令胪胀、泄利，渐渐自已[4]。

【注释】

[1] 高平王熙：指魏晋时期著名医学家王熙（201—280 年），字叔和，高平山阳郡（今山东省）人。

[2] 彭亨：鼓胀，胀大貌。

[3] 霍乱：病名，形容病势急而变化快，挥霍之间便致撩乱，因而名为霍乱。

[4] 自已：自己停止。

【译文】

作为医生，必须知晓疾病的根源，掌握发病的原因，先用食物治疗；食物无法治愈，再用药物治疗。药性刚烈，就像指挥军队；士兵勇猛，怎么可以随意派兵呢？如果发病不当，就会损伤众人，随意使用药物治疗疾病，造成的危害也会是这样。魏晋时期著名医家王叔和说食物不能太杂，过杂食物间容易冲犯；有所冲犯，就会有所伤害。有的人当时可能无病痛，积累久了就会演变为疾病。有人食用鲑鱼类佳肴，一定要少量地吃，鱼肉、果实，选取适宜人的数量食用。大凡日常饮食，应当注意节俭，如果贪吃，过多餐用，每次都吃得很饱，饭后，就会觉得肚子膨胀气短，有的会导致急症，病情变化快。夏至以后，一直到秋分，必须慎肥腻、肉羹、酥油之类的食品，这些与酒浆瓜果相妨碍。身体之所以多病，都是因为春夏取用的偏冷的食物过多，饮食不够节制的原因所致。再加上鱼肉诸多腥冷食物，大多对人的身体有损害，断绝使用对身体会更好。乳、酪、酥等经常食用，会让人更有体力、胆干，肌体润泽。一次吃得过多，也会让人腹胀、泻痢，损害了自我的身体。

是以毒药攻邪，五谷为养，五肉为益，五果为助，五菜为充。精以食气，气养精以荣色；形以食味，味养形以生力。此之谓也。

【译文】

所以用毒药攻治邪毒。五谷对身体有养益功效，五肉对身体有补益功效，五果对身体有辅助功效，五菜对身体有补充功效。精神由于有食物滋养而有神气，神气使得精神焕发；形体因为食物感受到各种滋味，各种滋味让身体产生力量。就是这个道理了。

四、《五味》节选

汪曾祺

山西人真能吃醋！几个山西人在北京下饭馆，坐定之后，还没有点菜，先把醋瓶子拿过来，每人喝了三调羹醋。邻座的客人直瞪眼。有一年我到太原去，快过春节了。别处过春节，都供应一点好酒，太原的油盐店却都贴出一个条子"供应老陈醋，每户一斤"。这在山西人是大事。

山西人还爱吃酸菜，雁北尤胜。什么都拿来酸，除了萝卜白菜，还包括杨树叶儿、榆树钱儿。有人来给姑娘说亲，当妈的先问，那家有几口酸菜缸。酸菜缸多，说明家底子厚。

辽宁人爱吃酸菜白肉火锅。

北京人吃羊肉酸菜汤下杂面。

福建人、广西人爱吃酸笋。我和贾平凹在南宁，不爱吃招待所的饭，到外面瞎吃。平凹一进门，就叫："老友面！""老友面"者，酸笋肉丝氽汤下面也，不知道为什么叫作"老友"。

傣族人也爱吃酸。酸笋炖鸡是名菜。

延庆山里夏天爱吃酸饭。把好好的饭焐酸了，用井拔凉水一和，呼呼地就下去了三碗。

都说苏州菜甜，其实苏州菜只是淡，真正甜的是无锡。无锡炒鳝糊放那么多糖！包子的肉馅里也放很多糖，没法吃！

四川夹沙肉用大片肥猪肉夹了洗沙蒸，广西芋头扣肉用大片肥猪肉夹芋泥蒸，都极甜，很好吃，但我最多只能吃两片。

广东人爱吃甜食。昆明金碧路有一家广东人开的甜品店，卖芝麻糊、绿豆沙，广东同学趋之若鹜。"番薯糖水"即用白薯切块熬的汤，这有什么好喝的呢？广东同学说："好嘢[1]！"

北方人不是不爱吃甜，只是过去糖难得。我家曾有老保姆，正定乡下人，六十多岁了。她还有个婆婆，八十几了。她有一次要回乡探亲，临行称了二斤白糖，说她的婆婆就爱喝个白糖水。

北京人很保守，过去不知苦瓜为何物，近年有人学会吃了。菜农也有种的了。农贸市场上有很好的苦瓜卖，属于"细菜"，价颇昂。

北京人过去不吃蕹菜，不吃木耳菜，近年也有人爱吃了。

北京人在口味上开放了！

北京人过去就知道吃大白菜。由此可见，大白菜主义是可以被打倒的。

北方人初春吃苣荬菜。苣荬菜分甜荬、苦荬，苦荬相当的苦。

有一个贵州的年轻女演员上我们剧团学戏，她的妈妈远迢迢给她寄来一包东西，是"择耳根"，或名"则尔根"，即鱼腥草。她让我尝了几根。这是什么东西？苦，倒不要紧，它有一股强烈的生鱼腥味，实在招架不了！

剧团有一干部，是写字幕的，有时也管杂务。此人是个吃辣的专家。他每天中午饭不吃菜，吃辣椒下饭。全国各地的，少数民族的，各种辣椒，他都千方百计地弄来吃。剧团到上海演出，他帮助搞伙食，这下好，不会缺辣椒吃。原以为上海辣椒不好买，他下车第二天就找到一家专卖各种辣椒的铺子。上海人有一些是能吃辣的。

我们吃辣是在昆明练出来的，曾跟几个贵州同学在一起用青辣椒在火上烧，蘸盐水下酒。平生所吃辣椒之多矣，什么朝天椒、野山椒，都不在话下。我吃过最辣的辣椒是在越南。一九四七年，由越南转道往上海，在海防街头吃牛肉粉。牛肉极嫩，汤极鲜，辣椒极辣，一碗汤粉，放三四丝辣椒就辣得不行。这种辣椒的颜色是橘黄色的。在川北，听说有一种辣椒本身不能吃，用一根线吊在灶上，汤做得了，把辣椒在汤里涮涮，就辣得不得了。云南佤族有一种辣椒，叫"涮涮辣"，与川北吊在灶上的辣椒不分上下。

四川不能说是最能吃辣的省份，川菜的特点是辣而且麻，搁很多花椒。四川的小面馆的墙壁上黑漆大书三个字：麻辣烫。麻婆豆腐、干煸牛肉丝、棒棒鸡，不放花椒不行。花椒得是川椒，捣碎，菜做好了，最后再放。

周作人说他的家乡整年吃咸极了的咸菜和咸极了的咸鱼。浙东人确是吃得很咸。有个同学，是台州人，到铺子里吃包子，掰开包子就往里倒酱油。口味的咸淡和地域是有关系的，北京人说南甜北咸东辣西酸，大体不错。河北、东北人口重，福建菜多很淡。但这与个人的性格习惯也有关。湖北菜并不咸，但闻一多先生却嫌云南蒙自的菜太淡。

中国人过去对吃盐很讲究，是桃花盐、水晶盐，"吴盐胜雪"，现在全国都吃再制精盐。只有四川人腌咸菜还坚持用自贡产的井盐。

我不知道世界上还有什么国家的人爱吃臭。

过去上海、南京、汉口都卖油炸臭豆腐干。长沙火宫殿的臭豆腐因为一个大人物年轻时常吃而出了名。这位大人物后来还去吃过，说了一句话："火宫殿的臭豆腐还是好吃。"

我们一个同志到南京出差，他的爱人是南京人，嘱咐他带一点臭豆腐干回来。他千方百计居然办到了。带到火车上，引起一车厢的人强烈抗议。

除豆腐干外，面筋、百叶（千张）皆可臭。蔬菜里的莴苣、冬瓜、豇豆皆可臭。冬笋的老根咬不动，切下来随手就扔到臭坛子里。我们那里很多人家都有个臭坛子，一坛子"臭卤"，腌芥菜挤下的汁放几天即成"臭卤"。臭物中最特殊的是臭苋菜秆，苋菜长老了，主茎可粗如拇指，高三四尺，截成二寸许小段，入臭坛。臭熟后，外皮是硬的，里面的芯成果冻状。嚼住一头，一吸，芯肉即入口中。这是佐粥的无上妙品。我们那里叫作"苋菜秸子"，湖南人谓之"苋菜咕"，因为吸起来"咕"的一声。

北京人说的臭豆腐指臭豆腐乳。过去是小贩沿街叫卖的："臭豆腐，酱豆腐，王致和的臭豆腐。"臭豆腐就贴饼子，熬一锅虾米皮白菜汤，好饭！现在王致和的臭豆腐用很大的玻璃方瓶装，很不方便，一瓶一百块，得很长时间才能吃完，而且卖得很贵，成了奢侈品。我很希望这种包装能改进，一器装五块足矣。

我在美国吃过最臭的"气死"（干酪），洋人多闻之掩鼻，对我说起来实在没有什么，比臭豆腐差远了。

甚矣，中国人口味之杂也，敢说堪为世界之冠。

【注释】

[1] 嘢（yě）：同"野"。广东话语气词之一，常用意思相当于"东西"。

五、《食物搭配：事实与谬误》

帕特里克·霍尔福德

很多人都会有这样的感觉：某种食物或食物搭配方式并不适合他们。20 世纪 30 年代，霍华德·海（Howard Hay）博士经过长期观察和对健康与营养的长期研究，制订了一个举世闻名的饮食计划——"食物组合方案"。这一计划曾帮助成千上万的人改善健康状况。海博士推荐吃健康的膳食，其原则与最佳营养的建议相一致，同时还确立了食物搭配的规则，告诉你哪些食物应当一起食用。海博士理论的核心部分：多吃成碱性食物，少吃精制的食物和加工步骤较多的食品；水果要单独吃，不要把高蛋白食物和高碳水化合物食物混着吃。

蛋白质和碳水化合物的消化过程不同。碳水化合物的消化起始于口腔，当你咀嚼食物时，唾液中所含的淀粉酶就可以水解碳水化合物。吞咽后，食物经食管进入胃。胃提供了一个酸性环境，淀粉酶停止作用。当食物离开胃进入小肠，环境呈碱性时，胰腺分泌淀粉酶将碳水化合物完全水解。蛋白质的消化过程则完全不同，它不是开始于口腔，而是开始于胃。胃液中含大量盐酸，可激活消化蛋白质的胃蛋白酶。蛋白质可以在这个酸性环境中停留 3 个小时，直到其复杂的结构完全被破坏，水解成小分子的肽。当水解得到的肽离开胃遇到胰腺分泌的肽酶时，就被迅速地水解成可被人体吸收的氨基酸。

对豆类的误解

把蛋白质和碳水化合物分开吃是食物搭配最简单的原则，因为两者的消化途径不同。一些豆类会导致胃肠胀气，对人体不利。这在以前被认为是豆类既含蛋白质又含碳水化合物所致，但现已证实并非如此。

一些豆类含有无法被人体消化酶水解的蛋白质，如植物凝集素，就算是单独摄入豆类，也无法解决这个问题。但这些特殊的蛋白质能被大肠菌群分解利用。在"美餐"了凝集素之后，这些细菌产生气体，从而导致胃肠胀气。这和食物搭配确实没什么关系。世界上有许多健康民族是以淀粉豆类或小扁豆为主食的，但并没有发生消化问题。

蛋白质和碳水化合物相克吗

食物往往不会只含有蛋白质或碳水化合物，那么将蛋白质和碳水化合物分开就意味着把高蛋白类食物和高淀粉类食物分开。肉类含 50% 的蛋白质，但不含碳水化合物；土豆含 8% 的蛋白质和 90% 的碳水化合物。介于两者之间的有淀粉豆类、小扁豆、大米、小麦和奎奴亚藜。如果想在它们之间划个清楚的分界线，该怎么划分呢？

对原始人类做个简单了解，有助于我们解决这一问题。现在的共识是人类历史有几百万年以植物性食物为主，偶尔尝试一下肉或鱼。根据消化方式的不同，可以把猴和类人猿分为两类：一类具有类似反刍动物的消化道，它们可以像牛一样慢慢消化食物，甚至包括最难消化的纤维类食物；另一类的消化系统很发达，可以分泌一系列不同的酶，消化速度也很快。第二类更接近于我们人类，人类的消化系统效率更高，但只限于那些易消化的食物，如水果、嫩叶和一些特定的蔬菜，而无法消化植物的茎。进化论者相信，这样的消化系统对人类有两大好处：一方面它促进了人类的精神和感知过程的发展，使人类更善于在任何情况下能找到所需的食物；另一方面它使人类获得更多营养物质，利于脑和神经系统的进化。

我们的祖先吃肉会搭配两菜吗

我相信人体的消化过程有 3 套基本程序。第 1 套程序是消化高蛋白食物，即肉类，鱼类、蛋类。消化这些食物会消耗大量的胃酸和蛋白酶。你认为我们的祖先在历尽千辛万苦捕获到一头野兽时，会再跑到别处去摘几棵美味的蔬菜来"平衡膳食"吗？我认为不会。我想他们会在他们的猎物腐败或是在其他食肉动物来抢夺前，把它连内脏一起吃得干干净净。在之后的几天里可能除了高蛋白的动物食品外，不吃其他任何东西，毕竟新鲜的生肉营养很丰富。

水果要单独食用

在很久以前的某一天，早期人类头一次接触到了水果。当然，发现水果可食的动物并不止他们一种。水果只需要简单消化，就可以为机体快速地提供能量，我们的第 2 套消化程序会产生酶和激素，以消化水果中所含的简单碳水化合物。我还是猜想我们的祖先会单独地摄入水果，吃完 3 根香蕉后，应该没有必要再去挖些薯类来吃。

有许多质软的水果一旦成熟就会迅速发酵。在温暖的酸性环境里这些水果也会发酵，而我们的胃正是这样一种地方。吃完一份牛排再来一片甜瓜，就会发生这样的情况。因此，海博士认为水果单独吃是很正确的。水果在胃里只停留 30 分钟，而高蛋白食物则是 2～3 小时。所以，吃水果的最佳时间是饭前半小时，当作零食单独吃，或者饭后至少两个小时——如果吃了高蛋白的食物，或许要间隔更长时间才好。不会迅速发酵的水果如香蕉，苹果和椰子，是例外，可以和高碳水化合物食物如燕麦或小米混着吃。因此，在麦片里加入切碎的苹果，或全麦香蕉三明治，都是不错的选择。

但是，大多数情况下我们的祖先都是吃各种各样的素食，比如叶类蔬菜、根茎类蔬菜、坚果、种子、豆类和豆芽类。我认为这是我们的第 3 套消化程序，也是最普遍的消化方式：把含蛋白质和碳水化合物的食物混着吃，但不是与肉类那样的高蛋白食物混合。我认为把大米、扁豆、大豆、蔬菜、坚果类和种子类食物混着吃，不会有任何问题。

重要的成碱性食物

海博士最伟大的发现就是血液酸度高的人更易生病。他指出，血液 pH 值在 7.4～7.5 之间为健康状态，也就是说要略偏碱性。pH 值低于 7 酸性逐渐增加，高于 7 则碱性逐渐增加。

影响血液酸碱平衡的因素有很多。食物在体内分解代谢的过程中会产酸，这需要碱性的钙、镁、钾和钠盐（碳酸盐）来中和。因此摄入这些矿物质盐类会影响体内酸碱平衡。我们摄入的食物类型也会有所影响：含大量氯、磷、硫或氮的食物（如动物性食物），在体内的代谢产物呈酸性，也因此被称为成酸性食物；而富含钙，钾、镁和钠的食物（如蔬菜），在体内的代谢产物呈碱性，被称为呈碱性食物。另外，过量运动会使血液酸度升高，而深呼吸则可以使血液酸度降低

赛莉亚·赖特在她的著作《赖氏正确饮食》（The Wright Diet）中提到，血液酸度过高的人通常会感觉不开心、敏感、易疲劳，还容易发生头痛及其他部位疼痛、睡眠和胃酸过多等问题。吸烟的人尿液酸度高，多吃碱性食物则有利于减弱吸烟的欲望。

几乎所有的水果、蔬菜和豆类都是呈碱性食物，白扁豆、蚕豆、芦笋、橄榄、芥菜和水芹除外。肉类、鱼类、蛋类和黄油都属于呈酸性食物，而脱脂牛奶和全脂牛奶呈弱碱性。很多谷类食物为呈酸性食物，如燕麦粥、全麦面粉、西米和木薯粉。坚果类食物只有核桃和榛子为呈酸性食物。

毋庸置疑，海博士强调成碱性食物的重要性是他成功的部分原因。也就是说，我们应该多吃富含必需营养素的水果和蔬菜。

远离精制的碳水化合物

海博士建议，最好不要吃精制或烹制的食物。诚如前文介绍，加工工序越繁复，烹制步骤越多，食物中的营养成分破坏得也越严重。很明显，生食或将食物略微烹制，要好于过度烹制或加工，对我们的消化系统来说，精制的高糖分食物是一种新发明。天然存在的食物中，几乎没有一种可以像现代食品这

样，富含可快速降解的糖类。面对这类糖，人体显得无所适从：不仅血糖会骤然升高，使各类激素都进入紧急状态，以恢复人体的平衡，而且肠道中一些具有潜在危害的微生物还因此获得了营养。

怎样改善消化

简单说来，食物搭配分5种。如果按这样的搭配还存在消化问题，那么你可能是缺乏消化酶，或对某些食物不耐受，或是肠道被假丝酵母或其他一些不良细菌感染。你应该去咨询营养师，对素食者来说，只要注意一点，就是要把水果单独吃。这很简单，不是吗？

5 种有助消化的方法

摄入的食物应该有80%为碱性食物，20%为酸性食物。也就是说，应该大量摄入蔬菜和水果，少吃蛋白质含量高的食物，以淀粉豆类、小扁豆和粗粮代替禽畜肉类、鱼类、蛋类和奶制品。

把易发酵的水果和酸性水果当作小吃单独吃。大多数软质水果会迅速发酵，如桃、芒果、番木瓜、草莓和甜瓜等。酸性较强的水果（尽管如此，它们却是呈碱性食物）可以阻碍碳水化合物消化，如橘子、柠檬、柚子和菠萝。这些水果易消化，很快就能释放其中天然的果糖成分。在需要提神时可以把它们当点心。

动物蛋白单独吃，或和蔬菜搭配。高蛋白的肉类、鱼类、硬奶酪和蛋类都需要大量胃酸消化，它们可以在胃里停留3个小时。因此不要把动物蛋白和可迅速释放能量的，或精制的碳水化合物类食物搭配，也不要把它们和易发酵的食物互相搭配。

尽量不吃精制的碳水化合物类食物，将未精制且产能快的碳水化合物和未精制且产能慢的碳水化合物搭配食用，不易发酵的水果（如香蕉、苹果和椰子）可以和产能慢的碳水化合物搭配食用（如燕麦和小米）。

在身体尚未完全清醒前不要进食，别指望你的身体处于睡眠状态时还能消化食物。早晨醒来和吃早餐的时间应间隔至少1小时，如果有晨练，在运动后再吃早餐，早晨起床后千万不要在空腹状态接触刺激性食物如茶、咖啡或是香烟，因为这种"紧张"状态会阻碍消化。早餐只需要碳水化合物类食物，比如麦片或全麦黑麦吐司加水果。要在晚餐两小时后再上床睡觉。

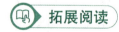

华佗用紫苏叶治病的故事

九九重阳节，华佗带着徒弟到镇上一个酒铺里饮酒。只见几个少年在比赛吃螃蟹。他们狂嚼大吃，蟹壳堆成一座小塔。华佗想，这伙少年无知，螃蟹性寒，吃多了会生病。他便上前好言相劝。那伙少年吃得正来劲，哪听得进华佗的良言！一个少年还讽刺说："老头儿，你是不是眼馋了，我掰一块给你尝尝。"华佗生气地叹了两声对掌柜的说："不能再卖给他们了，吃多了会出人命的。"

酒铺老板正想从那伙少年身上多赚些钱，哪里听得华佗的话？把脸一沉，说："就是出了事也不关你的事，你少管闲事，别搅了我的生意！"

华佗叹息一声，只好坐下来吃自己的酒。

过了一个时辰，那伙少年突然都喊肚子疼，有的疼得额上冒汗珠直叫；有的捧着肚子在地上翻滚。

酒铺老板吓坏了，忙问："怎么啦，得了什么病？""是不是这螃蟹有毒？劳您去请个大夫来给我们看看吧。"

这时，华佗在旁边说："我就是大夫，我知道你们得的什么病。"

少年们都很惊异：原来这老头是个大夫！想到刚才自己的失礼，不好开口求救。但除了这条道无路可走，只好央求："大夫，刚才是我们的不是，冒犯了先生，请您大人不计小人过，发善心，救救我们吧。你要多少钱都好说。"

华佗说："我不要钱。"

"那你要别的也行。"

"我要你们答应一件事！"

"别说一件，一千件，一万件都行。你快说是什么事吧？"

"今后一定要尊重老人，听从老人的劝告，再不准胡闹！"

"一定，一定。你快救命！"

华佗回答道："别着急，稍等一等，我去取药来给你们治。"

华佗和徒弟出了酒铺，徒弟以为是回家取药，便说："师傅不用您操劳了，告诉我取什么药，我自个去取吧。"

"不用回家，就在这酒铺外的洼地里采些紫草叶给他们吃。"

华佗和徒弟很快从洼地里采回一把紫草叶，请酒铺老板熬了几碗汤，叫少年们服用后，不一会儿，肚子不疼了。他们可开心了，再三向华佗表示感谢，各自回家了，并到处向人们讲华佗医道如何高明。

华佗对老板说："好险呵！差点闹出人命。你以后千万不要光顾赚钱，不管别人性命！"

酒铺老板连连点头称是。

徒弟疑惑道："老师，您可从没有用紫草治过病，您怎么知道紫草能治吃螃蟹中毒的病？是哪本书上这样写的？"

华佗道："书上没有讲过，难道你忘了？前不久我们不是看到水獭吃紫草叶治病的情况吗？"

那年夏天，华佗带着徒弟在一条河边采药。忽听河湾里哗哗啦啦水响，掀起一层层波浪。一看，原来是一只水獭逮住了一条大鱼。水獭把大鱼叼到岸边。嚼吃了好一阵，把大鱼连鳞带骨通通吞进肚里，肚皮撑得像鼓一样。水獭撑得难受极了，一会儿在水边躺，一会儿往岸上窜，一会儿躺着不动，一会儿翻滚折腾。后来，只见水獭爬到岸边一块紫草地边，吃了些紫草叶，又爬了几圈，跳跳蹦蹦地回到了河边，一会儿便舒坦自如地游走了。

为什么水獭吃了紫草就逐渐舒服了呢？

华佗对徒弟说："鱼属凉性，紫草属温性。今天少年们吃的螃蟹也是凉性，我用紫草来解毒，这是向水獭学的。"

徒弟听了老师的述说，心里顿时开了窍，更加佩服老师的高明，也知道了增长才干和学问的诀窍。

此后，华佗把紫草的茎叶制成丸、散。给人治病中，又发现这种药还具有表散功能，具有益脾、宣肺、利气、化痰、止咳的作用。

本来，因为这种药草是紫色的，吃到腹中很舒服。所以，华佗给他取名叫"紫舒"。可不知怎的，后来人们又把它叫作"紫苏"了——大概是音近的缘故，弄混了吧。

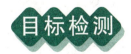

答案解析

一、选择题

1. 中国古代的茶圣是指

   A. 关羽　　　　　B. 孔子　　　　　C. 鲁班　　　　　D. 陆羽

2. 世界上第一部关于茶的专著是

    A. 《茶经》   B. 《茶录》   C. 《茶普》   D. 《茶苑》

3. 中国文人名士第一天团"竹林七贤"的领袖论述养生的著作是

    A. 《养生注》   B. 《养生论》   C. 《论养生》   D. 《养生专论》

4. 五禽戏是模仿下列哪五种动物

    A. 虎、鹿、熊、猿、鸟   B. 虎、马、熊、鹤、鸟

    C. 豹、鹿、熊、猿、鸟   D. 豹、鹿、熊、鹤、鸟

5. （多选）《茶经》中提及的"茶"的名称有哪些

    A. 槚   B. 蔎   C. 茗   D. 荈

6. （多选）茶的功效有

    A. 解渴   B. 明目   C. 清热   D. 醒脑

二、简答题

古人认为养生的难题是什么，到今天是否得到了解决？

第四章　儒道经典与中医药

📖 **本章导读**

　　儒道文化与中医药文化关系紧密。中医药文化植根于儒道文化，在儒道文化的影响下发展，它吸取了博大精深的儒道文化之精华，形成了中国人对疾病诊治的思维方式和独特的中医药理论体系。本章节选《周易》《论语》《道德经》《庄子》《春秋繁露》《太极图说》等对中医药发展影响深远的儒道经典内容，引领同学们走进传统文化与医药的精彩世界。

学习目标

【知识要求】

1. 掌握《周易》《论语》《道德经》等儒道经典的基本思想观点。

2. 熟悉儒家、道家的生命健康观及医药健康观念。

3. 了解儒道思想对医药的影响。

【技能要求】

能够独立阅读儒道经典并作阐发。

【素质要求】

培养具有厚实文化根底的医药人才。

一、《周易》节选

（一）

　　天尊地卑，乾坤定矣。卑高以陈[1]，贵贱位矣。动静有常，刚柔断矣。方以类聚，物以群分，吉凶生矣。在天成象，在地成形，变化见矣。是故刚柔相摩，八卦相荡，鼓之以雷霆，润之以风雨；日月运行，一寒一暑。乾道成男，坤道成女。乾知大始，坤作成物。乾以易知，坤以简能；易则易知，简则易从；易知则有亲，易从则有功；有亲则可久，有功则可大；可久则贤人之德，可大则贤人之业。易简而天下之理得矣。天下之理得，而成位乎其中矣。

【注释】

[1] 以：通"已"。陈，陈列。定，定位。

【译文】

　　天高地低，因此代表阳性的乾道尊贵，而代表阴性的坤道卑微的道理也就因此确定。这种自然尊卑秩序一经设定，社会贵贱等差也就因此确立。天地之间一动一静都有一定的规律性，阳刚与阴柔也因此得以分断清楚。天下的事物各以其类别聚集，各种动物生物也以其不同的群体而区分，吉与凶就在事物的同异中产生、当阴阳、刚柔分化后，在天空中形成大体如日月星辰的形象，在大地上形成了山川、动植物等景象，事物的变化就是通过它们得以体现。所以阳刚与阴柔相互摩擦交流而生成了八卦，八卦又相互推衍生成了六十四卦，就如同以雷霆鼓动，而风雨润泽。对于天象而言，日月的往来运行之间，形成一寒一暑的交替，对于人类而言，乾道演变成男性，坤道演变成了女性。乾阳的功能是创始万物，坤阴的作用是成就万物。乾以其平易而充满智慧，坤以其简易而大有作为；事情只有平易才会使人容易明白，事情只有简易才会使人容易随从。容易为人所知就会有人亲近，容易随从就会建立功业；有人亲近则可以立身长久，建立功业就可立身宏大。立身长久是贤人的美德，立身宏大是贤人的事业。若能明白乾坤的平易与简约，那么，就会晓得天下的道理。晓得了天下的道理后，就能将刚柔、阴阳、贵贱安排在适宜的位置。

（二）

《易》与天地准，故能弥纶[1]天地之道。仰以观于天文，俯以察于地理，是故知幽明之故；原始反终，故知死生之说；精气为物，游魂为变，是故知鬼神之情状。与天地相似，故不违；知周乎万物，而道济天下，故不过；旁行而不流，乐天知命，故不忧；安土敦乎仁，故能爱。范围天地之化而不过，曲成万物而不遗，通乎昼夜之道而知，故神无方而《易》无体。

【注释】

[1] 弥纶：统摄，笼盖。

【译文】

《易》中蕴含的道理与天地之间存在的道理相似，所以也就能无所不包地涵盖天地间的道理。而运用《周易》所包含的道理去仰观天上日月星辰所垂示的天文，俯察大地上的山川原野所表现的条理，就能从中了解幽隐无形与明显有形的来龙去脉；推究事物开始的情况，求取万物终结的情况，就可以知道生与死的道理；精气聚集在一起就会变成人身和生物，反之，精气游离于魂魄之外就会改变这种情况，所以通过这种交化就可以了解所谓的鬼神之形状与情况。明白了《周易》所含的道理与天地之间的道理相类似，做起事来就不会违背自然规律；知识能遍布万物之理，就会运用其中的道理成就天下的事业，行为也不会有大的过失；处事应变穷通而不流于滥淫，安于天道，知其天命之变数，就没有忧愁；安分于所处的环境敦厚其仁爱之心，所以才能博爱天下之人。《周易》包容天地之变化的自然规律，细致周密地成就天地万物而无所遗失。通晓阴阳变化的规律而充满智慧。所以说神妙的变化之道，不会拘泥于一种方法，而《易》道的变通也不会局限于一个卦体中。

（三）

一阴一阳[1]之谓道，继之者善也，成之者性也。仁者见之谓之仁，知者见之谓之知，百姓日用不知；故君子之道鲜矣！显诸仁，藏诸用，鼓万物而不与圣人同忧，盛德大业至矣哉！富有之谓大业，日新之谓盛德。生生之谓易，成象之谓乾，效法之谓坤，极数知来之谓占，通变之谓事，阴阳不测之谓神。

【注释】

[1] 一阴一阳：对立统一。

【译文】

一阴一阳的矛盾对立和变化统一就是事物发展的"道"，即规律性，继承这个"道"的是美善，而成就这个"道"的则是事物内在的固有本质。有仁爱之心的人从这个"道"中发现的只是"仁爱"，有智慧的人从这个"道"中发现的只有"智慧"，百姓在日常生活中每天都在运用此"道"却茫然不知，所以通达兼容的君子之"道"就更少为人所知了！阴阳之道往往显示在成就万物的仁爱之心中，隐藏在日常运用之中，"道"能鼓动化育万物，但是因为它是纯然客观的自然体，故不像圣人一样有忧虑。由此，可以看出，阴阳之"道"的盛美德行和宏大功业是多么的崇高而又博大！富有万事万物就可以称作是大事业，每日都能使事物有新的面貌，这就是"道"育万物的盛大美德。生生不灭就是阴阳相互转化产生的"变易"，能呈现天象就称作"乾"，能效法地势就称作"坤"，能穷极蓍策之数预知未来之事就称作"占筮"，能通晓阴阳变化然后采取行动就称作"做事"，阴阳变化莫测、微妙难识就称作"神"。

（四）

夫《易》广矣大矣，以言乎远则不御[1]，以言乎迩则静而正[2]学，以言乎天地之间则备矣。夫乾，其静也专，其动也直，是以大生焉。夫坤，其静也翕[3]，其动也辟[4]，是以广生焉。广大配天地，变通配四时，阴阳之义配日月，易简之善配至德。

【注释】

[1] 不御：无止境。

[2] 以言乎迩则静而正：《易》道因为"近"，所以能在宁静中得到它的精审微妙之理。

[3] 翕：收敛，合拢。

[4] 辟：打开，张开。

【译文】

《周易》的内容是多么的广泛而又博大，用它来象征和论说远处的事物则没有止境，用它来论说近处的事物则精审而正确，用它来论说天地之间的事物则万物尽在其中。象征阳刚正气的"天"，当它静止的时候是宁静专一。当它发动起来则主正大，力以化人的精神和力量就产生于"天"。象征阴的"地"，当它静止的时候就处于闭合隐藏的状态，当它兴然而动时就开通生气，所以能广生万物于其中。《易》道博大可以与天相配，而其宽广可以与地相合，阴柔与阳刚的变化与交通可以配合四季变化的规律，阴柔与阳刚所产生的作用和意义可以与太阳和月亮相匹配，它平易而又简约，其美善能与至高无上的美德相配合。

（五）

八卦成列，象在其中矣；因而重之，爻在其中矣；刚柔相推，变在其中矣；系辞焉而命之，动在其中矣。吉凶悔吝者，生乎动者也；刚柔者，立本者也；变通者，趋时者也。吉凶者，贞胜[1]者也；天地之道，贞观[2]者也；日月之道，贞明[3]者也；天下之动，贞夫一者也。

【注释】

[1] 贞胜：以正当的方法和正直的品德取得吉利的结果。

[2] 贞观：以"正"示之于人。贞，正观，示。

［3］贞明：因为有"正"而有光明。

【译文】

八卦形成而分列其相应之位后，对物质的象征也就在其中了；然后再将八卦两两相重后就形成六十四卦，则三百八十四爻就存在于其中了；柔爻与刚爻相互推移，变化的道理就存在于其中了；系卦爻辞于各卦、爻下告知人们吉凶后，人们行动得失的规律也就存在其中了。吉、凶、悔、吝皆体现于卦象与爻象的变动之中；阳刚与阴柔是确立六十四卦的根本；而卦中刚柔的变通，是为了趋向于适宜的时机。吉凶的变化，说明坚持正义的人会获得胜利；天地运行的规律是将"正义"显示给人们；日月运行的规律是将光明显示给人们；天下的运动规律告诉人们应当守正以专一。

（六）

《易》之为书也，不可远，为道也屡迁，变动不居，周流六虚，上下无常，刚柔相易，不可为典要，唯变所适。其出入以度，外内使知惧。又明于忧患与故。无有师保[1]，如临父母。初率其辞而揆其方[2]，既有典常。苟非其人，道不虚行。

【注释】

［1］师保：古代贵族之子弟皆有师保。师保承担教育缮导之责。

［2］率：循。辞：卦爻辞。揆：揆度。方：意义，方式。

【译文】

《周易》这本书，人们不应该须臾远离，其中所体现的道理不断运动着，变动而不固定于某一位，循环往复于六爻之间，或往上或往下并无常规可循，阳刚与阴柔也相互变易，我们不应视它为典常纲要，只有在变动中求其适宜的方法。《周易》启示人们出入时应遵守法度，无论是内藏还是外露都要有所警惕。《周易》又可以使人明察忧患和事情原委，虽然没有师保的监督，却如同当面领受父母教诲一样。人们在开始研习时要遵循卦爻辞的本旨而揆度其卦义，就可以掌握事物变化中的普遍规律。如果不是贤明的人，则《周易》的道理也不会凭空虚浮地推行。

二、《论语》节选

子曰："君子有三戒：少之时，血气未定，戒之在色；及其壮也，血气方刚，戒之在斗；及其老也，血气既衰，戒之在得。"

【译文】

孔子说："君子有三件事应该警惕戒备：年少的时候，血气还没有发展稳定，要警戒迷恋色；壮年的时候，血气正旺盛，要警戒争强好斗；到了老年的时候，血气已经衰弱，要警戒贪得无厌。"

子曰："益者三乐，损者三乐。乐节礼乐、乐道人之善、乐多贤友，益矣；乐骄乐、乐佚游、乐宴乐，损矣。"

【译文】

孔子说："有益的爱好有三种，有害的爱好有三种。以用礼乐调节自己为乐，以称道人的好处为乐，以有很多德才兼备的朋友为乐，是有益的。以骄纵享乐为乐，以安逸游乐为乐，以宴饮无度为乐，是有害的。"

食不厌精，脍不厌细。食饐而餲，鱼馁而肉败，不食。色恶，不食。臭恶，不食。失饪，不食。不时，不食。割不正，不食。不得其酱，不食。肉虽多，不使胜食气。惟酒无量，不及乱。沽酒市脯，不食。不撤姜食，不多食。

【译文】

粮食不嫌舂得精，鱼和肉不嫌切得细。粮食腐败发臭，鱼和肉腐烂，都不吃。食物颜色难看，不吃。气味难闻，不吃。烹调不当，不吃。不到该吃饭的时候，不吃。切割方式不得当的食物，不吃。没有与食物相对应的酱醋蘸料，不吃。席上的肉虽多，但吃肉不得多于主食。只有酒不限量，但不能喝到神志昏乱的地步。市集上买来的酒和肉干，不吃。每顿饭都要撒生姜，但不多吃。

祭于公，不宿肉。祭肉不出三日。出三日，不食之矣。

【译文】

参加国家祭祀典礼，分到的祭肉（当天就食用）不放过夜。一般祭肉的留存不超过三天。放超过了三天，就不吃了。

食不语，寝不言。

【译文】

吃饭的时候不谈话，睡觉的时候不言语。

子曰："吾十有五而志于学，三十而立，四十而不惑，五十而知天命，六十而耳顺，七十而从心所欲，不逾矩。"

【译文】

孔子说："我十五岁立志于学习；三十岁能够自立；四十岁能不被外界事物所迷惑；五十岁懂得了天命；六十岁能正确对待各种言论，不觉得不顺；七十岁能随心所欲而不越出规矩。"

子曰："贤哉，回也！一箪食，一瓢饮，在陋巷，人不堪其忧，回也不改其乐。贤哉，回也！"

【译文】

孔子说："贤德啊，颜回！一个竹筐盛饭，一个瓜瓢喝水，住在小巷子里。别人都忍受不了贫困的烦忧，颜回却不改变他自身的快乐。贤德啊，颜回！"

子曰："饭疏食饮水，曲肱而枕之，乐亦在其中矣。不义而富且贵，于我如浮云。"

【译文】

孔子说："吃粗粮，喝清水，弯起胳膊当枕头，其中也有着乐趣。而通过干不正当的事得来的富贵，对于我来说就像浮云一般。"

子之燕居，申申如也，夭夭如也。

【译文】

孔子在家闲居的时候，穿戴很整齐，态度很温和。

子曰："君子坦荡荡，小人长戚戚。"

【译文】

孔子说："君子的心地开阔宽广，小人却总是心地局促，带着烦恼。"

莫春者，春服既成，冠者五六人，童子六七人，浴乎沂，风乎舞雩，咏而归。

【译文】

暮春时节，春天的衣服已经穿上了。我和五六位成年人，六七个青少年，到沂河里洗洗澡，在舞雩台上吹吹风，一路唱着歌儿回来。

子绝四：毋意，毋必，毋固，毋我。

【译文】

孔子杜绝了四种毛病：不凭空臆测，不武断绝对，不固执拘泥，不自以为是。

康子馈药，拜而受之。曰："丘未达，不敢尝。"

【译文】

季康子馈赠药给孔子，孔子拜谢后接受了，却说道："我对这种药的药性不了解，不敢尝用试服。"

叶公问孔子于子路，子路不对。子曰："女奚不曰，其为人也，发愤忘食，乐以忘忧，不知老之将至云尔。"

【译文】

叶公问子路孔子是个怎样的人，子路没有回答。孔子说："你为什么不这样说，他的为人，发愤用功到连吃饭都忘了，快乐得忘记了忧愁，不知道衰老将要到来，如此等等。"

子曰："君子食无求饱，居无求安，敏于事而慎于言，就有道而正焉，可谓好学也已。"

【译文】

孔子说："君子食不追求饱足；居住不追求安逸；对工作勤奋敏捷，说话却谨慎；接近有道德有学问的人并向他学习，纠正自己的缺点，就可以称得上是好学了。"

三、《道德经》节选

道可道，非常道；名可名，非常名。无名，天地之始，有名，万物之母。故常无欲，以观其妙，常有欲，以观其徼。此两者，同出而异名，同谓之玄，玄之又玄，众妙之门。

【译文】

道，可以用言语表述的，就不是永恒的道。名，可以用名称界定的，就不是恒久的名。名称未定之前，那是万物的起源；名称已定之后，那是万物的母体。因此，总是在消解欲望时，才可看出起源的奥妙；总是在保存欲望时，才可看出母体的广大。起源与母体，这二者来自一处而名称不同，都可以称为神奇。神奇之中还有神奇，那是一切奥妙的由来。

道生一，一生二，二生三，三生万物。万物负阴而抱阳，冲气以为和。人之所恶，唯孤、寡、不穀，而王公以为称。故物或损之而益，或益之而损。人之所教，我亦教之。强梁者不得其死，吾将以为教父。

【译文】

道是独立无偶的，混沌未分的统一体产生天地，天地产生阴阳之气，阴阳两气相交而形成各种新生体。万物背阴而向阳，阴阳两气互相激荡而成新的和谐体。人所厌恶的就是"孤""寡""不穀"，但是王公却用来称呼自己。所以一切事物，减损它有时反而得到增加，增加它有时反而受到减损。别人教导我的，我也用来教导人。强横霸道的人不得好死。我把它当作施教的张本。

有物混成，先天地生，寂兮寥兮，独立而不改，周行而不殆，可以为天地母。吾不知其名，字之曰道，强为之名曰大。大曰逝，逝曰远，远曰反。故道大，天大，地大，人亦大。域中有四大，而人居其一焉。人法地，地法天，天法道，道法自然。

【译文】

有一个东西浑然而成，在天地形成以前就已经存在。听不到它的声音也看不见它的形体，寂静而空虚，不依靠任何外力而独立长存永不停息，循环运行而永不衰竭，可以作为万物的根本。我不知道它的名字，所以勉强把它叫作"道"，再勉强给它起个名字叫作"大"。它广大无边而运行不息，运行不息而伸展遥远，伸展遥远而又返回本原。所以说道大、天大、地大、人也大。宇宙间有四大，而人居其中之一。人以地为法则，地以天为法则，天以"道"为法则，而"道"纯任自然，以它自己为法则。

天之道，其犹张弓欤？高者抑之，低者举之，有余者损之，不足者补之。天之道，损有余而补不足。

【译文】

自然的规律，它不是和弯弓射箭所显示的道理一样吗？高了就要压低一些，低了就把它抬高一些。拉得过满了就把它放松一些，拉得不足了就把它补充一些。自然的规律，是减少有余的补给不足的。

五色令人目盲；五音令人耳聋；五味令人口爽；驰骋畋猎，令人心发狂；难得之货，令人行妨；是以圣人为腹不为目，故去彼取此。

【译文】

缤纷的色彩，使人眼花缭乱；嘈杂的音调，使人听觉失灵；丰盛的食物，使人舌不知味；纵情狩猎，使人心情放荡发狂；稀有的物品，使人行为不轨。因此，圣人但求吃饱肚子而不追逐声色之娱，所以摒弃物欲的诱惑而保持安定知足的生活方式。

致虚极，守静笃；万物并作，吾以观复。夫物芸芸，各复归其根。归根曰静，静曰复命。复命曰常，知常曰明。不知常，妄作凶。知常容，容乃公，公乃全，全乃天，天乃道，道乃久，没身不殆。

【译文】

尽力使心灵的虚寂达到极点，使生活清静坚守不变。万物都一齐蓬勃生长，我从而考察其往复的道理。那万物纷纷芸芸，各自返回它的本根。返回到它的本根就叫作清静，清静就叫作复归于生命。复归于生命就叫自然，认识了自然规律就叫作聪明，不认识自然规律的轻妄举止，往往会出乱子和灾凶。认识自然规律的人是无所不包的，无所不包就会坦然公正，公正就能周全，周全才能符合自然的"道"，符合自然的道才能长久，终生不会遭到危险。

名与身孰亲？身与货孰多？得与亡孰病？甚爱必大费，多藏必厚亡。故知足不辱，知止不殆，可以长久。

【译文】

声名和生命相比哪一样更为亲切？生命和货利比起来哪一样更为贵重？获取和丢失相比，哪一个更有害？过分的爱名利就必定要付出更多的代价；过于积敛财富，必定会遭致更为惨重的损失。所以说，懂得满足，就不会受到屈辱；懂得适可而止，就不会遇见危险；这样才可以保持住长久的平安。

其安易持，其未兆易谋；其脆易泮，其微易散。为之于未有，治之于未乱。合抱之木，生于毫末；九层之台，起于累土；千里之行，始于足下。为者败之，执者失之。是以圣人无为，故无败；无执，故无失。民之从事，常于几成而败之。慎终如始，则无败事。是以圣人欲不欲，不贵难得之货；学不学，复众人之所过，以辅万物之自然而不敢为。

【译文】

局面安定时容易保持和维护，事变没有出现迹象时容易图谋；事物脆弱时容易消解；事物细微时容易散失；做事情要在它尚未发生以前就处理妥当；治理国政，要在祸乱没有产生以前就早做准备。合抱的大树，生长于细小的萌芽；九层的高台，筑起于每一堆泥土；千里的远行，是从脚下第一步开始走出来的。有所作为的将会招致失败，有所执着的将会遭受损害。因此圣人无所作为所以也不会招致失败，无所执着所以也不遭受损害。人们做事情，总是在快要成功时失败，所以当事情快要完成的时候，也要像开始时那样慎重，就没有办不成的事情。因此，有道的圣人追求人所不追求的，不稀罕难以得到的货物，学习别人所不学习的，补救众人所经常犯的过错。这样遵循万物的自然本性而不会妄加干预。

绝圣弃智，民利百倍；绝仁弃义，民复孝慈；绝巧弃利，盗贼无有。此三言也，以为文未足，故令有所属，见素抱朴，少私寡欲，绝学无忧。

【译文】

彻底放弃对圣人和智者的崇拜，人民将获得更大的利益；彻底抛弃对仁义道德的推崇，人民将恢复孝顺和慈善的本性，彻底杜绝投机取巧和唯利是图，盗贼就见不到了。圣智、仁义、巧利这三者全是巧饰，作为治理社会病态的法则是不够的，所以要使人们的思想认识有所归属，保持纯洁朴实的本性，减少私欲杂念，才能免于忧患。

上善若水。水善利万物而不争，处众人之所恶，故几于道。居善地；心善渊；与善仁；言善信；政善治；事善能；动善时。夫唯不争，故无尤。

【译文】

善的最高境界像水一样。水滋润万物而不与万物相争，安然处在众人所不喜欢的地方，所以它的品质接近于道的准则。居住要环境适宜，思想要深邃含藏，与人相处要仁爱相亲，言语要真诚信用，为政要公平正义，处事要冷静能忍，行动要把握时机。正因为它与万物无争，所以没有祸患和怨尤。

四、《庄子》节选

吾生也有涯，而知也无涯。以有涯随无涯[1]，殆已[2]！已而为知者，殆而已矣！为善无近名，为恶无近刑。缘[3]督[4]以为经，可以保身，可以全生，可以养亲[5]，可以尽年。

【注释】

[1] 涯：涯际，界限。

[2] 殆：危险。已：通"矣"。

[3] 缘：循，顺应。

[4] 督：督脉。人身前的中脉为任脉，人身后的中脉为督脉，任、督二脉为人体奇经八脉的主脉，主呼吸之息。

[5] 亲：指真君，即精神。

【译文】

我们的生命是有限的，而知识是无穷的，以有限的生命去追求无穷的知识，就会陷入困顿之中！既然已经困顿不堪，还要从事求知的活动，那就更加危险了！做了善事不图名声，做了坏事不遭刑害，像气循任、督二脉周流不息一样，遵循中正自然之路，就可以保护身体，可以保全生命，可以养护精神，可以享尽天年。

庖丁为文惠君[1]解牛，手之所触，肩之所倚，足之所履膝之所，砉然向然，奏刀騞然，莫不中音合于《桑林》之舞[2]，乃中《经首》之会[3]。文惠君曰："嘻，善哉！技盖至此乎？"

【注释】

[1] 庖丁与文惠君都是假托人物，不必在史实中寻找。

[2] 《桑林》，因商汤祷于桑林而有《桑林》之舞乐。

[3] 《经首》，尧时作《咸池》乐章，《经首》为其名。《经首》之会：会为节奏。

【译文】

有一名厨师，替文惠君肢解牛。他手所接触的，肩所依靠的，脚所踩踏的，膝所抵住的，无不哗哗作响；刀插进去，则霍霍有声，无不切中音律；既配合《桑林》舞曲，又吻合《经首》乐章。文惠君说："啊！好极了！技术怎能达到这样的地步呢？"

庖丁释刀对曰："臣之所好者道也，进乎技矣。始臣之解牛之时，所见无非全牛者；三年之后，未尝见全牛也；方今之时，臣以神遇而不以目视，官知止而神欲行。依乎天理[1]，批大郤，导大窾，因其固然。技经肯綮之未尝，而况大軱乎！良庖岁更刀，割也；族庖月更刀，折也；今臣之刀十九年矣，所解数千牛矣，而刀刃若新发于硎。彼节者有间而刀刃者无厚，以无厚入有间，恢恢乎其于游刃必有余地矣。是以十九年而刀刃若新发于硎。虽然，每至于族，吾见其难为，怵然为戒，视为止，行为迟，动刀甚微，謋然已解，如土委地。提刀而立，为之四顾，为之踌躇满志，善刀而藏之。"文惠君曰："善哉！吾闻庖丁之言，得养生焉。"

【注释】

[1]"天理"这个重要的学术名词，最早就出现在"庖丁解牛"的寓言中。原意是指一物（牛）的自然结构。"以神遇而不以目视"，才可把握天理。说得落实些，就是把握同一物类的共同要素，或者从感官所得的具象中抽出普遍的本质。后代使用"天理"一词，显然已非此意。

【译文】

这名厨师放下刀，回答说："我所爱好的是道，已经超过技术层次了。我最初肢解牛时，所见到的都是一整只牛；三年之后，就不曾见到完整的牛了；以现在的情况而言，我是以心神去接触牛，而不是用眼睛去看牛，感官作用停止而心神充分运作。依照牛自然的生理结构，劈开筋肉的间隙，导向骨节的空隙，顺着牛本来的构造下刀。连经脉相连、骨肉相接的地方都没有碰到，何况是大骨头呢！好厨师每年换一把刀，因为是用刀割肉；普通的厨师每月换一把刀，因为是用刀砍骨头。如今我这把刀已经用了十九年，肢解过数千头牛，而刀刃还像刚从磨刀石上磨过一样。牛的骨节之间有空隙，而我的刀刃薄得没有什么厚度；以没有厚度的刀刃切入有空隙的骨节，自然宽绰而有活动的余地了。所以用了十九年，刀刃还像新磨过的一样。虽然如此，每当遇到筋骨交错的部分，我知道不好处理，都会特别小心谨慎，目光集中，举止缓慢，然后稍一动刀，牛的肢体就分裂开来，像泥土一样散落地上。我提刀站立，环顾四周，意态从容而志得意满，然后把刀擦干净收藏起来。"文惠君说："好啊！我听了厨师这一番话，懂得养生的道理了。"

公文轩见右师[1]而惊曰："是何人也？恶乎介[2]也？天与？其人与？"曰："天也，非人也。天之生是使独也，人之貌有与也。以是知其天也，非人也。"泽雉[3]十步一啄，百步一饮，不蕲畜乎樊中。神虽王，不善也[4]。

【注释】

[1]"右师"原是古代官名。

[2]"介"是一足，通常是受刑的结果。不过，一足既然成为事实，只要接受而不介意，也就与自然的无异了。"有与"：二足。

[3]泽雉的比喻很清楚，但是人要效法并不容易。

[4]神虽王，不善也：王为旺，善为愉快。

【译文】

公文轩看到右师，惊讶地说："这是什么人？为什么只有一只脚？这是自然的，还是人为的？"接着又说："这是自然的，不是人为的。自然将他生成一只脚，而人的身体应该有两只脚。所以知道这是自然的，不是人为的。"水泽区的野鸡，走十步才能啄到一口食物，走百步才能喝到一口水，可是它们不希望被养在笼子里。养在笼子里的野鸡，神态虽然旺盛，但并不愉快。

老聃[1]死，秦失吊之，三号而出。弟子曰："非夫子之友邪？"曰："然。""然则吊焉若此可乎？"曰："然。始也吾以为其人也，而今非也。向吾入而吊焉，有老者哭之，如哭其子；少者哭之，如哭其母。彼其所以会之，必有不蕲言而言，不蕲哭而哭者。是遁天倍情，忘其所受，古者谓之遁天之刑。适来，夫子时也；适去，夫子顺也。安时而处顺，哀乐不能入也，古者谓是帝之县解[2]。"指穷于为薪，火传也，不知其尽也[3]。

【注释】

[1]老聃，亦即老子，生平难考。

[2]秦失表面上批评老聃，说他不能算是至人；其实是借题发挥，劝人避开"遁天之刑"，以求抵达"帝之县解"。"县"，通"悬"。"帝之县"为自然的倒悬。

[3]"薪尽火传"之喻中，"指"借为脂，"薪"是指人的形体，"火"是指人的心神所领悟的智能。这才符合"养生"的真正意旨。

【译文】

老聃死了，秦失去吊唁，哭了几声就出来。老聃的弟子说："你不是我们老师的朋友吗？"秦失说："是啊！"弟子又说："就这样吊唁他，可以吗？"秦失说："可以的。原来我以为他是至人，现在知道不是。刚才我进去吊唁，有老年人在哭，好像哭自己的孩子一样；有年轻人在哭，好像哭自己的母亲一样。这些人的感触会这么深，一定是老聃使他们情不自禁地称颂，情不自禁地痛哭啊。这样做是在逃避自然、违背真实，忘记了人所禀受的是什么。古人称此为逃避自然所带来的惩罚。你的老师偶然来到世间，是应时而生；又偶然离开世间，是顺命而死。安于时机并且顺应变化，哀乐之情就不能进入心中。古人称此为解除了自然的倒悬。"用油脂当薪火，油脂烧完了，火却可以传下去，不知它何时穷尽。

五、《春秋繁露》节选
董仲舒

五行对　第三十八

河间献王问温城[1]董君曰："孝经曰：'夫孝，天之经，地之义。'何谓也？"对曰："天有五行，木、火、土、金、水是也。木生火，火生土，土生金、金生水。水为冬，金为秋，土为季夏，火为夏，木为春。春主生，夏主长，季夏主养，秋主收，冬主藏，藏，冬之所成也。是故父之所生，其子长之；父之所长，其子养之；父之所养，其子成之。诸父所为，其子皆奉承而续行[2]之，不敢不致如父之意，尽为人之道也。故五行者，五行也。由此观之，父授之，子受之，乃天之道也。故曰：夫孝者，天之经也。此之谓也。"王曰："善哉！"

"天经既得闻之矣，愿闻地之义。"对曰："地出云为雨，起气为风，风雨者，地之所为，地不敢有其功名，必上之于天，命若从天气者，故曰天风天雨也[3]，莫曰地风地雨也；勤劳在地，名一归于天，非至有义，其庸能行此；故下事上，如地事天也，可谓大忠矣。土者，火之子也，五行莫贵于土，土之于四时，无所命者[4]，不与火分功名；木名春，火名夏，金名秋，水名冬，忠臣之义，孝子之行取之土；土者，五行最贵者也，其义不可以加矣。五声莫贵于宫[5]，五味莫美于甘，五色莫盛于黄，此谓孝者地之义也。"王曰："善哉！"

【注释】

[1] 温城：据清人苏舆考证，温城当为惰市城。

[2] 奉承：奉命承接下来。续行：继续实行，继续去做。

[3] 命若从天气者："命"字应移至下句"故"字之下。"气"字应作"下"字。两句当为"若从天下者，故命曰天风天雨也"。

[4] 土之于四时，无所命者：因土在四时中居中央，不像金木水火那样，分别代表秋、春、冬夏，所以说无所命者。

[5] 五声：指宫、商、角、徵、羽。这五种音是乐律中的音阶。宫为五音之首，故为五音之主。

【译文】

河间献王询问温城董君说："《孝经》上说：'孝是上天的根本，是大地的准则。'说的是什么意思？"回答说："上天有五行，木火土金水就是。木生火，火生土，土生金，金生水。水代表冬季，金代表秋季，土代表夏之末，火代表夏季，木代表春季。春季主生出，夏季主成长，夏末主养成，秋季主收获，冬季主收藏，贮藏是冬季所要完成的工作。父亲生下儿子，儿子随之慢慢长大；等到父亲慢慢变老的时候，儿子赡养年迈的父亲；父亲抚养儿子慢慢长大，儿子继承家业。五行是五种品行。由此看来，父亲传授，孩子接受，本是上天的原则。所以说孝是上天的标准。说的是这个意思。"天子说：

"好啊!"

"上天的原则已经听说过了,希望听一听大地的准则。"董君回答说:"大地生出云彩造出雨水,生出气来变成风。风雨,是大地生出的。大地不敢占有这个功劳和名声,一定往上归给上。天如从天上往下来的,都命名为天刮风天下雨。不说地刮风地下雨。辛勤劳苦汇集在大地身上,名声一律归给上天,不是非常有义,谁能做到这样,可以说是最大的忠诚。土是火的孩子。五行当中没有什么比土更可贵的。土在四季当中没有命名的对象,不和火分得功绩和名声。木称名春季,火称名夏季,金称名秋季,水称名冬季。忠臣的道义,孝子的行为,都由土取得。土,是五行中最可贵的,它的义不能再增加了。五声中没有比宫更可贵的,五味中没有比甘甜更美好,五色中没有比黄色更兴盛,这说明孝是大地的义。"天子说:"好哇!"

六、《太极图说》节选

周敦颐

无极而太极[1]。太极动而生阳,动极而静,静而生阴,静极复动。一动一静,互为其根。分阴分阳,两仪[2]立焉。阳变阴合,而生水火木金土。五气顺布,四时行焉。五行一阴阳也,阴阳一太极也,太极本无极也。

五行之生也,各一其性。无极之真,二五[3]之精,妙合而凝。乾道成男,坤道成女。二气交感,化生万物。万物生生而变化无穷焉。

唯人也得其秀而最灵。形既生矣,神发知矣。五性[4]感动而善恶分,万事出矣。圣人定之以中正仁义而主静,立人极焉。

故圣人与天地合其德,日月合其明,四时合其序,鬼神合其吉凶,君子修之吉,小人悖[5]之凶。故曰:"立天之道,曰阴与阳。立地之道,曰柔与刚。立人之道,曰仁与义。"又曰:"原始反终,故知死生之说。"大哉易也,斯其至[6]矣!

【注释】

[1] 无极:古代哲学中称派生宇宙万物的本源。太极:指原始混沌之气。

[2] 两仪:指天地。

[3] 二五:指阴阳五行。

[4] 五性:指人的五种性情。各家说法不一,有以喜、怒、欲、惧、忧为五性,有以暴、淫、奢、酷、贼为五性。儒家之谓五性则为仁、义、礼、智、信。

[5] 悖:违背。

[6] 至:极,最。

【译文】

宇宙之初是从无极之理的信息状态内含着太极混元一气能量状态。太极状态运动起来就生出"阳气"。而当运动至极点,就会物极必反产生静的感觉。这种"静"的状态就生出"阴气"。当这种"静"的状态达到极致的时候,就会重新运动。动和静,互相成为对方存在的根据;分出了阴阳以后,两个仪态就确立起来。由于阴阳的变化与融合,就生出了水、火、木、金、土这五种能量形态。五气运行天地间(五行),按照顺序分布与排列,春夏秋冬四季就出现了。所以,五行,起始(统一)于阴阳;阴阳,起始(统一)于太极;太极,本就是无极。

五行产生之后，它们各自就具有了其自身的特性。无极的真髓，阴阳五行的精华，互相进行着巧妙的融合与凝聚。具有乾健之性一类生成阳男之气，具有坤柔之性一类生成阴女之气。这两种形态的气相互交感融合就造化衍生出万物。万物生生不息，所以宇宙也就变化无穷。

只有人类，得到了太极中最优秀的真性、阴阳五行的精粹，因此在万物中它最灵慧（最具神识能力）。人的形体一旦生成，精神、思想也就开始发出知觉了。人身体里五行（气）之性逐步与外界人事社会互相感应而影响，受外界的感染、变动，于是就产生了后天善恶观念。从此，人类社会中的各种各样的事情就出现和发生了。圣人定下"中正仁义"的原则并提倡"主静"（先天之静，无极之本性）的修养方法。这就确立了做人的根本准则。

所以圣人的德性与天地相符，明智与日月相合，行事的次序与四时的推移相协调，趋吉避凶，与鬼神的功能相一致。君子按照这个原则来修身，总是吉利，小人违背它行事，难免凶险。所以说："确立天道的准则，叫作阴和阳；确立地道的准则，叫作柔和刚；确立人道的准则叫作仁和义。"也可以说：开始到终结总是周而复始进行的。"开始"是前一过程的终结，"终结"是下一过程的开始。由此，我们也就可以悟出生与死的规律和道理了。这就是伟大的《周易》向我们揭示的道理！这道理说出了世界的真正根源和本质！

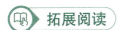 拓展阅读

医药民歌

其一

红娘子，叹一声，受尽了槟郎的气。你有远志，做了随风子，不想当归是何时？续断再得甜如蜜，金银花都费尽了，相思病没药医。待他有曰的苗芋也，我就把玄胡索儿缚住了你。

其二

想人生最是离别恨，只为甘草口甜甜地哄到如今，因此黄连心苦苦里为伊担闷。白芷儿写不尽离情字，嘱咐使君子切莫作负思人。你果是半夏的当归也，我情愿对着天南星彻夜的等。

其三

你说我负了心，无凭积实，激得我蹬穿了地骨皮，愿对威灵仙发下盟誓。细辛将奴想，厚朴你自知。莫把我情书也当作破故纸。

【注释】

明·冯梦龙：《桂枝儿》"想部"三卷中的药名民歌。民歌不仅深得药名诗的个中三昧，且因其桑间濮上之风，而更加通俗、形象，流传的范围也就更加广泛。

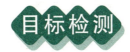 目标检测

答案解析

一、选择题

1. 庖丁解牛的故事出自
　　A.《庄子》　　　　　B.《孟子》　　　　　C.《论语》　　　　　D.《道德经》

2. "食不语，寝不言" 与下列哪部经典相关

    A. 《道德经》   B. 《黄帝内经》   C. 《论语》   D. 《庄子》

3. （多选）《周易》由哪两部分组成

    A. 易经   B. 易传   C. 变易   D. 不易

4. （多选）下列哪些词汇出自《道德经》

    A. 上善若水   B. 少私寡欲   C. 见素抱朴   D. 道法自然

二、简答题

结合《论语》节选部分，简述孔子是如何养生的？

第五章　医德药德经典

📖 本章导读

在浩瀚的中外医药文化中，有大量关于行医售药的行为规范和道德戒律的文献，这些文献受到人们的高度关注，这表明医德药德对救治生命和医药业本身的重要性。本章选录了部分中外著名的医德药德文献，如我国古代的《大医精诚》《医家十要》《病家十要》等；西方古代的《希波克拉底誓词》等。我国古人认为，医者必须博极医源，精勤不倦，方能医术精湛；在面对病患时，医者应当具有恻隐之心、平等之心、同理之心；在医治病患时，医者不可左顾右盼、不得恃己所长，谋略财物，不应邀射名誉、訾毁同行；这些都是医者应具备的最重要的品德修养，概括起来就是医技之"精"与医心之"诚"，所谓"大医精诚"即是这个意思。《医有十三不可学》强调了十三种人不适合学医，从而警示为医者必须戒除残忍、轻浮、贪婪等人性之恶习。西方医者强调生命至上，在《希波克拉底誓词》中，要求行医之人一定要竭尽一己之所能帮助病患摆脱疾病侵扰，挽救生命；行医者不可利用自己掌握的医术做损害生命的事，包括不为自杀者提供致命之药。《医师论》对医者在行医过程中的行为举止提出了明确的要求。可见，在医学发展的早期，中西医者都对从医行为规定了明确的法则；更重要的是，这些法则到今天仍然被人们尊重与认可。本章"拓展阅读"选取了《医者五戒》《医不贪色》《不为良相，则为良医》的内容，展示了我国古人在行医过程中的道德实践以及对医者价值的理解。阅读以上著名的医德药德文献，可帮助今天的我们更深刻地理解医药事业的使命与责任。

学习目标

【知识要求】

1. 掌握中外医德名篇的基本观点，正确理解其基本内涵。
2. 熟悉中外医德药德名篇形成的社会原因和文化背景。
3. 了解古今医药发展过程中职业行为规范的基本要求及变化发展。

【技能要求】

具备自我医药职业行为规范的基本理念与能力。

【素质要求】

培养具有"敬畏生命、服务医药事业、促进大众健康"意识的高素质医药职业人才。

一、大医精诚

孙思邈

张湛曰：夫经方之难精，由来尚矣。今病有内同而外异，亦有内异而外同，故五脏六腑之盈虚，血脉荣卫之通塞，固非耳目之所察，必先诊候以审之。而寸口关尺[1]，有浮沉弦紧之乱；俞穴流注，有高下浅深之差；肌肤筋骨，有厚薄刚柔之异。唯用心精微者，始可与言于兹矣。今以至精至微之事，求之于至粗至浅之思，其不殆哉！若盈而益之，虚而损之，通而彻之，塞而壅之，寒而冷之，热而温之，是重加其疾，而望其生，吾见其死矣。故医方卜筮，艺能之难精者也，既非神授，何以得其幽微？世有愚者，读方三年，便谓天下无病可治[2]；及治病三年，乃知天下无方可用。故学者必须博极医源，精勤不倦，不得道听途说，而言医道已了，深自误哉！

【注释】

［1］寸口关尺：脉学术语，指寸口脉分三部的名称。桡骨茎突处为关，关之前（腕端）为寸，关之后（肘端）为尺。寸关尺三部的脉搏，分别称寸脉、关脉、尺脉。

［2］无病可治：无病不治。可：不。

【译文】

东晋学者张湛说：经典的医方难以精通，由来已经很久了。这是因为疾病有内在的病因相同而外在症状不同，和内在的病因不同而外在症状相同的缘故。因此，五脏六腑是充盈还是虚损，血脉营卫之气是畅通还是阻塞，本来就不是单凭人的耳朵眼睛所能了解得到的，一定先要诊脉来了解它。而且寸关尺三部脉象有浮、沉、弦、紧的差异；腧穴气血的流通输注，有高低浅深的差别；肌肤有厚薄、筋骨有强壮柔弱的区分。只有用心精细的人，才可以同他谈论这些道理。如果把极精细、极微妙的医学道理，用最粗略最肤浅的思想去探求它，实在是太危险了！如果实证却用补法治它，虚证却用泻法治它；气血通利的却还要去疏通它，明明不顺畅却还要去阻塞它；寒证却给他用寒凉药，热证却给他用温热药。这些治疗方法是在加重病人的病情，你希望他能痊愈，我却看到他更加危重了。所以医方、占卜等是可以掌握，但很难精通的技艺。如果不是得到真传，凭什么能懂得那深奥微妙的道理？世上有些愚蠢的人，读了三年的药方，就夸口说天下没有什么病是治不好的；等到治了三年病，才知道天下没有现成的药方可以用。所以学医的人一定要广泛深入地探究医学原理，专心勤奋不懈怠，不能道听途说，一知半解，就说已经明白了医学原理。如果那样，就大大地害了自己呀！

凡大医治病，必当安神定志，无欲无求，先发大慈恻隐之心，誓愿普救含灵之苦。若有疾厄来求救者，不得问其贵贱贫富，长幼妍蚩[1]，怨亲善友，华夷愚智，普同一等，皆如至亲之想。亦不得瞻前顾后，自虑吉凶，护惜身命。见彼苦恼，若己有之，深心凄怆，勿避险巇[2]、昼夜、寒暑、饥渴、疲劳，一心赴救，无作功夫[3]形迹[4]之心。如此可为苍生大医，反此则是含灵巨贼。自古名贤治病，多用生命以济危急，虽曰贱畜贵人，至于爱命，人畜一也。损彼益己，物情同患，况于人乎？夫杀生求生，去生更远。吾今此方所以不用生命为药者，良由此也。其虻虫、水蛭之属，市有先死者，则市而用之，不在此例。只如鸡卵一物，以其混沌未分，必有大段[5]要急之处，不得已隐忍而用之。能不用者，斯为大哲，亦所不及也。其有患疮痍下痢，臭秽不可瞻视，人所恶见者，但发惭愧、凄怜、忧恤之意，不得起一念蒂芥之心，是吾之志也。

【注释】

［1］妍蚩（yán chī）：美与丑。蚩通媸。

［2］险巇（xiǎn xī）：危险和灾难。

［3］功夫：本领、造诣。

［4］行迹：礼法、规矩。

［5］大段：指"十分""非常"。

【译文】

凡是品德医术俱优的医生治病，一定是安定神志，不要有贪念，不要有过分的要求，首先要有慈悲同情之心，誓愿解除所有病人的痛苦。如果有苦于病痛折磨的患者来求医生救治，不能询问他的贵贱贫富，也不论老幼美丑，是仇人还是亲近的人，是交往密切的还是一般的朋友，是愚笨的人还是聪明的人，都要同样看待，就像对待最亲近的人一样。也不能瞻前顾后，过多考虑自身的利弊得失，或过于爱惜自己的身家性命。看到病人苦恼，就要像自己苦恼一样，满心悲痛，不因艰险、昼夜、寒暑、饥渴、疲劳而逃避，要全心全意地去救护病人，不能故意卖弄医术，也不要过于拘于礼节。像这样才能称作百姓的好医生，与此相反的话，就是民众的大害。自古以来，有名的医生治病，多数都用活物来救治危急的病人，虽然说人们认为牲畜是低贱的，人是高贵的，但说到爱惜生命，人和牲畜都是一样的。损害其他生命而有利于自己，是生物之情共同憎恶的，何况是人呢？杀害牲畜的生命来求得保全人的生命，那么离"生"的道义就更远了。我的药方中不用活物做药，原因就在这里。那些虻虫、水蛭一类入药，市场上有已经死了的，就买来用它，不在此列。像鸡蛋这样的东西，因为它还处在成形前的状态，如遇到了十分紧急的情况，不得已而忍痛用它。能不用活物的人，真是识见超越寻常的人，也是我比不上的。如果有病人患疮疡泻痢，污臭不堪入目，成为大家都不愿看见的人，医生应该表现出从内心感到难过、同情、怜悯和关心，不应产生一点歧视和厌恶的念头，这就是我的志向。

夫大医之体，欲得澄神内视，望之俨然；宽裕汪汪[1]，不皎不昧；省病诊疾，至意深心；详察形候，纤毫勿失；处判针药，无得参差。虽曰病宜速救，要须临事不惑。唯当审谛覃思，不得于性命之上，率尔自逞俊快[2]，邀射名誉[3]，甚不仁矣。又到病家，纵绮罗满目，勿左右顾眄；丝竹凑耳，无得似有所娱；珍馐迭荐，食如无味；醽醁兼陈[4]，看有若无。所以尔者，夫一人向隅，满堂不乐，而况病人苦楚，不离斯须，而医者安然欢娱，傲然自得，兹乃人神之所共耻，至人之所不为，斯盖医之本意也。

【注释】

[1] 宽裕汪汪：指医者明白身体的任何变化、经脉的行走以及药物对人体的作用。

[2] 自逞俊快：指逞一时之能，贸然行事。

[3] 邀射名誉：故意邀功、猎取名誉。

[4] 醽醁兼陈（yǎng lù jiān chén）：醽，马驹；醁，美酒。

【译文】

一个德技兼优医生的风度，应该是思想纯净，自我内省，目不旁视，看上去很庄重的样子，气度宽宏，堂堂正正，不卑不亢。诊察疾病，专心致志，详细了解症状脉候，一丝一毫不得有误。处方用针，不能有差错。虽然说对疾病应当迅速救治，但更为重要的是临症不疑惑和不慌乱，特别应当周详仔细，深入思考，不能在人命关天的大事上，轻率地炫耀自己才能出众和动作快捷，以此猎取名誉，这样做就太不仁德了。还有，到了病人家里，即使满眼都是华丽的铺设，也不要左顾右盼，东张西望；即使琴瑟箫管之声充斥耳边，不能为之分心而有所享乐；即使美味佳肴，轮流进献，吃起来也要像没有味道一样；各种美酒一起陈设出来，也要像没看见一样。所以这样做的原因，是因为只要有一个人正在面向墙角哭泣，满屋子的人都会不快乐，更何况病人正在承受的苦痛，一刻也没有离开他的身体，如果医生此刻安然欢娱，傲慢自得，这是人神都认为可耻的行为，医德高尚的医生是不会这样做的，这些大概就是医生的基本品德吧。

夫为医之法，不得多语调笑，谈谑喧哗，道说是非，议论人物，炫耀声名，訾毁诸医，自矜己德。偶然治差[1]一病，则昂头戴面，而有自许之貌，谓天下无双，此医人之膏肓[2]也。老君曰："人行阳德，人自报之；人行阴德，鬼神报之。人行阳恶，人自报之；人行阴恶，鬼神害之。"寻此二途，阴阳报施岂诬也哉？所以医人不得恃己所长，专心经略财物，但作救苦之心，于冥运道中，自感多福者耳。又不得以彼富贵，处以珍贵之药，令彼难求，自炫功能，谅非忠恕之道。志存救济，故亦曲碎论之，学者不可耻言之鄙俚也。

【注释】

[1] 差：瘥，治愈。

[2] 膏肓：中医指人体心与膈间的部分。这里指医者错误最严重的表现。

【译文】

做医生的准则，应该是慎于言辞，在治病时不要与他人聊天调笑，不要大声谈论喧哗，不议论别人的短处，炫耀自己的名声，不诽谤攻击其他医生，借以夸耀自己的功德。偶然治好了一个病人，就昂头仰面，大有自我赞许的样子，认为自己天下无双，这是医生不可救药的毛病。老子说："一个人公开地有德于人，人们自然地会报答他；一个人暗中有德于人，鬼神会报答他。一个人公开地作恶于人，人们自然会报复他；一个人暗中作恶于人，鬼神就会来侵害他。"依照这两个途径，阳施有阳报，阴施有阴报，难道是骗人的吗？所以医生不能依仗自己的专长一心谋敛财物，只要内心存有救济别人痛苦的想法，（积下阴德）到阴曹地府之中，自会感到是多福的人了。还有不能因为别人有钱有地位，就给他开出珍贵的药物，让他很难找到，以此来炫耀自己的技能，这实在是不符合儒家忠恕之道。我志在救护帮助世人，所以琐碎地谈论了这些，希望学医的人不要耻笑我言语的粗鄙。

二、医家十要和病家十要

龚廷贤[1]

医家十要

一存仁心，乃是良箴，博施济众，惠泽斯深。
二通儒道，儒医世宝，道理贵明，群书当考。
三精脉理，宜分表里，指下既明，沉疴可起。
四识病原，生死敢言，医家至此，始至专门。
五知气运，以明岁序，补泻温凉，按时处治。
六明经络，认病不错，脏腑洞然，今之扁鹊。
七识药性，立方应病，不辨温凉，恐伤性命。
八会炮制，火候详细，太过不及，安危所系。
九莫嫉妒，因人好恶，天理昭然，速当悔悟。
十勿重利，当存仁义，贫富虽殊，施药无二。

病家十要

一择明医，于病有裨，不可不慎，生死相随。

二肯服药，诸病可却，有等愚人，自家耽搁。

三宜早治，始则容易，履霜不谨，坚冰即至。

四绝空房，自然无疾，倘若犯之，神医无术。

五戒恼怒，必须省悟，怒则火起，难以救获。

六息妄想，须当静养，念虑一除，精神自娱。

七节饮食，调理有则。过则伤神，太饱难克。

八慎起居，交际当法，稍若劳役，元气愈虚。

九莫信邪，信之则差，异端狂诱，惑乱人家。

十勿惜费，惜之何谓，请问君家，命财孰贵。

【注释】

［1］龚廷贤（1522—1619），一作应贤，字子才，号云林山人、悟真子，明朝江西金溪人，著有《寿世保元》《万病回春》等医书。其父龚信，字瑞芝，号西园，精于医术，曾任明太医院医官，著有《古今医鉴》，经其子龚廷贤整理刻行于世。

三、医家行方智圆心小胆大论
徐中梓

孙思邈之祝医者曰："行欲方而智欲圆，心欲小而胆欲大。"嗟乎，医之神良，尽于此矣！

宅心醇谨，举动安和，言无轻吐，目无乱观，忌心勿起，贪念罔生，毋忽贫贱，毋惮疲劳；检医典而精求，对疾苦而悲悯。如是者谓之行方。

禀赋有厚薄，年岁有老少，身形有肥瘦，性情有缓急，境地有贵贱，风气有柔强，天时有寒热，昼夜有重轻，气色有吉凶，声音有高下，受病有新久，运气有太过不及，知常知变，能神能明。如是者谓之智圆。

望、闻、问、切宜详，补、泻、寒、温须辨。当思人命至重，冥报难逃，一旦差讹，永劫莫忏，乌容不慎！如是者谓之心小。

补即补而泻即泻，热斯热而寒斯寒。抵当、承气，时用回春，姜附、理中，恒投起死。析理详明，勿持两可。如是者谓之胆大。

四者似分而实合也。世未有详谨之士，执成法以伤人；灵变之人，败名节以损己。行方者，智必圆也。心小则惟惧或失，胆大则药如其症，或大攻，或大补，似乎胆大，不知不如是则病不解。是胆大适所以行其心小也。故心小胆大者，合而成智圆心小胆大智圆者，合而成行方也。世皆疑方则有碍乎圆，小则有碍乎大，故表而出之。

【译文】

孙思邈叮嘱医生说："行为要方正，智虑要圆通，心要小，胆要大。"唉，医生的神妙精良，完全在这里啊！

存心忠厚，举动安详，话不随便说，眼睛不乱看，嫉妒和贪求的念头不产生，不要轻视贫贱的病人，不要怕疲劳；要精勤不倦地检阅医学典籍精心探求，对病人的疾苦要怜悯同情。像这样的叫作行为方正。

人的体质有的厚实有的单薄，年岁有的老，有的年轻，身形有胖有瘦，性情有缓有急，所处境地有贵有贱，各地风土气候也使人（的气质）有柔有刚，天时有寒有热，病在白天黑夜也有轻重之不同，（病人的）气色有吉有凶，声音有高有低，病有新病和久病，五运六气有太过和不及，懂得人的常态，又知道人的病理变化（以及自然界的变化），能灵活地恰到好处地处理好这一切，像这样的叫作智虑圆通。

望、闻、向、切应当仔细，补、泻、寒、温必须分辨清楚。应当想着人的生命最重要，（如果草率误治）暗中的报应是难以逃脱的，一下子出了差错，永世不能忏悔，怎么能容许不谨慎呢！像这样的叫作心思细致谨慎。

应该用补法就（果断地）用补，应该用泻法就（果断地）用泻，应该用热药就（果断地）用热药，应该用寒凉药就（果断地）用寒凉药。抵当汤、承气汤（这些峻猛的方剂）常常用来治好重病，干姜附子汤、理中汤，常常用它起死回生。病理要弄得详细明白，不要犹豫不决，像这样的叫作胆大。

这四种，好像是分离的而实际上是结合起来的。世上没有从容谨慎的人会拿过去的成法（不顾实际地）来伤害病人，没有灵活圆通的人会败坏自己的名节损害自己。所以行为方正的人智虑必然是圆通灵活的。小心谨慎就唯恐有过失，胆大就敢于对症下药，有时大攻，有时大补，看起来好像是胆大，不知道不像这样做就不能解除病痛，这就是合适的胆大实施小心仔细得出的治疗方案。所以心小胆大，合起来就成为智圆；心小胆大智圆，合起来就成为行方。社会上（许多人）怀疑行方就会妨碍智圆，心小就会妨碍胆大，所以我阐明这些道理，供医家参考。

四、希波克拉底誓词
希波克拉底

吾将在阿波罗、阿斯克雷庇亚、卫生与健康众神之前宣誓。并请男女众神为证，务求信守誓言，并为此竭尽吾之能力和智慧。

吾将尊敬授业之师如同父母，祸福与共。视其子代如同兄弟，如其愿学医术，皆予教授，不计报酬，不立契约。吾将依次传授箴言、训诫以及其他知识给吾子、吾师之子及其正式学艺并宣誓之徒，舍此绝无例外之人。

吾将竭尽吾之能力与智慧，以己之才帮助病患；戒用医术对任何人等以毒害与妄为。吾将不对任何求死者给予致命之药，亦不作此种授意。

吾将以纯洁与神圣为怀，终生不渝。

吾将不操刀施术，即使遇截石之症，但将委托以此为业者。

无论何时登堂入室，吾都将以病者安危为念，远避不善之举。无论遇自由人或奴隶吾都将戒绝滥用职权，或放纵于男女之情。无论所见所闻何事，无论职业或私人之事，都应不予泄露，吾将严守秘密，不予外传。

吾恪守此誓，决不违背，将终生广施善术，永享世人之尊敬，如有违此誓，将得相反之报应。

五、医师论
希波克拉底

医师的仪表要端正、健康，尽量丰满而自然。他必须干净，衣着整洁，擦用一些在任何情况下都不引人反感的香味油膏。这样能使病人愉快。谨慎的人还必须小心顾及某些道德方面的事。不仅表情要安详，而且生活应有规律。为提高声誉，他的性格必须像个君子，对所有人表现得严肃而怀有好意。过分地炫耀，即或有用处也要予以藐视。他要看起来行动自由，如此坚持不懈，潜移默化，意义是很深远的。他要严肃，但不能刻薄，因为刻薄意味着傲慢和怀有恶意。相反，嘻嘻哈哈、尽情欢乐会被认为粗俗，应特别避免。在各种社会关系中，他都应该公正，公正必然能使人做出伟大的贡献。医师与病人之间应亲密无间。病人把自己交到医师手中，医师因而随时会遇见拥有宝贵财富的妇女、姑娘，所以，一定要有自制力。这样的人既是肉体的医师，也是灵魂的医师。

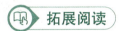 拓展阅读

医者五戒

陈实功[1]

一戒：无论病家大小贫富人等，请视者，便可往之。勿得迟延厌弃，欲往而不往不为平易，药金勿论轻重有无，当尽力一例施与，自然生意日增，毋伤方寸。

二戒：凡视妇女及孀妇尼僧人等，必候侍者在旁，然后入房诊视，倘旁无伴，不可自看。假有不便之患，更宜真诚窥视。虽对内人，不可谈此，因闺阃[2]故也。

三戒：不得出脱病家珠珀珍贵等送家合药，以虚存假换，如果该用，令彼自制入之，倘服不效，自无疑谤；亦不得称赞彼家物色之好。凡此等非君子也。

四戒：凡为医者，不可行乐登山，携酒游玩，又不可片时离去店中。凡有抱病至者，必当亲视，用意发药，又要依经写出药帖，不可杜撰药方，受人驳问。

五戒：凡娼妓及私伙家请看，亦当正己，视如良家子女，不可他意儿戏以取不正，视毕便回。贫窘者，药金可璧；病回只可与药，不可再去，以图邪淫之报。

【注释】

[1] 陈实功（1555—1636），字毓仁，号若虚，江苏南通人，明代杰出的外科医学家。著有《外科正宗》，集中反映他的学术思想与学术成就。

[2] 闺阃：指妇女居住的内室。

医不贪色

宣和间，有一士人抱病缠身，百治不瘥。有何澄者善医，其妻请到，引入密室，告知曰："妾以良人抱病日久，典卖殆尽，无以供医药，愿以身酬。"澄正色曰："娘子何为出此言！但放心，当为调治取效，切毋以此相污。不有人诛，必有鬼神谴责。"未几，良人疾愈，何澄一夜梦入神祠，判官语之曰："汝医药有功。不于难急之际色欲为贪，上帝令赐钱五万贯，官一员。"未几月，东宫疾，国医不能治，有诏草泽医，澄应诏，进剂而愈。朝廷赐官赐钱一如梦。

不为良相，则为良医

范文正公微时，当旨灵祠求祷曰："他时得位相乎！"不许。复祷之曰："不然，原为良医。"亦不许。既而叹曰："夫不能利泽生民，非大丈夫平生之志。"

他日，有人谓公曰："大丈夫之志于相，理则当然；良医之技，君何愿与？无乃失之卑邪？"

公曰："嗟乎！岂为是哉？古人有云：'常善救人，故无弃人；常善救物，故无弃物'且大丈夫之于学也，固欲与神圣之君，得行其道。思天下匹夫匹妇有不被其泽者，若己推而内之沟中。能及小大生民者，固惟相为然；既不可得矣，夫能行救人礼物之心者，莫如良医。"

果能为良医也，上以疗君亲之疾，下以救贫贱之厄，中以保身长年。在下而能及小大生民者，舍夫良医，则未之有也。

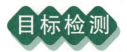

答案解析

一、选择题

1. 我国古代医学最早系统地阐述医德的经典文献是
   A. 龚廷贤《医家十要》　　　　　　B. 陈实功《医者五戒》
   C. 孙思邈《大医精诚》　　　　　　D. 张仲景《伤寒杂病论》序

2. 西方古代医学关于论述医德规范最早的文献是
   A. 《希波克拉底誓词》　　　　　　B. 《医师论》
   C. 《迈蒙尼提斯祷文》　　　　　　D. 《十二铜表法》

3. 《大医精诚》中的"精"要求医者应当"（　　），精勤不倦"
   A. 博极医源　　　B. 用心精微　　　C. 安神定志　　　D. 省病诊疾

4. （多选）《大医精诚》中的"诚"包含的内容有
   A. 医者治病，无欲无求，誓愿普救含灵之苦
   B. 对于病人，应普同一等；见彼苦恼，若己有之
   C. 一心赴救，无作功夫形迹之心
   D. 详察形候，千毫勿失；处判针药，无得参差；

5. （多选）《希波克拉底誓词》的主要观点体现在以下几个方面
   A. 医者应竭尽所能与智慧帮助病人解除病痛
   B. 医者应戒用医术伤害任何人的生命与妄为，包括给求死者以致命药
   C. 医者应以医学事业为纯洁与神圣之业，且终生不渝
   D. 戒绝滥用职权，严守患者秘密，广施善术

二、简答题

比较《大医精诚》《希波克拉底誓词》内涵上的异同。

第六章　中国古代医药制度文化

📖 **本章导读**

　　医药制度是一个时期社会对医药资源的管理与使用的体现。本章选取了中国古代医药制度历史演变的概述文章《医师章》《汉书·艺文志》《宋会要辑稿》《医经正本书·有唐医政第一》等古今文章，概括介绍了我国古代医生的分类、医药及医政机构的设置与管理、医学教育的内容和特点，力求呈现我国古代医药制度的基本特点，及其对古代医药事业的作用和影响。本章"拓展阅读"选录了《诸医论》与《医学源流》，可作为帮助我们更好地了解我国医学历史与发展的补充阅读材料。

学习目标

【知识要求】

1. 掌握中国古代医政制度的不同历史时期的基本特点。
2. 熟悉中国古代不同历史时期主要医政机构的名称和管理功能。
3. 了解古代医政机构的历史变化及原因。

【技能要求】

具有对古代医政制度的文化理解力和分析评判能力。

【素质要求】

培养具有医药制度意识和规范意识的高素质医药人才。

一、医师章[1]

　　医师掌医之政令，聚毒药[2]以共医事。凡邦之有疾病者，疕[3]疡者，造焉，则使医分而治之。岁终，则稽其医事，以制其食。十全为上，十失一次之，十失二次之，十失三次之，十失四为下。

【注释】

　　[1] 本文选自《周礼·天官·冢宰》。《周礼》是儒家经典，世传为周公旦所著，但实际上成书于两汉之间。《周礼》中记载先秦时期社会政治、经济、文化、风俗、礼法诸制，多有史料可采，所涉及之内容极为丰富，无所不包。

　　[2] 毒药：本指辛苦之药，此泛指药物。

　　[3] 疕（bǐ）：头伤，亦谓秃也。身伤谓疡。此处泛指外伤疮疡。

【译文】

　　医师掌管有关医药方面的政令，收集药物以供医疗所用。凡王国中有患疾病的，有头上有伤或身上有外伤疮疡的，都到医师的官府来看病，医师派医者对他们分别进行治疗。年终，考核医者医疗的成绩，以确定给予他们食粮的等级。凡病都能诊断准确的为上等，有十分之一不能诊断准确的为次等，有十分之二不能诊断准确的又次一等，有十分之三不能诊断准确的又次一等，有十分之四不能诊断准确的为下等。

食医掌和王之六食，六饮、六膳、百羞、百酱、八珍之齐。凡食齐眡[1]春时，羹齐眡夏时，酱齐眡秋时，饮齐眡冬时。凡和，春多酸，夏多苦，秋多辛，冬多咸，调以滑甘。凡会膳食之宜，牛宜稌，羊宜黍，豕宜稷，犬宜粱，雁宜麦，鱼宜菰。凡君子之食恒放焉。

【注释】

[1] 眡：视。

【译文】

食医掌管调和王的六种饭食、六种饮料、六种牲肉、各种美味、各种酱类、八种珍肴。凡调和饭食应比照春天以温为宜，羹汤应比照夏天以热为宜，酱类应比照秋天以凉为宜，饮料应比照冬天以寒为宜。凡调和食物的滋味，春天应多一些酸味，夏天应多一些苦味，秋天应多一些辛味，冬天应多一些咸味，四季的食物中都要调和一些能使之变得柔滑和甘甜的食品。凡调配牲肉和饭食，牛肉宜配合稻饭，羊肉宜配合黍饭，猪肉宜配合稷饭，狗肉宜配合粱饭，鹅肉宜配合麦饭，鱼肉宜配合菰米饭。凡君子的膳食都依照这种调配原则。

疾医掌养万民之疾病。四时皆有疠疾[1]：春时有痟首疾，夏时有痒疥疾，秋时有疟寒疾，冬时有嗽上气疾。以五味、五谷、五药，养其病；以五气、五声、五声，眡其死生。两之以九窍之变，参之以九藏之动。凡民之有疾病者，分而治之。死终则各书其所以，而入于医师。

【注释】

[1] 疠疾：季节性流行病。

【译文】

疾医掌管治疗万民的疾病。四季都有因气不调和而引起的疾病：春季有头痛病，夏季有皮肤长痒疥的病，秋季有寒疟病，冬季有咳嗽气喘病。用五味、五谷、五药治疗患者的疾病。首先根据患者五气、五声和五色来观察患者是必死还是可以治好。第二步观察患者九窍的变化，第三步诊断患者九脏的活动情况，这样来判断病情。凡民众有疾病的，就分别加以治疗，患者死了就分别记载死亡的原因，上报给医师。

疡医掌肿疡、溃疡、金疡、折疡之祝，药、劀、杀之齐。凡疗疡，以五毒攻之。以五气养之，以五药疗之，以五味节之。凡药以酸养骨，以辛养筋，以咸养脉，以苦养气，以甘养肉，以滑养窍。凡有疡者，受其药焉。

【译文】

疡医掌管按一定剂量和分寸为肿疡、溃疡、金疡和折疡患者敷药，以及刮去脓血、销蚀腐肉。凡治疗疡疮，用五种药性酷烈的药来敷治，用五谷来调养，用五药来治疗，用五味来调节药效。凡用药，以酸味补养骨骼，以辛味补养筋腱，用咸味滋养血脉，用苦味滋养正气，用甜味滋养筋肉，用具有润滑作用的药物调养气血，使它往来通利如孔穴。凡患有疡疮的人，都可以接受疡医的药物治疗。

兽医掌疗兽病,疗兽疡。凡疗兽病,灌而行之,以节之,以动其气,观其所发而养之。凡疗兽疡,灌而剉之,以发其恶,然后药之,养之,食之。凡兽之有病者,有疡者,使疗之。死则计其数以讲退之。

【译文】

兽医掌管治疗家畜的疾病,治疗家畜的疡疮。凡治疗畜病,先灌药使它行走,节制它行走的快慢,以发动它的脉气,再观察所发的脉气以判断病情而加以治疗。凡治疗家畜的疡疮,先灌药而后刮去脓血和腐肉,以挖出患处的坏死部分,然后敷上药,加以疗养,喂以饲料。凡家畜有疾病的,有疡疮的,就请兽医进行治疗,未能治好而死了就统计死畜的数量,以决定兽医俸禄的增减。

二、《汉书·艺文志》节选

方技略
班固

昔仲尼没而微言绝,七十子丧而大义乖。故《春秋》分为五[1],《诗》分为四[2],《易》有数家之传。战国从衡,真伪分争,诸子之言纷然淆乱。至秦患之,乃燔灭文章,以愚黔首。汉兴,改秦之败,大收篇籍,广开献书之路。迄孝武世,书缺简脱,礼坏乐崩,圣上喟然而称曰:"朕甚闵焉!"于是建藏书之策,置写书之官,下及诸子传说,皆充秘府。至成帝时,以书颇散亡,使谒者陈农求遗书于天下。诏光禄大夫刘向校经传、诸子、诗赋,步兵校尉任宏校兵书,太史令尹咸校数术,侍医李柱国校方技。每一书已,向辄条其篇目,撮其指意,录而奏之。会向卒,哀帝复使向子侍中奉车都尉歆卒父业。歆于是总群书而奏其《七略》,故有《辑略》,有《六艺略》,有《诸子略》,有《诗赋略》,有《兵书略》,有《术数略》,有《方技略》。今删其要,以备篇籍。

【注释】

[1]《春秋》分为五:传注《春秋》者分为五家,分别为《春秋左氏传》《春秋公羊传》《春秋谷梁传》《春秋邹氏传》与《春秋夹氏传》。前三书汉时立于官学,今存。后二书传于民间,已散失。

[2]《诗》分为四:传注《诗经》者分为四家,分别为齐国辕固、鲁国申培、燕国韩婴、赵国毛亨。毛氏注《诗经》盛行于东汉,并流传至今。

【译文】

从前,孔子死了之后,含义深远精要的言论就断绝了,他门下七十几个有才学的弟子死后,有关六经要义的解说就不一致了。所以注释《春秋》的分为五家,传注《诗经》的分成四家,《易经》也有数家为之作传。战国时期,合纵连横之士到处游说,真理与谎言争论不休,诸子百家的学说极为混乱。到了秦朝,秦始皇担心这些思想会危及他的统治,于是便焚烧书籍,用这种办法愚弄黎民百姓。西汉建立了,高祖革除了秦朝的弊政,大量收集文化典籍,广泛地开辟献纳书籍的途径。到了汉武帝时代,文字残缺,书简脱落,政治文化制度崩溃,汉武帝很感慨地说:"我对此很忧虑啊!"于是建立了藏书的策府,设置了抄书的机构和官员,下到诸子百家的著作及其传注,全部收藏在皇家图书馆。到汉成帝时,因为书籍散失严重,便派谒者陈农向全国征集遗失的书籍;又命令光禄大夫刘向校勘经书与传注、诸子之书及诗赋;命令步兵校尉任宏校对兵书;还命令太史令尹咸校阅天文、历法、占卜之类的书,侍医李柱国校订医书。每一部书校勘完毕，刘向便分条列出篇名目录，并摘录总括各书的大意要旨，写成《叙录》呈报皇帝。适逢刘向去世，汉哀帝又派刘向的儿子侍中奉车都尉刘歆完成他父亲的事业。于是刘歆汇集群书编成《七略》，因此有《辑略》，有《六艺略》，有《诸子略》，有《诗赋略》，有《兵书略》，有《术数略》，有《方技略》。现在节取其中的要点，而使篇籍目录完备。

右医经七家，二百一十六卷。

医经者，原人血脉、经络、骨髓、阴阳、表里，以起百病之本，死生之分，而用度箴石汤火所施，调百药齐和之所宜。至齐之得，犹慈[1]石取铁，以物相使。拙者失理，以愈为剧，以生为死。

【注释】

[1] 慈：通辞"磁"。

【译文】

以上医学经典共七家，总计二百一十六卷。

医经，是推究人的血脉、经络、骨髓、阴阳、表里等生理现象，用来阐发人体各种疾病的根源，诊断死生的证候，进而根据它考虑针刺、砭石、汤药、艾灸等施用的方法，调和各种药物制成方剂的最佳配伍。良方的功效，好像磁石吸铁那样灵验，药物互相发生作用。医术拙劣的医生常常违背医经的理论，把轻病治成重病，把能治活的病人治死。

右经方十一家，二百七十四卷。

经方者，本草石之寒温，量疾病之浅深，假药味之滋，因气感之宜，辨五苦六辛，致水火之齐，以通闭解结，反之于平。及失其宜者，以热益热，以寒增寒，精气内伤，不见于外，是所独失也。故谚曰："有病不治，常得中医[1]。"

【注释】

[1] 中医：中等水平的医生。

【译文】

以上经方十一家，总计二百七十四卷。

经方，是根据草木金石等药物的寒温之性，诊察疾病的浅深轻重，凭借药物的功能主治，利用六气感人的有利因素，辨别药物的五苦六辛，配制成寒凉、温热的药剂，用来疏通闭塞、解除郁结，从而使病人恢复健康。至于那些违反药物适宜配伍原则的医生，用热药加重热病，用寒药加重寒病，造成精气内伤而不在体外呈现的不良后果，这是那些拙劣医生特有的一种过失。所以谚语说："有病不治疗，常常等于请到一位中等水平的医生。"

右房中八家，百八十六卷。

房中者，情性之极，至道之际，是以圣王制外乐以禁内情，而为之节文。传曰："先王之作乐，所以节百事也。"乐而有节，则和平寿考。及迷者弗顾，以生疾而殒性命。

【译文】

上述房中八家，一百八十六卷。

房中术是研究人类情性活动的最高表现，高深理论的最新成就，因此古代圣王制订身外的音乐而节制房中的情欲，并且制定了礼节和文明规范。《左传》上说："先王制订的音乐是用它节制百事的。"听音乐并且有节制那么就气血平和，寿命长久。至于沉迷声色的人不考虑这些，因此生病而丧失性命。

右神仙十家，二百五卷。

神仙者，所以保性命之真，而游求于其外者也。聊以荡意平心，同死生之域，而无怵惕[1]于胸中。然而或者专以为务，则诞欺怪迂之文弥以益多，非圣王之所以教也。孔子曰："索隐行怪，后世有述焉，吾不为之矣。"

【注释】

[1] 怵惕：对死亡的恐惧。

【译文】

上述神仙十家，二百零五卷。

神仙家养生术，是研究保护生命的真精，向身外大自然广求养生之道的方法。凭借它来净化意念，平定心境，把死生视为等同，而在心中对它没有恐惧。但有的人专门致力养生术，则充满荒诞怪异迂曲的养生方法增多，这不是圣王教化的内容。孔子说："探索隐晦之事而奉行怪僻诡异之道，后人有遵循它的，我不奉行它。"

凡方技三十六家，八百六十八卷。

方技者，皆生生之具，王官之一守也。太古有岐伯、俞跗，中世有扁鹊、秦和，盖论病以及国，原诊以知政。汉兴有仓公。今其技术暗昧，故论其书，以序方技为四种。

【译文】

方技共三十六家，八百六十八卷。

方技，都是延续生命生存的手段，是王宫官员中的一种职务。上古有岐伯、俞跗，中世有扁鹊、秦和。他们都能论病而涉及治国，推究证候而了解政情。汉朝建立后有仓公。现在他们的医术学说被埋没了，所以要编辑他们的书，并把方技分类排列分为四种。

三、《宋会要辑稿[1]》
太医局（节选）

太医局，秦、汉属少府，有令、丞。晋以属宗正，过江以给门下省。北齐时统于太常。唐太宗八局，此隶其一。有令、丞各二人，府二人，史四人，主药八人，药童二十四人，药监四人，药正八人，药园师二人，药园生八人，掌固四人。太医令掌诸药疗之法，丞为之贰。其属有四，曰医师、针师、按摩师、呪[2]禁师，皆有博士以教之。其考试登用，如国子监之法。凡医正、医工疗人以病疾，以其全多少而书之，以为考课。药园师以待种莳[3]收采诸药。医博士一人，助教一人，医师二十人，工三百人，生四十人，典乐二人。针博士、助教各一人，针师十人，针工二十人，针生二十人。按摩博士一人，师四人，工十六人，生十五人。呪禁博士一人，师二人，工八人，生十人。宋朝于嘉祐中损益古制，而定名额。

太宗淳化三年五月，诏以民多疾疫，令太医局选良医十人，给钱五十千，为市药之宜，分遣于京城要害处，听都人之言病者，给以汤药。扶疾而至者，即诊视，仍遣内侍一人按行之。

仁宗庆历四年三月二十五日，诏国子监于翰林院选能讲说医书三五人为医师，于武成王庙讲说《素问》《难经》等文字。召京城习学生徒听学。本监奏："以儒者讲学之地，不宜令医官讲说对列。窃见唐制，太常寺有八局，太医隶焉，有博士教之。其考试登用，如国子监之法。乞令太常寺管勾施行。所有合借经书，即令本寺移文，于当监取索应付。"诏付太常寺施行。

八月二十二日，太常寺言："近置太医局，领属本寺。昨令权就皷[4]吹讲说，今招到诸科生徒已八十余人，其皷吹局三间窄隘，兼逼南郊，每日教乐，讲说不便。欲乞移就武成王庙"从之。

至和三年四月十七日，同知太常礼院兼寺丞王起言："乞下诸路州军、提刑、转运司，各令博坊有艺医人委可保用者，约道里远近，与盘缠，发令赴阙，送本局校其艺能。或显有学术，堪任录用者，即优于安排，以广医道。或类聚一书，上辅圣朝忧人爱物之心。窃虑其闲安于乡间，规避赴阙者，其所属处亦不得盖庇。如无，即具结罪供报。"从之。

【注释】

[1]《宋会要辑稿》是清嘉庆年间由徐松从《永乐大典》中辑出的宋代官修《会要》之文。《宋会要辑稿》全书 366 卷，分为帝系、后妃、乐、礼、舆服、仪制、瑞异、运历、崇儒、职官、选举、食货、刑法、兵、方域、蕃夷、道释等 17 门。内容丰富、卷帙浩大，堪称宋代史料之渊薮。

[2] 呪（zhòu）：咒。

[3] 蒔（shí 或 shì）：草本植物，或栽种、移植。

[4] 皷（gǔ）：同"鼓"。

【译文】

太医局，秦汉时期归属少府，设令和丞的官职，晋朝属宗正。过江以后（北齐）归门下省，北齐时归太常。唐太宗时有八局，太医局属其一，设有令、丞各二人，府二人，史四人，主药八人，药童二十四人，药监四人、药正八人，药园师二人，药园生八人，掌固四人。太医令掌管各种药物治疗的方法。丞辅助他，他们下属有四类人，称为医师、针师、按摩师、咒禁师，都有博士教导他们。他们通过考试录用，考试规则就是国子监的考试办法。大凡医正、医工治疗人们的疾病，记录他们治愈了多少（病人），以作为考试的内容。药园师主要是种植草药，采收草药。有医博士一人，助教一人，医师二十人，医工三百人，生四十人，典乐二人。针博士、助教各一人，针师十人，针工二十人，针生二十人。按摩博士一人，按摩师四人，工人十六人，学生十五人。咒禁博士一人，咒禁师二人，工人二人，学生十人。宋朝嘉祐年这些旧制度有所改变，（重新）确定名额。

宋太宗淳化三年五月，天子下诏，由于民众多染疫病，命令太医局选派良医十人，拨款 50000，为在市场售药方便，分别派往京城各个要害的地方。听到有人称患病，就给他们汤药，带病而来的，就给他们问诊看病。并派遣内侍一人跟随。

仁宗庆历四年三月二十五日，天子下诏，国子监在翰林院选拔能讲授医书的三五人为医师，在武成王庙讲解《素问》《难经》等文字，召集京城学习医学的学生听学。本监奏："由于儒者讲学的地方不应该让医官讲课，我看了唐代制度，太常寺有八局，太医局隶属其中，有博士教授学生，他们考试录用，要求按照国子监的办法。请求太常寺管理实施。所有需要的经书，要求移至太常寺。以此取用于教学。"天子下诏太常寺施行。

八月二十二日，太常寺说："近日设置太医局，归属本寺，昨天接到命令要鼓吹讲书。现招收到各科生徒已有八十余人。鼓吹局三间房较为狭窄，而且偏在南郊，每次上课活动不便，乞求移到武成王庙。"（天子）同意这一要求。

到了至和三年四月十七日，同知太常礼院兼寺丞王起说："请求各路州军、提刑、转运司，命令博坊有意委托可以保用的人，告诉其去处远近，发给他路费，让他们赴任。送本局校正技能，有的有显著学术，能够被录用的，就优先安排，以推广医道，或者能汇聚一书，向上辅助朝廷，实现忧虑爱惜百姓的愿望，私下认为那些闲在乡间，逃避赴任救治疫病的人，他们所在地方也不能包庇他。如果没有，就根据这些状况上报。"天子认为这样可以。

翰林医官院（节选）

翰林医官院，在宣祐门内之东廊，掌供奉医药及承诏视疗众疾之事。使、副领院事，以尚药奉御充，或有加诸司使者。直院、医官、医学、无定员。医官、医学以服色为差。加同正官至尚药奉御者，或加检校官，其直院奉御及同正官皆为之；多自医官特奖命授，又有祗后之名。

太宗雍熙二年三月，翰林医官使、检校户部郎中刘翰责授和州团练使。时武成军节度使刘遇疾，遣翰候之，复言必瘳[1]，未几而卒。太宗怒，送中书薄责降职。

真宗景德元年八月，鲁国长公主乞授翰林医官使赵自化尚食使，兼医官院事，不许。先是，雍王元份亦尝请除自化遥领刺史，帝谕以非朝廷典制，不可。至是，谓枢密使王继英曰："自化为本院使，居太医首，安可更有请求，宜召至院诫之。"

祥符五年六月，翰林医官院官见阙医学祗候医人，诏令召方脉医五人，伤折一人，仍精加考择。

天圣六年七月，翰林医官院言："医学李诚十年当改转，其人凶顽，尝有负犯，请不迁改。自今后医学祗后医人如补授，十年有过犯一度者，并不在补转之限"从之……

熙宁五年五月十三日，诏："应妃、主、臣僚等不得奏尚药奉御、太医丞乞转直翰林医官院已上名目。"先是，陈国长公主奏太医丞李永昌用药有效，乞转直翰林医官院名目，止与儿男充医学，仍别立法，遂定此制。

六月十九日，岐王颢言试国子四门助教张延年换额外翰林医学，诏特与依例免试换额外医学。今后应陈乞医人换医官院职名，并依条不许免试。时奏荐医官皆乞免试，上虑方技不精，容有倖[2]进，故申严旧制以革其弊。

……

十五年九月十日，诏："比年医官少精方脉，可自来年为拾，令内外州县白身医人各召文武臣选人、医官一员委保，具状经礼部陈乞。于省试前一年附铨试场，随科目试脉义一场三道，以二通为合格，就本所拆卷，出给公据照会，赴次年省试场，试经义三场共一十二道，将五通为合格，以五人取一名，令礼部给帖，补充习医生。候次举再赴省试场，试经义三场共一十二道，以五人取一名，八通补翰林医学，六通补祗候。今后特补，许有司执奏不行。其臣僚已奏试医人，更不收试。仍仰礼部、太常寺更参照太医局试补旧法，条具申尚书省取旨。"十二月初六日，礼部、太常寺乞令大方脉科、风科、小方脉科依今降指挥试脉义三道，其眼科以下依旧法试大道二道，假令法一道；以二通为合格。其次年省试经义一十二道，依旧法以六通为合格。从之。

【注释】

[1] 瘳（chōu）：病愈。

[2] 倖（xìng）：同"幸"。

【译文】

翰林医官院在宣祐门内的东边走廊之内，主管提供医药和完成天子安排诊疗民众疾病的事务。使、副领院事，在尚药局为皇上服务，有的则在其他各司做使者。直院、医官、医学，没有固定的人员数额。医官、医学以所穿的官服颜色为差别，加同正官到尚药局服务皇帝的，或者加检校官，他们直院服务皇帝和同正官都这样做，大多是医官受到特别奖励授命，还有祗后之名。

太宗雍熙二年三月，翰林医官使、检校户部郎中刘翰被任命为和州团练使，当时武成军节度使刘生大病，就派了刘翰去医治，并说一定要治愈。但没过多久，刘节度使病亡，太宗大怒，就将刘翰送押中书省降职处理。

宋真宗景德元年八月，鲁国长公主请求授予翰林医官院使赵自化为尚食使，兼任医官使官职，未得到许可。之前，雍王元份也曾请求撤除赵自化医官院使，任遥领刺史，皇帝谕书说这不符合朝廷制度，不被允许。因此，（皇帝）对枢密使王继英说："自化是本朝翰林医官使，在太医局位居首位，怎么还可以有其他的官职请求，应当把他召来给予训诫。"

祥符五年六月，翰林医官院官空缺医学祗侯医人，天子下诏招收方脉医五人，伤折科一人，并且严加考试择优录取。

天圣六年七月，翰林医官院宣称："医学李诚十年应改转了，但此人凶恶顽劣，曾有犯罪记录，请不允许迁改。自今后医学祗侯医人如果要补授，十年中有过犯罪记录的，就不在补授的范围中。"皇上认为这样可行……

熙宁五年五月十三日，天子发布诏令："应妃、主、臣僚等不能上将奏尚药奉御、太医丞乞转为翰林医官院的名目中。"之前，陈国长公主上奏太医李永昌用药有效，乞求转入翰林医官院的名目中，被制止，给与儿男一名充医学，仍然另立别法，于是就确定这一制度。

六月十九日，岐王颢言要考试国子监四门助教张延年换额外翰林医学，下诏特别给予依例免试换额外医学。今后应陈乞医人换医官院职名，并依条不许免试。当时上奏被推荐的医官都请求免试，皇上顾虑（这样）他们会方技不精，给侥幸者有可乘之机。所以要求严守旧制以消除免试带来的弊端。

……

孝宗乾道十五年九月十日，天子下诏："连年来缺少精通方脉的医官，可从明年加强。命令内外州县民间医生各从文武大臣中选拔人才，医官一人委托保荐，上报到礼部。在省试前一年参加考试，考试科目考脉义一场三道，以二道为合格，当场折卷批改，给出结果；赴第二年省试考场，考经义三场共一十二道，五通为合格，在五人中取一名，礼部发录取帖，补充为见习医生。等候下一年考试再赴省试场；考经义三场一共一十二道，五人中取一名。八通补为翰林医学，六通补为祗侯。今后特补，允许有司执奏不行。他们的臣僚已经奏试医人，怎不再收试。仍然依据礼部、太常寺继续参照太医局试补旧法，上报尚书省候旨。"十二月初六日，礼部、太常寺请求下令大方脉科、风科、小方脉科根据现在的要求考脉义三道，眼科以下依据旧法考试大道二道，假令法一道，以二通为合格。第二年省试主要考经义一十二道，依据旧法以六通为合格。从之。

四、《医经正本书·有唐医政第一》节选

程迥[1]

太医令掌诸生医疗之法，其属有四：医师、针师、按摩师、咒禁师。皆有博士以教之，其考试登用。如国子监法丞二人，从八品下，医官四人，从八品下，医正四人，从九品下。诸生读脉诀者，即令递相诊候，使知四时浮沉滑涩之状。诸生读本草者，即令识药形状，知其药性。读明堂者，即令验其图识孔穴。诸生读素问黄帝针经甲乙脉经，皆使精熟。博士一试，医令丞并季试也。药园师以时种莳，收采诸药。京师置药园一所，良田三顷，取庶人十六以上，二十以下，充药园生，业成，补药园师。

【注释】

[1] 程迥：字可久，应天府宁陵（今河南省宁陵县）人，靖康之乱迁居绍兴余姚（今属浙江）。他

15 岁时，父母去世，孤贫漂泊，20 余岁才知读书。当时战乱才定，西北大夫多在钱塘，程迥得以向他们学习。他曾受经学于昆山（今属上海）王葆、嘉禾（今属嘉兴）闻人藏德、严陵（今属桐庐）喻樗。隆兴元年（1163 年）程迥进士及第，历任扬州泰兴（今属江苏）尉、隆兴府进贤（今属江西）知县，后来调信州上饶县（今属江西），都有政绩。不久为奉祠（五品以上领薪俸，无职事的官员），寓居番阳的萧寺。据《宋史·本传》程迥编著的医书有《活人书辨》（见《医籍考》）、《医经正本书》一卷（见《宋史·本传》及《直斋书录解题》《余姚县志》）两种。《活人书辨》已散佚无传，《医经正本书》一卷，共十四篇，并及唐宋医政。

【译文】

太医令主管学生们学习诊疗方式，（按医疗方法）医生一共有四类：医师、针师、按摩师、咒禁师。（他们）都有博士教授，通过考试被录用。比如，国子监有法丞二人，（官职）从八品下，医官四人，（官职）从八品下，医正四人，（官职）从九品下。学生们读脉诀，就让他们依次切脉诊断，使他们掌握四时脉象浮沉滑涩的感觉。学生们读本草，就让他们辨识各种药物形状，掌握药物的药性。读明堂，就让他们按照经络图学习穴位。学生们读素问黄帝针经甲乙脉经，要求精读熟悉。博士一年一考，医令丞一季度一考。药园师按照时令种植药材，采收药材。在京师长安建药园一座，良田三顷，招收十六岁以上、二十岁以下的普通百姓，充当药园生，学成之后，可补充为药园师。

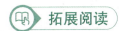 拓展阅读

中国古代医政制度变迁概述[1]

一、秦代医事制度

少府为九卿之一，在少府下设六丞，"太医令丞"为六丞之一。

《通典·职官七》："秦有太医令丞，亦主医药，属少府。"秦始皇上朝，常有"侍医"捧药囊随行，奉侍于帝侧，以备急需。太医不仅负责中央官员的疾病诊治，而且掌管地方郡县的医疗事宜。当时各地都设有医长，对太常、太医丞负责。药府中的药长主持药物之事，设有药藏府储存药物。

二、两汉的医事制度

汉代的医官中职位最高者为太医令丞，隶属关系上分为两个系统：一是太常系统。"奉常、秦官，掌宗庙礼仪，有丞。景帝中元六年（公元前 144 年）更名太常。属官有太乐、太祝、太宰、太史、太医令丞"。当时的太医令丞，相当于后世太医院使，其内部有分工，负责与管理方药者各司其职，管理方药者又有典领方药和本草待诏之分。典领方药侧重于药剂的研制，以供宫廷方药之需。本草待诏则主要为皇家采集各种药材，这些人不像典领方药官职稳定，用着时被征诏上来，又随时可能被裁减。二是少府系统。"少府，秦官，掌山海池泽之税，以给供养，有六丞。属官有尚书、符节、太医、太官、汤官、导官、乐府、若卢、考工室、左弋居室、左右司空、东织西织、东园匠"等令。少府太医主要为宫廷医疗服务。在少府太医令丞下，属官和医药人员有太医监，多由有权势的医生充任。汉代的侍医，沿袭秦制，主要为帝王皇室和诸侯王诊治疾病，相当于后世的侍御医。侍医与医待诏为同一职称。女侍医、女医、乳医，在宫中主要为皇后、公主服务，诊治妇产科疾病。诸侯王府的医政仿照中央。王府中一方面培养自己的医生，派人去名医那里请教，或拜名医为师求学深造。王府还会从社会上招聘医生。

东汉的医官制度较西汉完备，增设了一些医药官职。汉代医生可分为官医和民间医生。官医的服务对象重点是官僚统治阶层，从中央到地方形成了一支有组织的医疗系统。民间以师带徒传授医学的教育

形式有一定的发展，但官办的医学尚未形成，官医主要是从民间医药人士中选用。

三、魏晋南北朝医事制度

没有太多新的变化和建树。

四、隋唐医事制度

隋唐医事制度主要建立三个系统：一是为帝王服务的尚药局和食医；二是为太子服务的药藏局和掌医；三是百官医疗兼教育机构的太医署及地方医疗机构。

1. 尚药局和食医　隋文帝时尚药局隶属门下省。设有典御、侍御医、直长、医师、主药、药童、按摩师等。食医属尚药局，正九品下。唐代尚药局属殿中首。尚药奉御的职责是掌管为帝王和合御药及诊候方脉事，直长为其助理。

2. 药藏局和掌医　药藏局是东宫官署下的机构，属门下坊管理，是专为太子服务的医疗机构。隋代有药藏监（正七品下）、丞（正八品上）各两人。皇子的王宫中置有"典医丞"管理医事。

3. 太医署　是国家的医疗机关也是教育机构。隋代属太常寺统领。隋代郡县官府均有医生。唐代地方医事较隋代更为重视，并建立一套机构，京兆、河南、太原等府设医学博士1人，助教1人，学生20人。在各级都督府中，大、中、小州的医学博士，均身兼医疗、教学之职。既以"百药救民疾病"，又在助教协助下，教授学生。学生并有在州境内巡回医疗的任务。如贞观二十七年，在复置医学生时，就明确了"掌州境巡疗"的职责。

唐代太医署仍有主药、药童以管理修合药材，药园师、药园生、掌固等栽培采收药材以及药园师负有培养药园生成药师之责。此外，非医疗机构，亦有主管医药者，如祠部郎中、员外郎，"各一人，掌享祭、天文、漏刻、国忌、庙违、卜蛮、医药、僧尼之事……"可知祠部郎中、员外郎有掌管医药并推荐有医疗才能的名医子弟进入国家医疗机关的职能。"医术者，不得过尚药奉御"，因而医官员阶最高为五品下（月俸：九千二百。月俸三千，食料六百，杂用五百文）。

4. 其他　此外，隋唐时期有佛教徒开办的疠人坊，以收容男女麻风病患者。此外，据《通鉴正误》载，"至德二载（757），两京市各置济病坊，嗣后各州普遍之，多设于庙宇"，此则有平民医院之性质。

五、宋代医事制度

宋代律令承袭《唐律》。《宋刑统》是宋代的一部法典，有关医德、医疗事故、民众医药、饮食卫生、卫生保健、囚犯医药卫生管理等医事管理都制定了惩处的法规。如"诸医违方诈疗疾病而取财务者，以盗论"；律令将医生的责任事故、技术事故区别对待，使医生不致于遭误杀。但是医生进御皇帝的药合成后，须签署题封，有不如本方者，医生被处绞刑。

宋代翰林医官院掌医政和医疗。太医局，则为管理医学教育，造就医学人才的机构，这和唐代不同，宋代使医事行政和医学教育分工明确，这也是宋代医学比前代有较大发展的重要因素之一。

1. 翰林医官院　是宋中央高品位的医疗兼行政管理机构，掌供奉朝廷医药，对内廷、疾病以及军旅、学校、民间疾疫派遣军官治疗。州郡也有医官。元丰六年（1083）规定医生数额：京府节镇10人，内小方脉3人。余州7人，小方脉2人。诸职医、助教、医生医术不精，治疗多失误者，经上级查验属实，另选合格者充任。

2. 国家药政机构　宋代药物管理设有尚药局，专门负责御药、合剂、诊疗疾病。又设御药房，为皇帝御用药房，多由宦官主管。御药院，属内侍省，御药院的职责是检验秘方，以时剂和药品进御及供奉禁中之用。此外，保管加工炮制国内外进贡药物，采购药材；官员也常奉敕出使等。

3. 官办药厂与药店　熙宁九年（1076年），神宗诏令合并旧有的熟药库、合药所、卖药所。在京城开封设置太医局熟药所，又称修合卖药所，通称药局，委官监制和销售成药，为官药局的创始。熟药所出售的成药比生药使用方便，很受医生和病人欢迎。崇宁二年，熟药所增加到5所，另设"修合药所"2处，为制药坊。销售与制药有了分工，修合所的成药，供熟药所经销。政和四年（1114年），"修合药所"改称"医药合剂局"，熟药所改称"医药惠民局"。南宋绍兴六年（1136年）于临安设熟药所4处，其一为合剂局，由翰林医官院选保医官辨验药材。绍兴十八年（1148年），改熟药所为"太平惠民局"。绍兴二十一年（1151年）各府州军熟药所，也都改称"太平惠民局"。熟药所除了日常以优惠的价格向民间出售药物，向地方批发、交换药材外，还制定有每逢夏季、冬季和疫病流行时施医给药制度、轮流值班制度、药品检验制度等。熟药所的设立，使《和剂局方》得以推广，成药使用得以普及。但后来惠民局有名无实，腐败严重，民众无法得到真正的实惠。

4. 与医有关的慈善机构

（1）安济坊　收容贫困无靠病人，给予医药照顾，滥觞于南北朝。宋代有进一步发展，在宋代，地方官绅也出资建立病坊，收治贫困无靠者。如苏轼于杭州时建病坊安乐坊，历时14年，后由政府接收改为安济坊。宋代病坊有病房，有医生和记录治疗效果与失误的"手历"（类似于今天的病历），以便年终考核。后人认为其组织已渐具"医院"雏形，到理宗邵定二年（1229年）已有"医院"记载。

（2）居养院　始于唐代的悲田福田院。宋元符元年（1098年）淮东路设官坊，居养鳏寡孤独贫困不能自存者，月给口粮，病者给医药。后将收养范围扩大，虽非鳏寡孤独但确是贫乏不能存者，经职官审查属实也可居养，徽宗赐名为"居养院"，居养人的口粮、日用钱、冬季柴炭钱，都由政府按照具体规定支出。但在实际执行中往往阳奉阴违，孤幼贫困老疾者并不能得到帮助。

此外，还有福田院、漏泽园、慈幼局、病囚院、保寿粹和馆等对老疾乞丐、老死无处掩埋、遗弃的新生儿、囚犯进行救助治疗、抚养等。

5. 中国最早的人体解剖　宋仁宗庆历年间（1041—1048）广西地方官处死欧希范等56名反叛者，并解剖了死者的胸腹，并由画工宋景描绘成图。这就是《欧希范五脏图》，成为已知的最早的人体解剖学图谱。《存真图》是宋徽宗崇宁年间（1102—1106）由医家杨介和画工根据他们所观察到的被宋廷处决的反叛者的胸膜内脏绘制而成的解剖图谱，每一幅图谱后面还附有描述性文字。

六、明清医事制度

朱元璋在自称吴王时（1364年），就仿元制设置全国性的医药行政管理机构——医学提举司。司中设有提举、同提举、副提举、医学教授、学正、官医和提领。1366年改医学提举为太医监，设少监、监丞。1368年改太医监为太医院，设院使、同知、院判、典簿等。1373年开始设御医。明代太医院设南北两处，1364—1421年为南京太医院；1421年迁都北京后，为北京太医院。迁都后，南京太医院仍然存在，但规模要比北京小。

两京太医院设有生药库，设大使、副大使各1人，掌管药物。每年药材由产地派人送来后按照药材的质量、炮制、燥湿程度进行分类。由太医院御医和药库大使辨验入库，礼部派人监督并登记造册。

明代太医院分为13科：大方脉、妇人、伤寒、小方脉、针灸、口齿、咽喉、眼、疮疡、接骨、金镞、祝由、按摩。

太医院主要是负责皇帝和皇室的医疗保健，还兼顾王公大臣、文武百官及外国贵宾等方面的医疗保健。并担负教育、选考、派遣医生、散聚药物等事务。

太医院的医生主要从各地世业医生中选考。被选入太医院学习者，称医丁，太医院的医生主要靠世医子弟补充。1527年礼部提出对医生的考选问题，如果太医院的医生只是单纯由世医制产生，难免使太医院成为庸医栖身之地，礼部还提出了考试办法和升迁降黜办法。明代还通过外访保举医官医士，以补充太医院之需。

清代鸦片战争之前，医事制度多沿袭明朝旧制。1644 年，设太医院为独立的中央医事机构，为帝后及宫内人员诊视疾病，配制药物，也负责其他医药事务。凡御医以下各官，老疾不能工作者，呈院验实，题准告退；病愈仍补原缺，不得推诿托故不赴院复职，在外行医，违者严加议处。

诸医论[1]

扁鹊医如秦鑑烛物[2]，妍媸不隐，又如奕秋[3]遇敌，着着[4]可法，观者不能察其神机。仓公[5]医如轮扁[6]斲轮，得心应手，自不能以巧思语人。张长沙如汤武之师，无非王道，其攻守奇正，不以敌之大小皆可制胜。华元化医如庖丁解牛，挥刃而肯綮[7]无碍，其造谐自当有神，虽欲师之而不可得。

【注释】

[1] 本文选自《古今图书集成·医部全录》卷五零二。《古今图书集成》共一万卷，是一部大型类书，原名《古今图书汇编》，清代康熙年间陈梦雷等原辑，雍正时蒋廷锡等重辑，其中《医部全录》凡五二零卷，约九百五十万言，为我国至今规模最大的一部医学类书。

[2] 秦鑑烛物：鑑，鉴的繁体字，意为镜子。

[3] 奕秋（yì）：春秋时鲁国棋王。

[4] 着着（zhuó）：下棋走一步，就叫着。

[5] 仓公：淳于意，西汉初名医。

[6] 轮扁：传说中古代擅长制作车轮的师傅。

[7] 肯綮（qìng）：筋骨结合处。肯，骨头上附着的肉。綮，筋肉结节处。

【译文】

扁鹊的医术如同秦镜照物，容貌美丑不能隐藏，又如奕秋遇到高手，每一步棋都值得效法，旁观者不能察觉他的奥妙。仓公的医术好像轮扁削木造轮，得心应手，自然难以把他的灵活高妙的构思告诉他人。张机的医术仿佛商汤王、周武王的军队，所行没有不是仁义之举，他攻守变化，不论强弱之敌都能取胜。华佗的医术宛若庖丁解牛，挥动刀刃而筋骨不能阻碍，他的高超技艺自然是变化莫测，虽然想效法他却不能达到。

孙思邈医如康成[1]注书，详于训诂，其自得之妙，未易以示人，味其膏腴，可以无饥矣。庞安常医能启扁鹊之所秘，法元化之可法，使天假之年[2]，其所就当不在古人下。钱仲阳医如李靖用兵，度越纵舍[3]，卒与法会，其始以《颅𩄇方》[4]着名于时，盖因扁鹊之因时所重，而为之变尔。陈无择医如老吏断案，深于鞫谳[5]，未免移情就法，自当其任则有余，使之代治则繁剧。许叔微医如顾恺写神，神气有余，特不出形似之外，可模而不可及。

【注释】

[1] 康成：郑玄，字康成。东汉著名学者，曾为多部儒家著作做注解。

[2] 天假之年："天假之以年"之意，上天赐给他的寿命再长一些。

[3] 度越纵舍：军事用语。度越，安全通过险地。纵舍，诱敌深入，欲擒故纵之意。

[4] 《颅𩄇方》：儿科名著。

[5] 鞫谳（jú yàn）：审问并判罪。

【译文】

孙思邈的医术恰似郑玄注解经书，在训诂方面详尽无遗，他自有所得的妙处，不轻易地告知别人，如能体会其中的丰富内容，便可满足了。庞安时的医术能发掘扁鹊隐密的内容，效法华佗能被仿效到手的医技，假如使他的寿命延长，他成就的事业一定不在古代名医之下。钱乙的医术好比李靖用兵，能安全地越过险境，欲擒故纵地全歼敌军，最终都同兵法相符，他起初凭借小儿科闻名于世，原来模仿扁鹊顺应当时的社会风尚，而因此作些变通罢了。陈言的医术犹如经验丰富的官吏判决案件，在审讯定案方面考虑周密，但未免脱离具体情况而迁就法律条文，自行担当任务便绰绰有余，使别人代理就感到烦琐杂乱。许叔微的医术恍若顾恺之描绘神情，神气充盈，只是不能超脱形似之外，可以仿效却不能达到。

张易水医如濂溪[1]之图太极，分阴分阳，而包括理气[2]，其要以古方新病[3]自为家法；或者失察，欲指图为极，则近乎画蛇添足矣。刘河间医如橐驼种树，所在全活，但假冰雪以为春，利于松柏而不利于蒲柳[4]。张子和医如老将对敌，或陈兵背水，或济河焚舟，置之死地而后生，不善效之，非溃则北矣；其六门叁法[5]，盖长沙之绪余也。李东垣医如丝絃新絙[6]，一鼓而竽籁[7]并熄，胶柱[8]和之，七絃由是而不谐矣；无他，希声之妙，非开指[9]所能知也。

【注释】

[1] 濂溪：周敦颐，字茂叔，号濂溪，北宋著名哲学家，是理学派开山鼻祖。

[2] 理气：是一哲学争论，就是先有规律，还是先有物质的问题。

[3] 古方新病：张元素曾说，"运气不齐，古今异轨，古方新病，不相能也"。

[4] 冰雪以为春：刘完素喜用寒凉药，故有此喻。蒲柳，植物名，即水杨，并不是柳树（柳树是比较耐寒的树木），生长于水边，质性柔弱且又树叶早落，所以用来比喻衰弱。

[5] 六门叁法：张从正把疾病分成风寒暑温燥火六门，用汗吐下三法；主张"邪去而元气自复"。

[6] 絙（gēng）：丝弦，这里指更换新的丝弦。

[7] 竽籁（yú lài）：古代吹奏乐器，像笙，有三十六簧，东郭先生的滥竽充数。籁，一种箫，三孔。

[8] 胶柱：胶住瑟上的弦柱，以致不能调节音的高低。比喻固执拘泥，不知变通。

[9] 开指：初学弹奏的人。

【译文】

张元素的医术类似周敦颐画太极图，分别阴阳，又包含深刻的哲理，他的宗旨是把古方新病不相符合作为一家之说，有人失于察辨，要把太极图当作太极，便同画蛇添足相差无几了。刘完素的医术宛如郭橐驼种树，处处都能成活，只是凭借寒凉药作为恢复生机的手段，对于强健的体质有益，而对于虚弱的体质不利。张从正的医术浑似老将对敌，有时背依河流摆开阵势，有时过河以后烧掉渡船，把自己摆在必死之地却能绝处逢生，不善于仿效这种做法，就必然溃败，他的风寒暑湿火燥六门和汗下吐三法，原是张仲景遗存下来的学说啊。李东垣的医术近乎重新更张琴弦的乐器，一旦演奏就使其他美好的乐声一并止息，要是机械地附和它，琴声因此就不和谐了，没有别的原因，李东垣的深奥医术的微妙，不是初学者能够理解的。

严子礼医如欧阳询写字，善守法度而不尚飘逸，学者易于摹做，终乏汉晋风度。张公度医专法仲景，如简斋[1]赋诗，并有少陵气韵。王德肤医如虞人[2]张罗，广络墟野，而脱兔殊多，诡遇[3]获禽，无足算者耳。

【注释】

[1] 简斋：《简斋诗集》，南宋，陈与义所著，学杜甫。

[2] 虞人：古代掌管山泽苑囿田猎的职官。苑囿（yuan yòu），古代畜养禽兽供帝王玩乐的园林。

[3] 诡遇：不按规矩射猎禽兽。

【译文】

严用和的医术恍如欧阳询写字，擅长恪守法度而不重潇洒，便于学习的人临摹，但毕竟缺乏汉晋大家不拘一格的风度。张公度的医术一味模仿张仲景，酷似陈与义作诗，常有杜甫的风格和意境。王德肤的医术近似掌管山泽的官员张开罗纲，在田野上广泛笼罩，漏网的野兔就很多，不按照礼法规定而擒获的野兽，是不值得计算在内的啊。

医学源流（第一）[1]

陈念祖

医之始，本岐黄，灵枢作，素问详。难经出，更洋洋。越汉季，有南阳，六经辨，圣道彰，伤寒著，金匮藏，垂方法，立津梁。李唐后，有千金，外台继，重医林。后作者，渐浸淫[2]，红紫色，郑卫音。迨东垣，重脾胃，温燥行，升清气，虽未醇，亦足贵。若河间，专主火，遵之经，断自我，一二方，奇而妥。丹溪出，罕与俦，阴宜补，阳勿浮，杂病法，四字求。若子和，主攻破，中病良，勿太过。四大家，声名噪，必读书，错名号[3]。明以后，须酌量。详而备，王肯堂；薛氏按，说骑墙；士材说，守其常；景岳出，著新方；石顽续，温补乡；献可论，合二张；诊脉法，濒湖昂。数子者，各一长，揆诸古，亦荒唐，长沙室，尚徬徨。惟韵伯，能宪章；徐尤着，本喻昌；大作者，推钱唐。取法上，得慈航。

【注释】

[1] 选自《医学三字经》，为清代陈念祖撰。全书为三字一句的歌诀，主要根据《内经》等重要经典医籍所述，吸收各医家重要论述并结合个人体会附以小注写成。内容包括医学源流，内、妇、儿科常见病之证治、常用方剂、阴阳、脏腑、经络、运气及四诊等。全书从源到流，对历代名家名著的学术特点及临证诊治纲要，作了高度概括。陈念祖（1753—1823），字修园，一字良有，号慎修，福建长乐人。清代著名医学家，出身医学世家。

[2] 浸淫：泛滥。

[3] 必读书，错名号：指《医宗必读·四大家论》以张从正为张仲景一事。

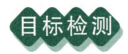

答案解析

一、选择题

1. 《医师章》是哪一时期记载对医师分类和考核的古代文献

　　A. 周朝　　　　　B. 先秦　　　　　C. 唐朝　　　　　D. 宋朝

2. "岁中，则稽其医事，以制其食"句中"稽"的释义为

　　A. 稽查　　　　　B. 征稽　　　　　C. 考核　　　　　D. 依据

3. 宋代翰林医官院掌管医政和医疗，下列哪项是管理医学教育、造就医学人才的机构

    A. 太医令丞　　　　B. 太医署　　　　C. 太医局　　　　D. 太医院

4. （多选）宋代设置了管办药局，名称为

    A. 修和买药所　　　B. 医药合剂局　　　C. 医药惠民局　　　D. 太平惠民局

5. （多选）宋代地方官绅出资建立病坊，收治贫困无依靠者，这些病坊通常会起名为下列哪项，后人认为其兼具"医院"雏形

    A. 安济坊　　　　　B. 安乐坊　　　　C. 居养院　　　　D. 尚药局

二、简答题

概述中国古代医政机构设置变化及基本功能。

第七章　涉医涉药文学

📖 本章导读

　　作为人类共同的文化遗产，医学与文学的关系紧密相连，早在原始时期，人类为了生存的需要，产生了医疗活动，而文学的产生亦与原始人类的活动密切相关。自此，医药作为题材内容之一进入了文学的视野，这可以看作是涉医涉药文学的滥觞。早期的涉医涉药文学并没有专门成为文学题材中的内容，而是无意识地混迹于《诗经》《楚辞》等典籍中，其中多见于对药物与疾病名称的记述；秦汉时期的涉医涉药文学尚处于萌芽阶段，主要见于汉大赋及乐府中，常见于求仙、服药之作；到了魏晋时期，真正意义上的涉医涉药文学产生了，以药、医、疾、病等抽象概念直接出现在诗文题目中的作品增多，大量专门描写药物、采药的药名诗出现；至于隋唐时期，涉医涉药文学则被大量创作，其作品数量之剧增、体裁范围之广阔、作家风格之多样，大大超越了前代。此后宋、元、明、清，涉医涉药文学出现了长足的发展，不仅出现专事写药体诗的诗人，更出现了词、曲、戏剧、小说。

学习目标

【知识要求】

1. 掌握《诗经》中涉及的药用植物；理解医学的人文品格。

2. 熟悉不同文学体裁中的涉医涉药诗文的基本内容。

3. 了解我国涉医涉药文学的发展历程及其与传统中医药的关系。

【技能要求】

能够克服对古诗文的畏难情绪。

【素质要求】

培养具有深厚文化底蕴的医药人才。

一、涉医涉药诗词

摽有梅

摽有[1]梅，其实七[2]兮。求我庶士[3]，迨其吉兮[4]。

摽有梅，其实三兮。求我庶士，迨其今兮。

摽有梅，顷筐塈之[5]。求我庶士，迨其谓[6]之。

【注释】

[1]　摽（biào）：一说坠落，一说掷、抛。有：语助词。

[2] 七：一说非实数，古人以七到十表示多，三以下表示少。或七成，即树上未落的梅子还有七成。

[3] 庶：众多。士：未婚男子。

[4] 迨（dài）：及，趁。吉：好日子。

[5] 顷筐：斜口浅筐，犹今之簸箕。墍（jì 或 qì）：一说取，一说给。

[6] 谓：一说聚会；一说开口说话；一说归，嫁。

【译文】

> 梅子落地纷纷，树上还留七成。想要求娶我的儿郎，请不要耽误良辰。
> 梅子落地纷纷，枝头只剩三成。想要求娶我的儿郎，到今儿切莫再等。
> 梅子纷纷落地，收拾要用簸箕。想要求娶我的儿郎，快开口莫再迟疑。

【原典点击】

乌梅：乌梅梅实，味酸平。主下气，除热，烦满，安心，肢体痛，偏枯不仁，死肌，去青黑志，恶疾。生川谷。(《神农本草经》)

卷耳

> 采采卷耳[1]，不盈顷筐[2]。嗟我怀[3]人，置彼周行[4]。
> 陟彼崔嵬[5]，我马虺隤[6]。我姑酌彼金罍[7]，维以不永怀[8]。
> 陟彼高冈，我马玄黄[9]。我姑酌彼兕觥[10]，维以不永伤[11]。
> 陟彼砠矣，我马瘏矣！我仆痡矣，云何吁矣。

【注释】

[1] 采采：采了又采。卷耳：野菜名，又叫苍耳、枲耳实。

[2] 盈：满。顷筐：浅而容易装满的竹筐。

[3] 嗟：叹息。怀：想，想念。

[4] 周行（háng）：大道。

[5] 陟（zhì）：登上。崔嵬（wéi）：山势高低不平。

[6] 虺隤（huī tuí）：疲乏而生病。

[7] 姑：姑且。金罍（léi）：青铜酒杯。

[8] 维：语气助词，无实义。永怀：长久思念。

[9] 玄黄：马因病而改变颜色。

[10] 兕觥（sì gōng）：犀牛角做成的酒杯。

[11] 永伤：长久思念。

【译文】

> 采了又采卷耳菜，采来采去不满筐。叹息想念远行人，竹筐放在大路旁。
> 登上高高的石山，我的马儿已困倦。我且斟满铜酒杯，让我不再长思念。
> 登上高高的山冈，我的马儿步踉跄。我且斟满牛角杯，但愿从此不忧伤。
> 登上高高山头呦，我的马儿难行呦。我的仆人病倒呦，多么令人忧愁呦。

【原典点击】

枲耳实，习称苍耳子，味甘，温。主头风寒痛，风湿周痹，四肢拘挛痛，恶肉死肌。久服益气，耳

目聪明，强志轻身。一名胡枲，一名地葵。生川谷。(《神农本草经》)

溱洧

溱与洧[1]，方涣涣兮[2]。士与女[3]，方秉蕳[4]兮。女曰观乎？士曰既且[5]。且往观乎？洧之外，洵訏[6]于且乐。维[7]士与女，伊其相谑[8]，赠之以勺药[9]。

溱与洧，浏[10]其清矣。士与女，殷其盈矣。女曰观乎？士曰既且。且往观乎？洧之外，洵訏于且乐。维士与女，伊其将[11]谑，赠之以勺药。

【注释】

[1] 溱(zhēn)、洧(wěi)：郑国两条河名。

[2] 方：正。涣涣：河水解冻后奔腾貌。

[3] 士与女：此处泛指男男女女。后文"女""士"则特指其中某青年男女。

[4] 方：正。秉：执，拿。蕳(jiān)：一种兰草。又名大泽兰，与山兰有别。

[5] 既：已经。且(cú)：同"徂"，去，往。

[6] 洵(xún)訏(xū)：实在宽广。洵，实在，诚然，确实。訏，大，广阔。

[7] 维：发语词。

[8] 伊：发语词。相谑：互相调笑。

[9] 勺药：即"芍药"，一种香草，与今之木芍药不同。《郑笺》："其别则送女以勺药，结恩情也。"马瑞辰《毛诗传笺通释》云："又云'结恩情'者，以勺与约同声，故假借为结约也。"

[10] 浏：水深而清之状。

[11] 将：即"相"。

【译文】

溱河，洧河，春来荡漾绿波。男男，女女，手拿兰草游乐。姑娘说："去看看？"小伙说："已去过。""请你再去陪陪我！"洧河那边，真宽敞，真快活。少男，少女，互相调笑戏谑，送一支芍药订约。

溱河，洧河，春来绿波清澈。男男，女女，游人越来越多。姑娘说："去看看？"小伙说："已去过。""请你再去陪陪我！"洧河那边，真宽敞，真快活。少男，少女，互相调笑戏谑，送一支芍药订约。

【原典点击】

芍药：味苦，平。主邪气腹痛，除血痹，破坚积寒热，疝瘕，止痛，利小便，益气。生川谷及丘陵。(《神农本草经》)

中谷有蓷

中谷有蓷[1]，暵[2]其乾矣。有女仳离[3]，嘅其叹矣。嘅其叹矣，遇人之艰难矣！

中谷有蓷，暵其修[4]矣。有女仳离，条其啸矣。条[5]其啸矣，遇人之不淑！

中谷有蓷，暵其湿[6]矣。有女仳离，啜其泣矣。啜其泣矣，何嗟及矣！

【注释】

[1] 中谷：同谷中，山谷之中。蓷(tuī)：益母草，又称茺蔚子。

[2] 嘆（hàn）：干枯。

[3] 仳（pǐ）离：妇女被夫家抛弃逐出，后世亦作离婚讲。

[4] 脩：干燥。

[5] 条：失意的样子。

[6] 湿：将要晒干的样子。

【译文】

山中一棵益母草，根儿叶儿都枯槁。有个女子被抛弃，一声叹息一声号。一声叹息一声号，嫁人艰难谁知道！

山谷一棵益母草，根儿叶儿都干燥。有个女子被抛弃，长长叹息声声叫。长长叹息声声叫，嫁个恶人真懊恼！

山谷一棵益母草，干黄根叶似火烤。有个女子被抛弃，一阵抽泣双泪掉。一阵抽泣双泪掉，追悔莫及向谁告！

【原典点击】

茺蔚子：味辛，微温。主明目益精，除水气。久服轻身，茎主瘾疹痒，可作浴汤。一名益母，一名益明，一名大札。生池泽。（《神农本草经》）

蓼莪

蓼蓼者莪[1]，匪[2]莪伊[3]蒿。哀哀父母，生我劬劳[4]。

蓼蓼者莪，匪莪伊蔚[5]。哀哀父母，生我劳瘁。

瓶之罄[6]矣，维罍[7]之耻。鲜民[8]之生，不如死之久矣。

无父何怙[9]？无母何恃？出则衔恤[10]，入则靡至。

父兮生我，母兮鞠[11]我。拊我畜[12]我，长我育我，顾我复[13]我，出入腹[14]我。

欲报之德。昊天罔极[15]！

南山烈烈[16]，飘风发发[17]。民莫不穀[18]，我独何害！

南山律律[19]，飘风弗弗[20]。民莫不穀，我独不卒[21]！

【注释】

[1] 蓼（lù）蓼：长又大的样子。莪（é）：一种草，即莪蒿。李时珍《本草纲目》："莪抱根丛生，俗谓之抱娘蒿。"

[2] 匪：同"非"。

[3] 伊：是。

[4] 劬（qú）劳：与下章"劳瘁"皆劳累之意。

[5] 蔚（wèi）：一种草，即牡蒿。

[6] 瓶：汲水器具。罄（qìng）：尽。

[7] 罍（léi）：盛水器具。

[8] 鲜（xiǎn）：指寡、孤。民：人。

[9] 怙：（hù）：依靠。

[10] 衔恤：含忧。

[11] 鞠：养。

［12］拊：通"抚"。畜：通"慉"，喜爱。

［13］顾：顾念。复：返回，指不忍离去。

［14］腹：指怀抱。

［15］昊（hào）天：广大的天。罔：无。极：准则。

［16］烈烈：通"颲颲"，山风大的样子。

［17］飘风：同"飙风"。发发：读如"拨拨"，风声。

［18］穀：善。

［19］律律：同"烈烈"。

［20］弗弗：同"发发"。

［21］卒：终，指养老送终。

【译文】

看那莪蒿长得高，却非莪蒿是散蒿。可怜我的爹与妈，抚养我太辛劳！

看那莪蒿相依偎，却非莪蒿只是蔚。可怜我的爹与妈，抚养我太劳累！

汲水瓶儿空了底，装水坛子真羞耻。孤独活着没意思，不如早点就去死。

没有亲爹何所靠？没有亲妈何所恃？出门行走心含悲，入门茫然不知止。

爹爹呀你生下我，妈妈呀你喂养我。你们护我疼爱我，养我长大培育我，想我不愿离开我，出入家门怀抱我。

想报爹妈大恩德，老天降祸难预测！

南山高峻难逾越，飙风凄厉令人怯。大家没有不幸事，独我为何遭此劫？

南山高峻难迈过，飙风凄厉人哆嗦。大家没有不幸事，不能终养独是我！

【原典点击】

草蒿：味苦，寒。主疥搔，痂痒，恶创，杀虫，留热在骨节间。明目。一名青蒿，一名方溃。生川泽。（《神农本草经》）

七月

七月流火[1]，九月授衣[2]。一之日觱发[3]，二之日栗烈[4]。无衣无褐[5]，何以卒岁[6]？三之日于耜[7]，四之日举趾[8]。同我妇子，馌彼南亩[9]。田畯至喜[10]。

七月流火，九月授衣。春日载阳[11]，有鸣仓庚[12]。女执懿筐[13]，遵彼微行[14]，爰求柔桑。春日迟迟，采蘩祁祁[15]。女心伤悲，殆及公子同归[16]。

七月流火，八月萑苇[17]。蚕月条[18]桑，取彼斧斨[19]。以伐远扬[20]，猗彼女桑[21]。七月鸣鵙[22]，八月载绩[23]。载玄载黄，我朱孔阳[24]，为公子裳。

四月秀葽[25]，五月鸣蜩[26]。八月其获，十月陨蘀[27]。一之日于貉，取彼狐狸，为公子裘。二之日其同[28]，载缵武功[29]。言私其豵[30]，献豜于公[31]。

五月斯螽动股[32]，六月莎鸡[33]振羽。七月在野，八月在宇，九月在户，十月蟋蟀，入我床下。穹窒[34]熏鼠，塞向墐户[35]。嗟我妇子，曰为改岁[36]，入此室处。

六月食郁及薁[37]，七月亨葵及菽[38]。八月剥枣，十月获稻。为此春酒，以介眉寿[39]。七月食瓜，八月断壶[40]，九月叔苴[41]，采荼薪樗[42]。食我农夫。

九月筑场圃，十月纳禾稼。黍稷重穋[43]，禾麻菽麦。嗟我农夫，我稼既同，上入执宫功[44]。昼尔于茅[45]，宵尔索綯[46]，亟其乘屋[47]，其始播百谷。

二之日凿冰冲冲[48]，三之日纳于凌阴[49]。四之日其蚤[50]，献羔祭韭。九月肃霜[51]，十月涤场[52]。朋酒斯飨[53]，曰杀羔羊，跻彼公堂[54]。称彼兕觥[55]，万寿无疆！

【注释】

[1] 七月流火：一年中从秋季七月开始，火星自西而下，谓之流火。流：落下。火：星名，又称大火。

[2] 授衣：叫妇女缝制冬衣。

[3] 一之日：周历一月，阴历十一月。以下类推。觱（bì）发：寒风吹起。

[4] 栗烈：寒气袭人。

[5] 褐（hè）：毛布制的粗衣。

[6] 卒岁：终岁，年底。

[7] 于耜（sì）：修理犁头。

[8] 举趾：抬足，这里指下地种田。

[9] 馌（yè）：往田里送饭。南亩：南边的田地。

[10] 田畯（jùn）：田官。喜：请吃酒菜。

[11] 载阳：天气开始暖和。

[12] 仓庚：黄鹂。

[13] 懿筐：深筐。

[14] 微行：小路。

[15] 蘩：白蒿。祁祁：人多的样子。

[16] 归：出嫁。

[17] 萑（huán）苇：芦苇。

[18] 蚕月：养蚕的月份，即阴历三月。条：修剪。

[19] 斧斨（qiāng）：装柄处圆孔的叫斧，方孔的叫斨。

[20] 远扬：向上长的长枝条。

[21] 猗（yī）：攀折。女桑：嫩桑。

[22] 鵙（jū）：伯劳鸟，叫声响亮。

[23] 绩：织麻布。

[24] 朱：红色。孔阳：很鲜艳。

[25] 秀葽（yāo）：秀是草木结籽，葽是草名。

[26] 蜩（tiáo）：蝉，知了。

[27] 陨：落下。萚（tuò）：枝叶脱落。

[28] 同：会合。

[29] 缵：继续。武功：指打猎。

[30] 豵（zōng）：一岁的野猪。

[31] 豜（jiān）：三岁的野猪。

[32] 斯螽（zhōng）：蚱蜢。动股：蚱蜢鸣叫时要弹动腿。

[33] 莎鸡：纺织娘（虫名）。

[34] 穹窒：堵塞鼠洞。

[35] 向：朝北的窗户。墐：用泥涂抹。

[36] 改岁：除岁。

[37] 郁：郁李。薁（yù）：野葡萄。

[38] 亨：烹。葵：滑菜。菽：豆。

[39] 介：求取。眉寿：长寿。

[40] 壶：同"瓠"，葫芦。

[41] 叔：抬起。苴（jū）：秋麻籽，可吃。

[42] 荼（tú）：苦菜。薪：砍柴。樗（chū）：臭椿树。

[43] 重：晚熟作物。穋（lù）：早熟作物。

[44] 上：同"尚"。宫功：修建宫室。

[45] 于茅：割取茅草。

[46] 索綯（tāo）：搓绳子。

[47] 亟：急忙。乘屋：爬上房顶去修理。

[48] 冲冲：用力敲冰的声音。

[49] 凌阴：冰室。

[50] 蚤：早，一种祭祖仪式。

[51] 肃霜：降霜。

[52] 涤场：打扫场院。

[53] 朋酒：两壶酒。飨：用酒食招待客人。

[54] 跻（jī）：登上。公堂：庙堂。

[55] 称：举起。兕觥（sì gōng）：古时的酒器。

【译文】

七月火星向西落，九月妇女缝寒衣。十一月北风劲吹，十二月寒气袭人。没有好衣没粗衣，怎么度过这年底？正月开始修锄犁，二月下地去耕种。带着妻儿一同去，把饭送到南边地，田官赶来吃酒食。

七月火星向西落，九月妇女缝寒衣。春天阳光暖融融，黄鹂婉转唱着歌。姑娘提着深竹筐，一路沿着小道走。伸手采摘嫩桑叶，春来日子渐渐长。人来人往采白蒿，姑娘心中好伤悲，要随贵人嫁他乡。

七月火星向西落，八月要把芦苇割。三月修剪桑树枝，取来锋利的斧头。砍掉高高长枝条，攀着细枝摘嫩桑。七月伯劳声声叫，八月开始把麻织。染丝有黑又有黄，我的红色更鲜亮，献给贵人做衣裳。

四月远志结了籽，五月知了阵阵叫。八月田间收获忙，十月树上叶子落。十一月上山猎貉，猎取狐狸皮毛好，送给贵人做皮袄。十二月猎人会合，继续操练打猎功。打到小猪归自己，猎到大猪献王公。

五月蚱蜢弹腿叫，六月纺织娘振翅。七月蟋蟀在田野，八月来到屋檐下，九月蟋蟀进门口，十月钻进我床下。堵塞鼠洞熏老鼠，封好北窗糊门缝。叹我妻儿好可怜，岁末将过新年到，迁入这屋把身安。

六月食李和葡萄，七月煮葵又煮豆。八月开始打红枣，十月下田收稻谷。酿成春酒美又香，为了主人求长寿。七月里面可吃瓜，八月到来摘葫芦。九月拾起秋麻子，采摘苦菜又砍柴，养活农夫把心安。

九月修筑打谷场，十月庄稼收进仓.黍稷早稻和晚稻，粟麻豆麦全入仓。叹我农夫真辛苦，庄稼刚好收拾完，又为官家筑宫室。白天要去割茅草，夜里赶着搓绳索。赶紧上房修好屋，开春还得种百谷。

十二月凿冰冲冲，正月搬进冰窖中。二月开初祭祖先，献上韭菜和羊羔。九月寒来始降霜，十月清扫打谷场。两槽美酒敬宾客，宰杀羊羔大家尝。登上主人的庙堂，举杯共同敬主人。齐声高呼寿无疆。

【原典点击】

远志：味苦，温。主咳逆，伤中，补不足，除邪气，利九窍，益智慧，耳目聪明，不忘，强志倍力。久服，轻身不老。叶名小草，一名棘菀（陆德明《尔雅》音义引作荵），一名棘绕（《御览》作要绕），一名细草。生川谷。

枣：味甘，平。主心腹邪气，安中养脾，平胃气，通九窍，补少气，少津液，身中不足，大惊，四肢重，和百药。久服轻身长年，叶覆麻黄，能令出汗。生平泽。（《神农本草经》）

离骚（节选）

屈原

帝高阳之苗裔[1]兮，朕皇考[2]曰伯庸。

摄提贞于孟陬[3]兮，惟庚寅吾以降[4]。

皇览揆[5]余初度兮，肇锡[6]余以嘉名[7]：

名余曰正则兮，字余曰灵均。

纷吾既有此内美[8]兮，又重之以修能。

扈江离与辟芷[9]，纫秋兰[10]以为佩。

汩余若将不及兮，恐年岁之不吾与。

朝搴[11]阰之木兰兮，夕揽洲之宿莽[12]。

日月忽其不淹兮，春与秋其代序。

惟草木之零落兮，恐美人之迟暮。

不抚壮而弃秽兮，何不改乎此度？

乘骐骥以驰骋兮，来吾道夫先路！

昔三后[13]之纯粹兮，固众芳之所在。

杂申椒与菌桂[14]兮，岂惟纫夫蕙茝[15]！

彼尧、舜之耿介兮，既遵道而得路。

何桀纣之猖披兮，夫惟捷径以窘步。

惟夫党人之偷乐兮，路幽昧以险隘。

岂余身之殚殃[16]兮，恐皇舆之败绩[17]！

忽奔走以先后兮，及前王之踵武[18]。

荃[19]不查余之中情兮，反信谗而齌怒[20]。

余固知謇謇[21]之为患兮，忍而不能舍也。

指九天[22]以为正兮，夫惟灵修之故也。

曰黄昏以为期兮，羌中道而改路！

初既与余成言[23]兮，后悔遁而有他。

余既不难夫离别兮，伤灵修之数化[24]。

余既滋兰之九畹兮，又树蕙之百亩。

畦留夷与揭车[25]兮，杂杜衡[26]与芳芷。

冀枝叶之峻茂兮，愿俟时乎吾将刈[27]。

虽萎绝其亦何伤兮，哀众芳之芜秽。

众皆竞进以贪婪兮，凭不厌乎求索。

羌[28]内恕己以量人兮，各兴心而嫉妒。

忽驰骛以追逐兮，非余心之所急。

老冉冉[29]其将至兮，恐修名之不立。

朝饮木兰之坠露兮，夕餐秋菊之落英。

苟余情其信姱以练要[30]兮，长顑颔[31]亦何伤。

擥[32]木根以结茝兮，贯[33]薜荔之落蕊。

矫菌桂以纫蕙兮，索胡绳之纚纚[34]。

謇吾法夫前修兮，非世俗之所服。

虽不周于今之人兮，愿依彭咸[35]之遗则。

长太息以掩涕兮，哀民生之多艰。

余虽好修姱以鞿羁[36]兮，謇朝谇[37]而夕替。

既替余以蕙纕[38]兮，又申之以揽茝[39]。

亦余心之所善兮，虽九死其犹未悔。

【注释】

[1] 高阳：颛顼之号。苗裔（yì）：苗，初生的禾本植物。裔，衣服的末边。此苗裔连用，喻指子孙后代。

[2] 朕：我。皇考：对亡父的尊称。

[3] 摄提：太岁在寅时为摄提格。此指寅年。贞：正。孟：开始。陬（zōu）：正月。

[4] 庚寅（gēng yín）：指庚寅之日。古以干支相配来纪日。降：降生。

[5] 揆（kuí）：推理揣度。

[6] 肇（zhào）：开始。锡（cì）：通"赐"。

[7] 名：命名。字：表字，这里活用作动词，起个表字。

[8] 内美：内在的美好品质。

[9] 扈（hù）：楚方言，披挂。江离、芷：均为香草名。

[10] 纫（rèn）：草有茎叶可做绳索。秋兰：香草名。即泽兰，秋季开花。

[11] 搴（qiān）：拔取。

[12] 揽（lǎn）：采摘。宿莽：草名，经冬不死。

[13] 三后：夏禹、商汤、周文王。

[14] 申椒、菌桂：均为香木名。

[15] 蕙（huì）茝（chǎi）：均为香草名。

[16] 殃（yāng）：灾祸。

[17] 败绩：喻指君国的倾危。

[18] 踵武：足迹，即脚印。

[19] 荃（quán）：香草名，喻楚怀王。

[20] 齌（jì）怒：暴怒。

[21] 謇謇（jiǎn jiǎn）：形容忠贞直言的样子。

[22] 九天：古人认为天有九重，故言。

[23] 成言：诚信之言。

[24] 数化：多次变化。

[25] 留夷、揭车：均为香草名。

[26] 杜衡：香草名。

[27] 刈（yì）：收获。

[28] 羌（qiāng）：楚人语气词。

[29] 冉冉（rǎn rǎn）：渐渐。

[30] 信姱（kuā）：诚信而美好。练要：心中简练合于要道。

[31] 顑颔（kǎn hàn）：食不饱而面黄肌瘦的样子。

[32] 擥（qiān）：持取。

[33] 贯：拾取。

[34] 索：草有茎叶可做绳索。此作动词，意为搓绳。纚纚（xǐ xǐ）：长而下垂貌。

[35] 彭咸：殷贤大夫，谏其君，不听，投江而死。

[36] 修姱（kuā）：洁净而美好。鞿（jī）羁：自我约束。

[37] 谇（suì）：进谏。

[38] 蕙纕（xiāng）：用香蕙作佩带。

[39] 揽茝：采集白芷。

【译文】

我是古帝高阳氏的子孙，我已去世的父亲字伯庸。

岁星在寅那年的孟春月，正当庚寅日那天我降生。

父亲仔细揣测我的生辰，于是赐给我相应的美名：

父亲把我的名取为正则，同时把我的字叫作灵均。

天赋给我很多良好素质，我不断加强自己的修养。

我把江离芷草披在肩上，把秋兰结成索佩挂身旁。

光阴似箭我好像跟不上，岁月不等待人令我心慌。

早晨我在大坡采集木兰，傍晚在小洲中摘取宿莽。

时光迅速逝去不能久留，四季更相代谢变化有常。

想到草木不断地在飘零凋谢，不禁担忧美人也会日益衰老。

何不利用盛时扬弃秽政，为何还不改变这些法度？

乘上千里马纵横驰骋吧，来呀，我在前引导开路！

从前三后公正德行完美，所以群贤都在那里聚会。

杂聚申椒菌桂似的人物，岂止联系优秀的茝和蕙。

唐尧虞舜多么光明正直，他们沿着正道登上坦途。

夏桀殷纣多么狂妄邪恶，贪图捷径必然走投无路。

结党营私的人苟安享乐，他们的前途黑暗而险阻。

难道我害怕招灾惹祸吗，我只担心祖国为此覆没。

前前后后我奔走照料啊，希望君王赶上先王脚步。

你不深入了解我的忠心，反而听信谗言对我发怒。

我早知道忠言直谏有祸，原想忍耐却又控制不住。

上指苍天请它给我做证，一切都为了君王的缘故。

我们两个定好在黄昏成亲，你为什么在半途就改变心意了呢。

你以前既然和我有成约，现另有打算又追悔当初。

我并不难于与你别离啊，只是伤心你的反反复复。

我已经栽培了很多春兰，又种植香草秋蕙一大片。

分垄培植了留夷和揭车，还把杜衡芳芷套种其间。

我希望它们都枝繁叶茂，等待着我收割的那一天。

它们枯萎死绝有何伤害，使我痛心的是它们质变。

大家都拼命争着向上爬，利欲熏心而又贪得无厌。

他们猜疑别人宽恕自己，他们勾心斗角相互妒忌。

急于奔走钻营争权夺利，这些不是我追求的东西。

只觉得老年在渐渐来临，担心美好名声不能树立。

早晨我饮木兰上的露滴，晚上我用菊花残瓣充饥。

只要我的情感坚贞不易，形销骨立又有什么关系。

我用树木的根编结茝草，再把薜荔花蕊串在一起。

我拿菌桂枝条联结蕙草，胡绳搓成绳索又长又好。

我向古代的圣贤学习啊，不是世间俗人能够做到。

我与现在的人虽不相容，我却愿依照彭咸的遗教。

我揩着眼泪啊声声长叹，可怜人生道路多么艰难。

我虽爱好修洁严于律己，早晨进谏晚上就被罢免。

他们攻击我佩戴蕙草啊，又指责我爱好采集茝兰。

这是我心中追求的东西，就是多次死亡也不后悔。

奉和竟陵王药名诗
沈约

丹草秀朱翘，重台架危岊。木兰露易饮，射干枝可结。

阳隰采辛夷，寒山望积雪。玉泉亟周流，云华乍明灭。

合欢叶暮卷，爵林声夜切。垂景迫连桑，思仙慕云坿。

荆实剖丹瓶，龙刍汗奔血。别握乃夜光，盈车非玉屑。

细柳空葳蕤，水萍终委绝。黄符若可挹，长生永昭晢。

寄薛三郎中
杜甫

人生无贤愚，飘摇若埃尘。自非得神仙，谁免危其身。

与子俱白头，役役常苦辛。虽为尚书郎，不及村野人。

忆昔村野人，其乐难具陈。蔼蔼桑麻交，公侯为等伦。

天未厌戎马，我辈本常贫。子尚客荆州，我亦滞江滨。
峡中一卧病，疟疠终冬春。春复加肺气，此病盖有因。
早岁与苏郑，痛饮情相亲。二公化为土，嗜酒不失真。
余今委修短，岂得恨命屯。闻子心甚壮，所遇信席珍。
上马不用扶，每扶必怒嗔。赋诗宾客间，挥洒动八垠。
乃知盖代手，才力老益神。青草洞庭湖，东浮沧海漘。
君山可避暑，况足采白蘋。子岂无扁舟，往复江汉津。
我未下瞿塘，空念禹功勤。听说松门峡，吐药揽衣巾。
高秋却束带，鼓枻视青旻。凤池日澄碧，济济多士新。
余病不能起，健者勿逡巡。上有明哲君，下有行化臣。

病中友人相访
白居易

卧久不记日，南窗昏复昏。萧条草檐下，寒雀朝夕闻。
强扶床前杖，起向庭中行。偶逢故人至，便当一逢迎。
移榻就斜日，披裘倚前楹。闲谈胜服药，稍觉有心情。

和子由记园中草木十一首（其一）
苏轼

煌煌帝王都，赫赫走群彦。
嗟汝独何为，闭门观物变。
微物岂足观，汝独观不倦。
牵牛与葵蓼，采摘入诗卷。
吾闻东山傅，置酒携燕婉。
富贵未能忘，声色聊自遣。
汝今又不然，时节看瓜蔓。
怀宝自足珍，艺兰那计畹。
吾归于汝处，慎勿嗟岁晚。

满庭芳·静夜思
辛弃疾

云母屏开，珍珠帘闭，防风吹散沉香。离情抑郁，金缕织硫黄。柏影桂枝交映，从容起，弄水银堂。连翘首，惊过半夏，凉透薄荷裳。

一钩藤上月，寻常山夜，梦宿沙场。早已轻粉黛，独活空房。欲续断弦未得，乌头白，最苦参商。当归也！茱萸熟，地老菊花黄。

秋叶梧桐雨·锦上花

白朴

阿胶一碗,芝麻一盏,白米红馅蜜饯。粉腮似羞,杏花春雨带笑看。润了青春,保了天年,有了本钱。

📖 拓展阅读

一、医药诗谜

山居即事

李在躬

三径慵锄芜秽草,数株榴火自鲜妍。
露滋时滴岩中乳,雨过长流涧底泉。
闲草文词成小帙,静披经传见名贤。
渴呼童子烹新茗,倦倚薰笼炷篆烟。
只为多研常讶减,窗因懒补半娣穿。
欲医衰病求方少,未就残诗得句连。
为爱寂寥千顷碧,频频搔首向遥天。

【注释】

此为李在躬《支颐集》中的一首诗,只要略具备中药和古典诗词常识的人,读了这首诗,是会感到别有一番情趣。诗中每句含一个药名,分别为生地、红花、石膏、泽泻、藁本、使君子、小儿茶、安息香、缩砂、故纸、没药、续断、空青、连翘。

二、医药情书

槟榔一去,已过半夏,岂不当归耶?谁使君子,寄奴生绕它校,令故园芍药花无主矣。妾仰望天南星,下视忍冬藤,盼来了白菱书,茹不尽黄连苦!豆蔻不消心头恨。丁香苦结雨中愁,人生三七过,看风吹西河柳,盼将军看益母。

【注释】

清末时,江南某地有位闺中少妇思念在外地经商的丈夫,便别出心裁,将十二味中药名嵌信中,成为以上药名词一首,轻轻点染,借题发挥,表达了她哀怨忧郁的恋情。

红娘子一别,桂香枝已凋谢矣!也思菊花茂盛,欲归紫菀奈何常山路远,滑石难行,故待从容耳!卿勿使急性子,骂我曰苍耳子。明春红花开时,吾与马勃,杜仲结伴返乡。至时有金银相赠也。

【注释】

身在异地的丈夫收到上封缠绵徘侧的情书诗词后,深受感动,也提笔巧妙地用了十二味中药名书成上词，以抒发自己忠贞不渝的爱情，情深意切，感人肺腑。

夫妻两人巧借中草药名称，天衣无缝地铺陈出人间纯真的男女相思之苦。这两篇绝妙的情书诗词，堪称药名连缀的佳品。

二、涉医涉药小说

《红楼梦》节选
曹雪芹

第二十八回 蒋玉菡情赠茜香罗 薛宝钗羞笼红麝串

话说林黛玉只因昨夜晴雯不开门一事，错疑在宝玉身上。至次日又可巧遇见饯花之期，正是一腔无明正未发泄，又勾起伤春愁思，因把些残花落瓣去掩埋，由不得感花伤己，哭了几声，便随口念了几句。不想宝玉在山坡上听见，先不过点头感叹，次后听到"侬今葬花人笑痴，他年葬侬知是谁""一朝春尽红颜老，花落人亡两不知"等句，不觉恸倒山坡之上，怀里兜的落花撒了一地。试想林黛玉的花颜月貌，将来亦到无可寻觅之时，宁不心碎肠断！既黛玉终归无可寻觅之时，推之于他人，如宝钗、香菱、袭人等，亦可到无可寻觅之时矣。宝钗等终归无可寻觅之时，则自己又安在哉？且自身尚不知何在何往，则斯处、斯园、斯花、斯柳，又不知当属谁姓矣！——因此一而二，二而三，反复推求了去，真不知此时此际欲为何等蠢物，杳无所知，逃大造，出尘网，使可解释这段悲伤。正是：花影不离身左右，鸟声只在耳东西。

那林黛玉正自伤感，忽听山坡上也有悲声，心下想道："人人都笑我有些痴病，难道还有一个痴子不成？"想着，抬头一看，见是宝玉。林黛玉看见，便道："啐！我道是谁，原来是这个狠心短命的……"刚说到"短命"二字，又把口掩住，长叹了一声，自己抽身便走了。

这里宝玉悲恸了一回，忽然抬头不见了黛玉，便知黛玉看见他躲开了，自己也觉无味，抖抖土起来，下山寻归旧路，往怡红院来。可巧看见林黛玉在前头走，连忙赶上去，说道："你且站住。我知你不理我，我只说一句话，从今后撂开手。"林黛玉回头看见是宝玉，待要不理他，听他说"只说一句话，从此撂开手"，这话里有文章，少不得站住说道："有一句话，请说来。"宝玉笑道："两句话，说了你听不听？"黛玉听说，回头就走。宝玉在身后面叹道："既有今日，何必当初！"林黛玉听见这话，由不得站住，回头道："当初怎么样？今日怎么样？"宝玉叹道："当初姑娘来了，那不是我陪着顽笑？凭我心爱的，姑娘要，就拿去，我爱吃的，听见姑娘也爱吃，连忙干干净净收着等姑娘吃。一桌子吃饭，一床上睡觉。丫头们想不到的，我怕姑娘生气，我替丫头们想到了。我心里想着：姊妹们从小儿长大，亲也罢，热也罢，和气到了，才见得比人好。如今谁承望姑娘人大心大，不把我放在眼睛里，倒把外四路的什么宝姐姐凤姐姐的放在心坎儿上，倒把我三日不理四日不见的。我又没个亲兄弟亲姊妹。——虽然有两个，你难道不知道是和我隔母的？我也和你似的独出，只怕同我的心一样。谁知我是白操了这个心，弄得有冤无处诉！"说着不觉滴下眼泪来。

黛玉耳内听了这话，眼内见了这情景，心内不觉灰了大半，也不觉滴下泪来，低头不语。宝玉见他这般情景，遂又说道："我也知道我如今不好了，但只凭着怎么不好，万不敢在妹妹跟前有错处。便有一二分错处，你倒是或教导我，诫我下次，或骂我两句，打我两下，我都不灰心。谁知你总不理我，叫我摸不着头脑，少魂失魄，不知怎么样才好。就便死了，也是个屈死鬼，还得你申明了缘故，我才得托生呢!"

　　黛玉听了这个话,不觉将昨晚的事都忘在九霄云外了,便说道:"你既这么说,昨儿为什么我去了,你不叫丫头开门?"宝玉诧异道:"这话从哪里说起?我要是这么样,立刻就死了!"林黛玉啐道:"大清早起死呀活的,也不忌讳。你说有呢就有,没有就没有,起什么誓呢。"宝玉道:"实在没有见你去。就是宝姐姐坐了一坐,就出来了。"林黛玉想了一想,笑道:"是了。想必是丫头们懒得动,丧声歪气的也是有的。"宝玉道:"想必是这个缘故。等我回去问了是谁,教训教训他们就好了。"黛玉道:"你的那些姑娘们也该教训教训,只是我论理不该说。今儿得罪了我的事小,倘或明儿宝姑娘来,什么贝姑娘来,也得罪了,事情岂不大了。"说着抿着嘴笑。宝玉听了,又是咬牙,又是笑。

　　二人正说话,只见丫头来请吃饭,遂都往前头来了。王夫人见了林黛玉,因问道:"大姑娘,你吃那鲍太医的药可好些?"林黛玉道:"也不过这么着。老太太还叫我吃王大夫的药呢。"宝玉道:"太太不知道,林妹妹是内证,先天生的弱,所以禁不住一点风寒,不过吃两剂煎药就好了,散了风寒,还是吃丸药的好。"王夫人道:"前儿大夫说了个丸药的名字,我也忘了。"宝玉道:"我知道那些丸药,不过叫他吃什么人参养荣丸。"王夫人道:"不是。"宝玉又道:"八珍益母丸?左归?右归?再不,就是麦味地黄丸。"王夫人道:"都不是。我只记得有个'金刚'两个字的。"宝玉摔手笑道:"从来没听见有个什么'金刚丸'。若有了'金刚丸',自然有'菩萨散'了!"说得满屋里人都笑了。宝钗抿嘴笑道:"想是天王补心丹。"王夫人笑道:"是这个名儿。如今我也糊涂了。"宝玉道:"太太倒不糊涂,都是叫'金刚''菩萨'支使糊涂了。"

　　王夫人又道:"既有这个名儿,明儿就叫人买些来吃。"宝玉笑道:"这些都不中用的。太太给我三百六十两银子,我替妹妹配一料丸药,包管一料不完就好了。"王夫人道:"什么药就这么贵?"宝玉笑道:"当真的呢,我这个方子比别的不同。那个药名儿也古怪,一时也说不清。只讲那头胎紫河车,人形带叶参,三百六十两不足。龟大何首乌,千年松根茯苓胆,诸如此类的药都不算为奇,只在群药里算。那为君的药,说起来唬人一跳。前儿薛大哥哥求了我一二年,我才给了他这方子。他拿了方子去又寻了二三年,花了有上千的银子,才配成了。太太不信,只问宝姐姐。"宝钗听说,笑着摇手儿说:"我不知道,也没听见。你别叫姨娘问我。"王夫人笑道:"到底是宝丫头,好孩子,不撒谎。"宝玉站在当地,听见如此说,一回身把手一拍,说道:"我说的倒是真话呢,倒说我撒谎。"口里说着,忽一回身,只见林黛玉坐在宝钗身后抿着嘴笑,用手指头在脸上画着羞他。

　　凤姐因在里间屋里看着人放桌子,听如此说,便走来笑道:"宝兄弟不是撒谎,这倒是有的。上日薛大哥亲自和我来寻珍珠,我问他作什么,他说配药。他还抱怨说,不配也罢了,如今哪里知道这么费事。我问他什么药,他说是宝兄弟的方子,说了多少药,我也没工夫听。他说不然我也买几颗珍珠了,只是定要头上戴过的,所以来和我寻。他说:'妹妹就没散的,花儿上也得,掐下来,过后儿我拣好的再给妹妹穿了来。'我没法儿,把两枝珠花儿现拆了给他。还要了一块三尺上用大红纱去,乳钵乳了隔面子呢。"凤姐说一句,那宝玉念一句佛,说:"太阳在屋子里呢!"凤姐说完了,宝玉又道:"太太想,这不过是将就呢。正经按那方子,这珍珠宝石定要在古坟里的,有那古时富贵人家装裹的头面,拿了来才好。如今哪里为这个去刨坟掘墓,所以只是活人带过的,也可以使得。"王夫人道:"阿弥陀佛,不当家花花的!就是坟里有这个,人家死了几百年,这会子翻尸盗骨的,作了药也不灵!"

　　宝玉向林黛玉说道:"你听见了没有,难道二姐姐也跟着我撒谎不成?"脸望着黛玉说话,却拿眼睛瞟着宝钗。黛玉便拉王夫人道:"舅母听听,宝姐姐不替他圆谎,他支吾着我。"王夫人也道:"宝玉很会欺负你妹妹。"宝玉笑道:"太太不知道这缘故。宝姐姐先在家里住着,那薛大哥哥的事,他也不知道,何况如今在里头住着呢,自然是越发不知道了。林妹妹才在背后羞我,打量我撒谎呢。"

正说着，只见贾母房里的丫头找宝玉林黛玉去吃饭。林黛玉也不叫宝玉，便起身拉了那丫头就走。那丫头说等着宝玉一块儿走。林黛玉道："他不吃饭了，咱们走。我先走了。"说着便出去了。宝玉道："我今儿还跟着太太吃罢。"王夫人道："罢，罢，我今儿吃斋，你正经吃你的去罢。"宝玉道："我也跟着吃斋。"说着便叫那丫头"去罢"，自己先跑到桌子上坐了。王夫人向宝钗等笑道："你们只管吃你们的，由他去罢。"宝钗因笑道："你正经去罢。吃不吃，陪着林姑娘走一趟，他心里打紧得不自在呢。"宝玉道："理他呢，过一会子就好了。"

一时吃过饭，宝玉一则怕贾母记挂，二则也记挂着林黛玉，忙忙地要茶漱口。探春惜春都笑道："二哥哥，你成日家忙些什么？吃饭吃茶也是这么忙碌碌的。"宝钗笑道："你叫他快吃了瞧林妹妹去罢。"宝玉吃了茶，便出来，一直往西院来。可巧走到凤姐儿院门前，只见凤姐蹬着门槛子拿耳挖子剔牙，看着十来个小厮们挪花盆呢。见宝玉来了，笑道："你来得好。进来，进来，替我写几个字儿。"宝玉只得跟了进来。到了屋里，凤姐命人取过笔砚纸来，向宝玉道："大红妆缎四十匹，蟒缎四十匹，上用纱各色一百匹，金项圈四个。"宝玉道："这算什么？又不是账，又不是礼物，怎么个写法？"凤姐儿道："你只管写上，横竖我自己明白就罢了。"宝玉听说只得写了。凤姐一面收起，一面笑道："还有句话告诉你，不知你依不依？你屋里有个丫头叫红玉，我要叫了来使唤，明儿我再替你挑几个，可使得？"宝玉道："我屋里的人也多得很，姐姐喜欢谁，只管叫了来，何必问我。"凤姐笑道："既这么着，我就叫人带他去了。"宝玉道："只管带去。"说着便要走。凤姐儿道："你回来，我还有一句话呢。"宝玉道："老太太叫我呢，有话等我回来罢。"说着便来至贾母这边，只见都已吃完饭了。贾母因问他："跟着你娘吃了什么好的？"宝玉笑道："也没什么好的，我倒多吃了一碗饭。"因问："林妹妹在哪里？"贾母道："里头屋里呢。"

宝玉进来，只见地下一个丫头吹熨斗，炕上两个丫头打粉线，黛玉弯着腰拿着剪子裁什么呢。宝玉走进来笑道："哦，这是作什么呢？才吃了饭，这么空着头，一会子又头疼。"黛玉并不理，只管裁他的。有一个丫头说道："那块绸子角儿还不好呢，再熨他一熨。"黛玉便把剪子一搁，说道："理他呢，过一会子就好了。"宝玉听了，只是纳闷。只见宝钗探春等也来了，和贾母说了一回话。宝钗也进来问："林妹妹作什么呢？"因见林黛玉裁剪，因笑道："妹妹越发能干了，连裁剪都会了。"黛玉笑道："这也不过是撒谎哄人罢了。"宝钗笑道："我告诉你个笑话儿，才刚为那个药，我说了个不知道，宝兄弟心里不受用了。"林黛玉道："理他呢，过会子就好了。"宝玉向宝钗道："老太太要抹骨牌，正没人呢，你抹骨牌去罢。"宝钗听说，便笑道："我是为抹骨牌才来了？"说着便走了。林黛玉道："你倒是去罢，这里有老虎，看吃了你！"说着又裁。宝玉见他不理，只得还陪笑说道："你也出去逛逛再裁不迟。"林黛玉总不理。宝玉便问丫头们："这是谁叫裁的？"林黛玉见问丫头们，便说道："凭他谁叫我裁，也不关二爷的事！"宝玉方欲说话，只见有人进来回说"外头有人请"。宝玉听了，忙撤身出来。黛玉向外头说道："阿弥陀佛！赶你回来，我死了也罢了。"

宝玉出来，到外面，只见焙茗说道："冯大爷家请。"宝玉听了，知道是昨日的话，便说："要衣裳去。"自己便往书房里来。焙茗一直到了二门前等人，只见一个老婆子出来了，焙茗上去说道："宝二爷在书房里等出门的衣裳，你老人家进去带个信儿。"那婆子说："宝二爷如今在园里住着，跟他的人都在园里，你又跑了这里来带信儿来了！"焙茗听了，笑道："我也糊涂了。"说着一径往东边二门前来。可巧门上小厮在甬路底下踢球，焙茗将原故说了。小厮跑了进去，半日抱了一个包袱出来，递与焙茗。回到书房里，宝玉换了，命人备马，只带着焙茗、锄药、双瑞、双寿四个小厮去了。

一径到了冯紫英家门口，有人报与了冯紫英，出来迎接进去。只见薛蟠早已在那里久候，还有许多唱曲儿的小厮并唱小旦的蒋玉菡，锦香院的云儿。大家都见过了，然后吃茶。宝玉擎茶笑道："前儿所言幸与不幸之事，我昼悬夜想，今日一闻呼唤即至。"冯紫英笑道："你们令表兄弟倒都心实。前日不过是我的设辞，诚心请你们一饮，恐又推托，故说下这句话。今日一邀即至，谁知都信真了。"说毕大家一笑，然后摆上酒来，依次坐定。冯紫英先命唱曲儿的小厮过来让酒，然后命云儿也来敬。

那薛蟠三杯下肚，不觉忘了情，拉着云儿的手笑道："你把那体己新样儿的曲子唱个我听，我吃一坛如何？"云儿听说，只得拿起琵琶来，唱道：

两个冤家，都难丢下，想着你来又记挂着他。两个人形容俊俏，都难描画。

唱毕笑道："你喝一坛子罢了。"薛蟠听说，笑道："不值一坛，再唱好的来。"

宝玉笑道："听我说来，如此滥饮，易醉而无味。我先喝一大海，发一新令，有不遵者，连罚十大海，逐出席外与人斟酒。"冯紫英、蒋玉菡等都道："有理，有理。"宝玉拿起海来一气饮干，说道："如今要说悲、愁、喜、乐四字，却要说出女儿来，还要注明这四字原故。说完了，饮一杯。酒面要唱一个新鲜时样曲子，酒底要席上一样东西，或古诗，旧对，《四书》《五经》成语。"薛蟠未等说完，先站起来拦道："我不来，别算我。这竟是捉弄我呢！"云儿也站起来，推他坐下，笑道："怕什么？这还亏你天天吃酒呢，难道你连我也不如！我回来还说呢。说是了，罢，不是了，不过罚上几杯，哪里就醉死了。你如今一乱令，倒喝十大海，下去斟酒不成？"众人都拍手道妙。薛蟠听说无法，只得坐了。听宝玉说道："女儿悲，青春已大守空闺。女儿愁，悔教夫婿觅封侯。女儿喜，对镜晨妆颜色美。女儿乐，秋千架上春衫薄。"

众人听了，都道："说得有理。"薛蟠独扬着脸摇头说："不好，该罚！"众人问："如何该罚？"薛蟠道："他说的我听不懂，怎么不该罚？"云儿便拧他一把，笑道："你悄悄地想你的罢。回来说不出，又该罚了。"于是拿琵琶听宝玉唱道：

滴不尽相思血泪抛红豆，开不完春柳春花满画楼，睡不稳纱窗风雨黄昏后，忘不了新愁与旧愁，咽不下玉粒金莼噎满喉，照不见菱花镜里形容瘦。展不开的眉头，捱不明的更漏。呀！恰便似遮不住的青山隐隐，流不断的绿水悠悠。唱完，大家齐声喝彩，独薛蟠说无板。宝玉饮了一杯，便拈起一片梨来，说道："雨打梨花深闭门。"完了令。

蒋玉菡说道："女儿悲，丈夫一去不回归。女儿愁，无钱去打桂花油。女儿喜，灯花并头结双蕊。女儿乐，夫唱妇随真和合。"说毕，唱道：

可喜你天生成百媚娇，恰便似活神仙离碧霄。度青春，年正小，配鸾凤，真也着。呀！看天河正高，听谯楼鼓敲，剔银灯同入鸳帏悄。唱毕，饮了一杯，笑道："这诗词上我倒有限。幸而昨日见了一副对子，可巧只记得这句，幸而席上还有这件东西。"说毕，便干了酒，拿起一朵木樨来，念道："花气袭人知骤暖。"

众人倒都依了，完令。薛蟠又跳了起来，喧嚷道："了不得，了不得！该罚，该罚！这席上又没有宝贝，你怎么念起宝贝来？"蒋玉菡怔了，说道："何曾有宝贝？"薛蟠道："你还赖呢！你再念来。"蒋玉菡只得又念了一遍。薛蟠道："袭人可不是宝贝是什么！你们不信，只问他。"说毕，指着宝玉。宝玉没好意思起来，说："薛大哥，你该罚多少？"薛蟠道："该罚，该罚！"说着拿起酒来，一饮而尽。冯紫英与蒋玉菡等不知缘故，云儿便告诉了出来。蒋玉菡忙起身赔罪。众人都道："不知者不作罪。"

少刻，宝玉出席解手，蒋玉菡便随了出来。二人站在廊檐下，蒋玉菡又赔不是。宝玉见他妩媚温柔，心中十分留恋，便紧紧地搭着他的手，叫他："闲了往我们那里去。还有一句话借问，也是你们贵班中，有一个叫琪官的，他在哪里？如今名驰天下，我独无缘一见。"蒋玉菡笑道："就是我的小名儿。"宝玉听说，不觉欣然跌足笑道："有幸，有幸！果然名不虚传。今儿初会，便怎么样呢？"想了一想，向袖中取出扇子，将一个玉玦扇坠解下来，递与琪官，道："微物不堪，略表今日之谊。"琪官接了，笑道："无功受禄，何以克当！也罢，我这里得了一件奇物，今日早起方系上，还是簇新的，聊可表我一点亲热之意。"说毕撩衣，将系小衣儿一条大红汗巾子解了下来，递与宝玉，道："这汗巾子是茜香国女国王所贡之物，夏天系着，肌肤生香，不生汗渍。昨日北静王给我的，今日才上身。若是别人，我断不肯相赠。二爷请把自己系的解下来，给我系着。"宝玉听说，喜不自禁，连忙接了，将自己一条松花汗巾解了下来，递与琪官。二人方束好，只见一声大叫："我可拿住了！"只见薛蟠跳了出来，拉着二人道："放着酒不吃，两个人逃席出来干什么？快拿出来我瞧瞧。"二人都道："没有什么。"薛蟠哪里肯依，还是冯紫英出来才解开了。于是复又归座饮酒，至晚方散。

宝玉回至园中，宽衣吃茶。袭人见扇子上的坠儿没了，便问他："往哪里去了？"宝玉道："马上丢了。"睡觉时只见腰里一条血点似的大红汗巾子，袭人便猜了八九分，因说道："你有了好的系裤子，把我那条还我罢。"宝玉听说，方想起那条汗巾子原是袭人的，不该给人才是，心里后悔，口里说不出来，只得笑道："我赔你一条罢。"袭人听了，点头叹道："我就知道又干这些事！也不该拿着我的东西给那起混账人去。也难为你，心里没个算计儿。"再要说几句，又恐恼上他的酒来，少不得也睡了，一宿无话。

至次日天明，方才醒了，只见宝玉笑道："夜里失了盗也不晓得，你瞧瞧裤子上。"袭人低头一看，只见昨日宝玉系的那条汗巾子系在自己腰里呢，便知是宝玉夜间换了，忙一顿把解下来，说道："我不稀罕这行子，趁早儿拿了去！"宝玉见他如此，只得委婉解劝了一回。袭人无法，只得系在腰里。过后宝玉出去，终究解下来掷在个空箱子里，自己又换了一条系着。

宝玉并未理论，因问起昨日可有什么事情。袭人便回说："二奶奶打发人叫了红玉去了。他原要等你来的，我想什么要紧，我就作了主，打发他去了。"宝玉道："很是。我已知道了，不必等我罢了。"袭人又道："昨儿贵妃打发夏太监出来，送了一百二十两银子，叫在清虚观初一到初三打三天平安醮，唱戏献供，叫珍大爷领着众位爷们跪香拜佛呢。还有端午儿的节礼也赏了。"说着命小丫头子来，将昨日所赐之物取了出来，只见上等宫扇两柄，红麝香珠二串，凤尾罗二端，芙蓉簟一领。宝玉见了，喜不自胜，问："别人的也都是这个？"袭人道："老太太的多着一个香如意，一个玛瑙枕。太太、老爷、姨太太的只多着一个如意。你的同宝姑娘的一样。林姑娘同二姑娘、三姑娘、四姑娘只单有扇子同数珠儿，别人都没了。大奶奶、二奶奶他两个是每人两匹纱、两匹罗、两个香袋、两个锭子药。"宝玉听了，笑道："这是怎么个缘故？怎么林姑娘的倒不同我的一样，倒是宝姐姐的同我一样！别是传错了罢？"袭人道："昨儿拿出来，都是一份一份地写着签子，怎么就错了！你的是在老太太屋里的，我去拿了来了。老太太说了，明儿叫你一个五更天进去谢恩呢。"宝玉道："自然要走一趟。"说着便叫紫绡来："拿了这个到林姑娘那里去，就说是昨儿我得的，爱什么留下什么。"紫绡答应了，拿了去，不一时回来说："林姑娘说了，昨儿也得了，二爷留着罢。"

宝玉听说，便命人收了。刚洗了脸出来，要往贾母那里请安去，只见林黛玉顶头来了。宝玉赶上去笑道："我的东西叫你拣，你怎么不拣？"林黛玉昨日所恼宝玉的心事早又丢开，又顾今日的事了，因说道："我没这么大福禁受，比不得宝姑娘，什么金什么玉的，我们不过是草木之人！"宝玉听他提出"金玉"二字来，不觉心动疑猜，便说道："除了别人说什么金什么玉，我心里要有这个想头，天诛地灭，万世不得人身！"林黛玉听他这话，便知他心里动了疑，忙又笑道："好没意思，白白地说什么誓？管你什么金什么玉的呢！"宝玉道："我心里的事也难对你说，日后自然明白。除了老太太、老爷、太太这三个人，第四个就是妹妹了。要有第五个人，我也说个誓。"林黛玉道："你也不用说誓，我很知道你心里有'妹妹'，但只是见了'姐姐'，就把'妹妹'忘了。"宝玉道："那是你多心，我再不的。"林黛玉道："昨儿宝丫头不替你圆谎，为什么问着我呢？那要是我，你又不知怎么样了。"

正说着，只见宝钗从那边来了，二人便走开了。宝钗分明看见，只装看不见，低着头过去了，到了王夫人那里，坐了一回，然后到了贾母这边，只见宝玉在这里呢。薛宝钗因往日母亲对王夫人等曾提过"金锁是个和尚给的，等日后有玉的方可结为婚姻"等语，所以总远着宝玉。昨儿见元春所赐的东西，独他与宝玉一样，心里越发没意思起来。幸亏宝玉被一个林黛玉缠绵住了，心心念念只记挂着林黛玉，并不理论这事。此刻忽见宝玉笑问道："宝姐姐，我瞧瞧你的红麝串子？"可巧宝钗左腕上笼着一串，见宝玉问他，少不得褪了下来。宝钗生的肌肤丰泽，容易褪不下来。宝玉在旁看着雪白一段酥臂，不觉动了羡慕之心，忽然想起"金玉"一事来，再看看宝钗形容，只见脸若银盆，眼似水杏，唇不点而红，眉不画而翠，比林黛玉另具一种妩媚风流，不觉就呆了，宝钗褪了串子来递与他也忘了接。宝钗见他怔了，自己倒不好意思的，丢下串子，回身才要走，只见林黛玉蹬着门槛子，嘴里咬着手帕子笑呢。宝钗道："你又禁不得风吹，怎么又站在那风口里？"林黛玉笑道："何曾不是在屋里的。只因听见天上一声叫唤，出来瞧了瞧，原来是个呆雁。"薛宝钗道："呆雁在哪里呢？我也瞧一瞧。"林黛玉道："我才出来，他就'忒儿'一声飞了。"口里说着，将手里的帕子一甩，向宝玉脸上甩来。宝玉不防，正打在眼上，"嗳哟"了一声。要知端的，且听下回分解。

《西游记》节选

吴承恩

第六十八回　朱紫国唐僧论前世 孙行者施为三折肱

善正万缘收，名誉传扬四部洲。智慧光明登彼岸，飕飕，——云生天际头。诸佛共相酬，永住瑶台万万秋。打破人间蝴蝶梦，休休，涤净尘氛不惹愁。话表三藏师徒，洗污秽之胡同，上逍遥之道路，光阴迅速，又值炎天，正是：海榴舒锦弹，荷叶绽青盘。两路绿杨藏伽燕，行人避暑扇摇绮。进前行处，忽见有一城池相近。三藏勒马叫："徒弟们，你看那是什么去处？"行者道："师父原来不识字，亏你怎么领唐王旨意离朝也！"三藏道："我自幼为僧，千经万典皆通，怎么说我不识字？"行者道："既识字，怎么那城头上杏黄旗，明书三个大字，就不认得，却问是甚去处何也？"三藏喝道："这泼猴胡说！那旗被风吹得乱摆，纵有字也看不明白！"行者道："老孙偏怎看见？"八戒沙僧道："师父，莫听师兄捣鬼。这般遥望，城池尚不明白，如何就见是甚字号？"行者道："却不是朱紫国三字？"三藏道："朱紫国必是西邦王位，却要倒换关文。"行者道："不消讲了。"

不多时，至城门下马过桥，入进三层门里，真个好个皇州！

但见：门楼高耸，垛叠齐排。周围活水通流，南北高山相对。六街三市货资多，万户千家生意盛。果然是个帝王都会处，天府大京城。绝域梯航至，遐方玉帛盈。形胜连山远，宫垣接汉清。三关严锁钥，万古乐升平。

师徒们在那大街市上行时，但见人物轩昂，衣冠齐整，言语清朗，真不亚大唐世界。那两边做买做卖的，忽见猪八戒相貌丑陋，沙和尚面黑身长，孙行者脸毛额阔，丢了买卖，都来争看。三藏只叫："不要闯祸！低着头走！"

八戒遵依，把个莲蓬嘴揣在怀里，沙僧不敢仰视，惟行者东张西望紧随唐僧左右。那些人有知事的，看看儿就回去了。有那游手好闲的，并那顽童们，哄哄笑笑，都上前抛瓦丢砖，与八戒作戏。唐僧捏着一把汗，只教："莫要生事！"那呆子不敢抬头。

不多时，转过隅头，忽见一座门墙，上有会同馆三字。唐僧道："徒弟，我们进这衙门去也。"行者道："进去怎的？"唐僧道："会同馆乃天下通会通同之所，我们也打搅得，且到里面歇下。待我见驾，倒换了关文，再赶出城走路。"八戒闻言，掬出嘴来，把那些随看的人唬倒了数十个，他上前道：

"师父说的是，我们且到里边藏下，免得这伙鸟人吵嚷。"遂进馆去，那些人方渐渐而退。

却说那馆中有两个馆使，乃是一正一副，都在厅上查点人夫，要往那里接官，忽见唐僧来到，个个心惊，齐道："是什么人？是什么人？往那里走？"三藏合掌道："贫僧乃东土大唐驾下，差往西天取经者，今到宝方，不敢私过，有关文欲倒验放行，权借高衙暂歇。"那两个馆使听言，屏退左右，一个个整冠束带，下厅迎上相见，即命打扫客房安歇，教办清素支应，三藏谢了。二官带领人夫，出厅而去。手下人请老爷客房安歇，三藏便走，行者恨道："这厮愈懒！怎么不让老孙在正厅？"三藏道："他这里不服我大唐管属，又不与我国相连，况不时又有上司过客往来，所以不好留此相待。"行者道："这等说，我偏要他相待！"正说处，有管事的送支应来，乃是一盘白米、一盘白面、两把青菜、四块豆腐、两个面筋、一盘干笋、一盘木耳。三藏教徒弟收了，谢了管事的，管事的道："西房里有干净锅灶，柴火方便，请自去做饭。"三藏道："我问你一声，国王可在殿上吗？"

管事的道："我万岁爷爷久不上朝，今日乃黄道良辰，正与文武多官议出黄榜。你若要倒换关文，趁此急去还赶上。到明日，就不能彀了，不知还有多少时伺候哩。"三藏道："悟空，你们在此安排斋饭，等我急急去验了关文回来，吃了走路。"八戒急取出袈裟关文。三藏整束了进朝，只是吩咐徒弟们，切不可出外去生事。

不一时，已到五凤楼前，说不尽那殿阁峥嵘，楼台壮丽。直至端门外，烦奏事官转达天廷，欲倒验关文。那黄门官果至玉阶前启奏道："朝门外有东土大唐钦差一员僧，前往西天雷音寺拜佛求经，欲倒换通关文牒，听宣。"国王闻言喜道："寡人久病，不曾登基，今上殿出榜招医，就有高僧来国！"即传旨宣至阶下，三藏即礼拜俯伏。国王又宣上金殿赐座，命光禄寺办斋，三藏谢了恩，将关文献上。国王看毕，十分欢喜道："法师，你那大唐，几朝君正？几辈臣贤？至于唐王，因甚作疾回生，着你远涉山川求经？"这长老因问，即欠身合掌道："贫僧那里三皇治世，五帝分轮。尧舜正位，禹汤安民。成周子众，各立乾坤。倚强欺弱，分国称君。邦君十八，分野边尘。后成十二，宇宙安淳。

因无车马，却又相吞。七雄争胜，六国归秦。天生鲁沛，各怀不仁。江山属汉，约法钦遵。汉归司马，晋又纷纭。南北十二，宋齐梁陈。列祖相继，大隋绍真。赏花无道，涂炭多民。我王李氏，国号唐君。高祖晏驾，当今世民。河清海晏，大德宽仁。兹因长安城北，有个怪水龙神，刻减甘雨，应该损身。夜间托梦，告王救。王言准赦，早召贤臣。款留殿内，慢把棋轮。时当日午，那贤臣梦斩龙身。"国王闻言，忽作声吟之声问道："法师，那贤臣是那邦来者？"三藏道："就是我王驾前丞相，姓魏名徵。他识天文，知地理，辨阴阳，乃安邦立国之大宰辅也。因他梦斩了泾河龙王，那龙王告到阴司，说我王许救又杀之，故我王遂得促病，渐觉身危。魏徵又写书一封，与我王带至冥司，寄与酆都城判官崔。少时，唐王身死，至三日复得回生。亏了魏徵，感崔判官改了文书，加王二十年寿。今要做水陆大会，故遣贫僧远涉道途，询求诸国，拜佛祖，取大乘经三藏，超度孽苦升天也。"那国王又声吟叹道："诚乃是天朝大国，君正臣贤！似我寡人久病多时，并无一臣拯救。"长老听说，偷睛观看，见那皇帝面黄肌瘦，形脱神衰。长老正欲启问，有光禄寺官奏请唐僧奉斋。王传旨教："在披香殿，连朕之膳摆下，与法师同享。"

三藏谢了恩，与王同进膳进斋不题。

却说行者在会同馆中，着沙僧安排茶饭，并整治素菜。沙僧道："茶饭易煮，蔬菜不好安排。"行者问道："如何？"沙僧道："油盐酱醋俱无也。"行者道："我这里有几文衬钱，教八戒上街买去。"那呆子躲懒道："我不敢去，嘴脸欠俊，恐惹下祸来，师父怪我。"行者道："公平交易，又不化他，又不抢他，何祸之有！"八戒道："你才不曾看见獐智？在这门前扯出嘴来，把人唬倒了十来个；若到闹市丛中，也不知唬杀多少人！"行者道："你只知闹市丛中，你可曾看见那市上卖的是什么东西？"八戒道："师父只教我低着头，莫闯祸，实是不曾看见。"行者道："酒店、米铺、磨坊，并绫罗杂货不消说，着然又好茶房、面店、大烧饼、大馍馍，饭店又有好汤饭、好椒料、好蔬菜，与那异品的糖糕、蒸酥、点心、卷子、油食、蜜食，无数好东西，我去买些儿请你如何？"那呆子闻说，口内流涎，喉咙里一一地咽唾，跳起来道："哥哥！这遭我扰你，待下次趱钱，我也请你回席。"行者暗笑道："沙僧，好生煮饭，等我们去买调和来。"沙僧也知是耍呆子，只得顺口应承道："你们去，须是多买些，吃饱了来。"那呆子捞个碗盏拿了，就跟行者出门。有两个在官人问道："长老哪里去？"行者道："买调和。"那人道："这条街往西去，转过拐角鼓楼，那郑家杂货店，凭你买多少，油盐酱醋、姜椒茶叶俱全。"

他二人携手相搀，径上街西而去。行者过了几处茶房，几家饭店，当买的不买，当吃的不吃。八戒叫道："师兄，这里将就买些用罢。"那行者原是耍他，哪里肯买，道："贤弟，你好不经纪！再走走，拣大的买吃。"两个人说说话儿，又领了许多人跟随争看。不时，到了鼓楼边，只见那楼下无数人喧嚷，挤挤挨挨，填街塞路。八戒见了道："哥哥，我不去了，那里人嚷得紧，只怕是拿和尚的。又况是面生可疑之人，拿了去，怎的了？"行者道："胡谈！和尚又不犯法，拿我怎的？我们走过去，到郑家店买些调和来。"八戒道："罢罢罢！我不闯祸。这一挤到人丛里，唬得他跌跌爬爬，跌死几个，我倒偿命哩！"行者道："既然如此，你在这壁根下站定，等我过去买了回来，与你买素面烧饼吃罢。"那呆子将碗盏递与行者，把嘴拄着墙根，背着脸，死也不动。这行者走至楼边，果然挤塞，直挨入人丛里听时，原来是那皇榜张挂楼下，故多人争看。行者挤到近处，闪开火眼金睛，仔细看时，那榜上却云："朕西牛贺洲朱紫国王，自立业以来，四方平服，百姓清安。近因国事不祥，沉疴伏枕，淹延日久难痊。本国太医院，屡选良方，未能调治。今出此榜文，普招天下贤士。不拘北往东来，中华外国，若有精医药者，请登宝殿，疗理朕躬。稍得病愈，愿将社稷平分，决不虚示。为此出给张挂，须至榜者。"览毕，满心欢喜道："古人云，行动有三分财气。早是不在馆中呆坐。即此不必买甚调和，且把取经事宁耐一日，等老孙做个医生耍耍。"好大圣，弯倒腰丢了碗盏，拈一撮土，往上洒去，念声咒语，使个隐身法，轻轻地上前揭了榜，又朝着巽地上吸口仙气吹来，那阵旋风起处，他却回身，径到八戒站处，只见那呆子嘴拄着墙根，却是睡着了一般。行者更不惊他，将榜文折了，轻轻揣在他怀里，拽转步先往会同馆去了不提。

却说那楼下众人，见风起时，各个蒙头闭眼。不觉风过时，没了皇榜，众皆悚惧。那榜原有十二个太监，十二个校尉，早朝领出，才挂不上三个时辰，被风吹去，战战兢兢左右追寻，忽见猪八戒怀中露出个纸边儿来，众人近前道："你揭了榜来耶？"那呆子猛抬头，把嘴一嚵，唬得那几个校尉跌倒在地。

他却转身要走，又被面前几个胆大的扯住道："你揭了招医的皇榜，还不进朝医治我万岁去，却待何往？"那呆子慌慌张张道："你儿子便揭了皇榜！你孙子便会医治！"校尉道："你怀中揣的是甚？"呆子却才低头看时，真个有一张字纸，展开一看，咬着牙骂道："那猢狲害煞我也！"恨一声便要扯破，早被众人架住道："你是死了！此乃当今国王出的榜文，谁敢扯坏？你既揭在怀中，必有医国之手，快同我去！"八戒喝道："汝等不知，这榜不是我揭的，是我师兄孙悟空揭的。他暗暗揣在我怀中，他却丢下我去了。若得此事明白，我与你寻他去。"众人道："说什么乱话，现钟不打打铸钟？你现揭了榜文，教我们寻谁！不管你！扯了去见主上！"那伙人不分清白，将呆子推推扯扯。这呆子立定脚，就如生了根一般，十来个人也弄他不动。八戒道："汝等不知高低！再扯一会，扯得我呆性子发了，你却休怪！"

不多时，闹动了街人，将他围绕，内有两个年老的太监道："你这相貌稀奇，声音不对，是哪里来的，这般村强？"

八戒道："我们是东土差往西天取经的，我师父乃唐王御弟法师，却才入朝，倒换关文去了。我与师兄来此买办调和，我见楼下人多，未曾敢去，是我师兄教我在此等候。他原来见有榜文，弄阵旋风揭了暗揣我怀内先去了。"那太监道："我头前见个白面胖和尚，径奔朝门而去，想就是你师父？"八戒道："正是，正是。"太监道："你师兄往哪里去了？"八戒道："我们一行四众，师父去倒换关文，我三众并行囊马匹俱歇在会同馆。师兄弄了我，他先回馆中去了。"太监道："校尉，不要扯他，我等同到馆中，便知端的。"众人道："莫弄嘴！快寻你师兄去。"那街上人吵吵闹闹，何止三五百，共扛到馆门首。八戒道："列位住了，我师兄却不比我任你们做戏，他却是个猛烈认真之士。汝等见了，须要行个大礼，叫他声孙老爷，他就招架了。不然啊，他就变了嘴脸，这事却弄不成也。"众太监校尉俱道："你师兄果有手段，医好国王，他也该有一半江山，我等合该下拜。"

那些闲杂人都在门外喧哗，八戒领着一行太监校尉，径入馆中，只听得行者与沙僧在客房里正说那揭榜之事要笑哩。八戒上前扯住乱嚷道："你可成个人！哄我去买素面、烧饼、馍馍我吃，原来都是空头！又弄旋风，揭了甚么皇榜，暗暗地揣在我怀里，拿我装胖！这可成个弟兄！"行者笑道："你这呆子，想是错了路，走向别处去。我过鼓楼，买了调和，急回来寻你不见，我先来了，在哪里揭甚皇榜？"八戒道："现在看榜的官员在此。"说不了，只见那几个太监校尉朝上礼拜道："孙老爷，今日我王有缘，天遣老爷下降，是必大展经纶手，微施三折肱，治得我王病愈，江山有分，社稷平分也。"行者闻言，正了声色，接了八戒的榜文，对众道："你们想是看榜的官吗？"

太监叩头道："奴婢乃司礼监内臣，这几个是锦衣校尉。"行者道："这招医榜，委是我揭的，故遣我师弟引见。既然你主有病，常言道，药不跟卖，病不讨医。你去教那国王亲来请我，我有手到病除之功。"太监闻言，无不惊骇，校尉道："口出大言，必有度量。我等着一半在此哑请，着一半入朝启奏。"当分了四个太监，六个校尉，更不待宣召，径入朝当阶奏道："主公万千之喜！"那国王正与三藏膳毕清谈，忽闻此奏，问道："喜自何来？"太监奏道："奴婢等早领出招医皇榜，鼓楼下张挂，有东土大唐远来取经的一个圣僧孙长老揭了，现在会同馆内，要王亲自去请他，他有手到病除之功，故此特来启奏。"国王闻言满心欢喜，就问唐僧道："法师有几位高徒？"三藏合掌答曰："贫僧有三个顽徒。"国王问："哪一位高徒善医？"三藏道："实不瞒陛下说，我那顽徒俱是山野庸才，只会挑包背马，转涧寻波，带领贫僧登山涉岭，或者到峻险之处，可以伏魔擒怪，捉虎降龙而已，更无一个能知药性者。"国王道："法师何必太谦？朕当今日登殿，幸遇法师来朝，诚天缘也。高徒既不知医，他怎肯揭我榜文，教寡人亲迎？断然有医国之能也。"叫："文武众卿，寡人身虚力怯，不敢乘辇；汝等可替寡人，俱到朝外，敦请孙长老看朕之病。汝等见他，切不可轻慢，称他做神僧孙长老，皆以君臣之礼相见。"那众臣领旨，与看榜的太监、校尉径至会同馆，排班参拜。唬得那八戒躲在厢房，沙僧闪于壁下。那大圣，看他坐在当中端然不动，八戒道："这猢狲活活地折杀也！怎么这许多官员礼拜，更不还礼，也不站将起来！"不多时，礼拜毕，分班启奏道："上告神僧孙长老，我等俱朱紫国王之臣，今奉王旨，敬以洁礼参请神僧，入朝看病。"行者方才立起身来对众道："你王如何不来？"众臣道："我王身虚力怯，不敢乘辇，特令臣等行代君之礼，拜请神僧也。"行者道："既如此说，列位请前行，我当随至。"众臣各依品从，作队而走。行者整衣而起，八戒道："哥哥，切莫攀出我们来。"行者道："我不攀你，只要你两个与我收药。"沙僧道："收什么药？"行者道："凡有人送药来与我，照数收下，待我回来取用。"二人领诺不题。

这行者即同多官，顷间便到。众臣先走，奏知那国王，高卷珠帘，闪龙睛凤目，开金口玉言便问："那一位是神僧孙长老？"

行者进前一步，厉声道："老孙便是。"那国王听得声音凶狠，又见相貌刁钻，唬得战战兢兢，跌在龙床之上。慌得那女官内宦，急扶入宫中，道："唬杀寡人也！"众官都嗔怨行者道："这和尚怎么这等粗鲁村疏！怎敢就擅揭榜！"行者闻言笑道："列位错怪了我也。若像这等慢人，你国王之病，就是一千年也不得好。"

众臣道："人生能有几多阳寿？就一千年也还不好？"

行者道："他如今是个病君，死了是个病鬼，再转世也还是个病人，岂不是一千年也还不好？"众臣怒曰："你这和尚，甚不知礼！怎么敢这等满口胡柴！"行者笑道："不是胡柴。你都听我道来：医门理法至微玄，大要心中有转旋。望闻问切四般事，缺一之时不备全：第一望他神气色，润枯肥瘦起和眠；第二闻声清与浊，听他真语及狂言；三问病原经几日，如何饮食怎生便；四才切脉明经络，浮沉表里是何般。我不望闻并问切，今生莫想得安然。"

那两班文武丛中有太医院官，一闻此言，对众称扬道："这和尚也说得有理。就是神仙看病，也须望闻问切，谨合着神圣工巧也。"众官依此言，着近侍传奏道："长老要用望闻问切之理，方可认病用药。"那国王睡在龙床上，声声唤道："叫他去罢！寡人见不得生人面了！"近侍的出宫来道："那和尚，我王旨意，教你去罢，见不得生人面哩。"行者道："若见不得生人面啊，我会悬丝诊脉。"众官暗喜道："悬丝诊脉，我等耳闻，不曾眼见。再奏去来。"那近侍又入宫奏道："主公，那孙长老不见主公之面，他会悬丝诊脉。"国王心中暗想道："寡人病了三年，未曾试此，宣他进来。"近侍的即忙传出道："主公已许他悬丝诊脉，快宣孙长老进宫诊视。"行者却就上了宝殿，唐僧迎着骂道："你这泼猴，害了我也！"行者笑道："好师父，我倒与你壮观，你返说我害你？"三藏喝道："你跟我这几年，哪曾见你医好谁来！你连药性也不知，医书也未读，怎么大胆撞这个大祸！"

行者笑道："师父，你原来不晓得。我有几个草头方儿，能治大病，管情医得他好便是。就是医死了，也只问得个庸医杀人罪名，也不该死，你怕怎的！不打紧，不打紧，你且坐下看我的脉理如何。"长老又道："你那曾见《素问》《难经》《本草》《脉诀》，是甚般章句，怎生注解，就这等胡说散道，会甚么悬丝诊脉！"

行者笑道："我有金线在身，你不曾见哩。"即伸手下去，尾上拔了三根毫毛，捻一把，叫声："变！"即变作三条丝线，每条各长二丈四尺，按二十四气，托于手内，对唐僧道："这不是我的金线？"近侍宦官在旁道："长老且休讲口，请入宫中诊视去来。"行者别了唐僧，随着近侍入宫看病。正是那：心有秘方能治国，内藏妙诀注长生。毕竟这去不知看出什么病来，用什么药品。欲知端的，且听下回分解。

《乡村医生》
卡夫卡

我陷于极大的窘境：我必须立刻启程到十里之外的一个村子看望一位重病人，但狂风大雪阻塞了我与他之间的茫茫原野。我有一辆马车，轻便，大轮子，很适合在我们乡间道路上行驶。我穿上皮大衣，提上出诊包，站在院子里准备启程，但是，没有马，马没有啦，我自己的马在昨天严寒的冬夜里劳累过度而死了。我的女佣现在满村子里跑东跑西，想借到一匹马，然而我知道这纯属徒劳。雪越积越厚，行走越来越困难，我茫然地站在那里。这时那姑娘出现在门口，独自一人，摇晃着马灯。当然，有谁在这种时候会借他的马给别人跑这差事？我又在院子里踱来踱去，不知所措。我心烦意乱，苦恼不堪，用脚踢了一下那已经多年不用的猪圈的破门。门开了，摆来摆去拍得门枢啪啪直响。一股热气和类似马的气味扑面而来，里面一根绳子上一盏厩灯晃来晃去；低矮的棚圈里有个人蜷曲蹲在那里，脸上睁着一双蓝眼睛。他匍匐着爬过来，问道："要我套马吗？"我不知道该说什么，只是弯下腰，想看看这圈里还有没有其他什么东西。女佣站在我身旁，说道："人们都不知道自己家里有什么东西。"我们两个都笑了。

"喂，兄弟！喂，姑娘！"马夫喊着，于是两匹健壮的骠马相拥而至，它们的腿紧贴着身体，漂亮的马头像骆驼一样低垂着，仅靠着躯体运动的力量从与它们差不多大小的门洞里一匹跟着一匹挤了出来，但马上它们都站直了，长长的四肢，浑身散发着热气。"去帮帮他，"我说，听话的女佣便急忙过去给马夫递挽具。可是，不等她走近，马夫就抱住了她，把脸贴向她的脸。她惊叫起来，跑到我身边，脸颊上深深地留下两道红红的牙印。"畜生！"我愤怒地喊道："你想挨鞭子吗？"但转念又想，他是个陌生人，我不知道他从哪里来，而且在大家拒绝我的时候自愿来帮助我。他好像知道我在想什么，所以并不计较我的威胁，只是向我转了一下身体，手里不停地套着马车。"上车吧"，他说。一点不假，一切已准备就绪。我发现这套马车非常漂亮，我还从来没坐过这么漂亮的马车呢。我高兴地上了车，说道："不过，车我来驾，因为你不认识路。""那当然，"他说，"我压根就不跟你去，我留在罗莎这里。""不！"罗莎直喊，然后，预感到无法逃避的厄运的降临，跑进屋里。随后，我听到她拴上门链发出的叮当响声，又听见锁子被锁上；我看见她还关掉了走廊的灯，又迅速穿过好几个房间，关灭了所有的灯，以使自己不被人找见。"你跟我一起走，"我对马夫说，"否则我不去了，不论怎样急迫。我不能想象为此行而把那姑娘送给你作为代价。"

"驾！"他吆喝一声，又拍拍手，顿时，马车就像激流之中的木块一样奔出。我听到马夫冲进我家里时屋门震裂的声音，然后，我的眼睛、耳朵以及所有感官只觉得一阵呼啸风驰电掣般掠过，但这瞬间即逝，因为，那病人家的院子就好像紧挨着我家的院门，我已经到达了。马儿静静地站在那儿，雪也不下了，只有月光洒满大地。病人的父母急匆匆迎出来，后面跟着他姐姐。我几乎是被从车里抬出来的。他们七嘴八舌，而我却不知所云。病人房间里空气污浊，令人无法呼吸，废旧的炉子冒着烟。我想推开窗户，但首先我要看看病人。他消瘦、不发烧、不冷、也不热，两眼无神。小伙子没穿衬衣，盖着羽绒被。他坐起身来，抱住我的脖子，对着我的耳朵悄声说道："医生，让我死吧。"我看了一下四周，发现没人听见这话。病人的父母弓着身子呆站在一旁，等候着我的诊断。他姐姐搬来一把椅子让我放下诊包。我打开包，寻找工具。小伙子不断地从被窝里向我爬过来，提醒我别忘了他的请求。我抓出一把镊子，在烛光下试了试，然后又放回去。"是啊，"我渎神地想，"在这种情况下众神相助，送来了需要的马匹，又因为事情紧迫而送来第二匹，更甚者，还送来了马夫。"这时，我才又想起了罗莎。距她十里之遥，而拉车之马又无法驾驭，在这种情况下，怎样才能救她，怎样才能把她从马夫身下拉出来呢？现在，那两匹马不知怎么已经松开了缰绳，又不知怎么把窗户从外边顶开了，每匹都把头伸进一扇窗户，不受那家人的干扰，观察着病人。"我要立刻返回去。"我想，好像马儿也在催我动身。但我却任凭他姐姐脱掉我的皮大衣，她以为我热得脑涨。老人给我端来一杯朗姆酒，并拍了拍我的肩膀。献出心爱的东西表明他对我的信任。我摇了摇头，在老人狭隘的思想里我感到不适，仅鉴于此我拒绝喝那酒。他母亲站在床边叫我过去，我走过去，把头贴在小伙子胸口上，他在我潮湿的胡须下颤抖起来。那边，一匹马对着屋顶大声嘶叫。我知道的事已被证实：小伙子是健康的，只不过是有点供血不足，他那忧心忡忡的母亲给他喝了过多的咖啡。然而他却是健康的，最好干脆把他从床上赶下来。我并不是救世主，让他躺着吧。我供职于区上，忠于职守，甚至于过分；我薪俸微薄，但却慷慨大方，乐于帮助穷人，另外，我还要负担罗莎的生活。如此看来，小伙子也许是对的，我也想去死。在这漫长的冬日里，我在这里干什么呀！我的马死了，而且村里人又没人借给我一匹。我得从猪圈里拉出马来，如果不是意外得马，我就要用猪拉车了。事情就是这样。我向这家人点点头。他们对此一无所知，即使知道，他们也不会相信的。开个药方是轻而易举的，但是与这些人互相交流沟通，却是件难事。现在，我的探诊也该结束了。人们又一次让我白跑一趟，对此，我已习惯了。这个区的人总是在夜里来按门铃，使我备受折磨。然而这次却还要搭上罗莎。这个漂亮的姑娘，多年来生活在我家里而没有得到我多少关心——这个代价太大了。我必须马上认真考虑一下，以克制自己，不致对这家人发火，虽然他们不管怎样也不会把罗莎还给我。但当我收拾起诊包，把手伸向我的皮大衣时，这家人站在一起，父亲嗅了嗅手里那杯朗姆酒，母亲可能对我深感失望——是啊，大家到底想要什么呢？她满眼泪水，紧咬嘴唇；他姐姐摆弄着一块血迹斑斑的手帕，于是我准备在必要的时候承认这小伙子也许真的病了。我向他走过去，他对我微笑着，好像我给他端来了最美味的汤——啊，这时两匹马都叫了起来，这叫声一定是上面所安排，用以帮助我检查病人，而这时我发现：的确，这小伙子是病了。在他身体右侧靠近臀部的地方发现了一个手掌大小的伤口，玫瑰红色，有许多暗点，深处呈黑色，周边泛浅，如同嫩软的颗粒，不均匀地出现瘀血，像露天煤矿一样张开着。这是远看的情况，近看则更为严重。谁会见此而不惊叫呢？在伤口的深处，有许多和我小手指一样大小的虫蛹，身体紫红，同时又沾满血污，它们正用白色的小头和无数小腿蠕动着爬向亮处。可怜的小伙子，你已经无可救药。我找到了你硕大的伤口，你身上这朵花送你走向死亡。这家人都很高兴，他们看着我忙这忙那，姐姐把这情况告诉母亲，母亲告诉父亲，父亲又告诉一些客人。这些人正踮着脚尖，张开双臂以保持平衡，从月光下走进敞开的门。"你会救我吗？"小伙子如泣如诉地悄声问我，伤口中蠕动的生命弄得他头晕目眩。我们这里的人就是这样，总是向医生要求不可能的事情。他们已经丧失了旧有的信仰，牧师闲居家中，一件接着一件撕烂他们的法衣，而却要求医生妙手回春，拯救万物。那么，随他们的便吧。我并非不请自到，如果你们要我担任圣职，我也就只得顺从。我一个年迈的乡村医生，女佣被人抢去了，我还能企望什么更好的事情呢！此时，这家人以及村子里的老者一齐走过来脱掉了我的衣服；一个学生合唱队在老师的带领下站在屋前，用极简单的声调唱着这样的歌词：

　　脱掉他的衣，他就能医，

　　若他不医，就置他于死地！

　　他只是个医生，他只是个医生。

　　然后，我被脱光了衣服，用手指捋着胡子，侧头静观着众人。我镇定自若，胜过所有的人，尽管我孤立无援，被他们抱住头、抓住脚、按倒在床上，但我仍然这样。他们把我朝墙放下，挨着病人的伤口，然后，都退出小屋，并关上了门；歌声也戛然而止，云块遮住了月亮，暖暖的被子裹着我，马头在窗洞里忽隐忽现地晃动着。

　　"你知道，"我听见有人在耳边说，"我对你缺乏信任，你也不过是在某个地方被人抛弃了而不能自救。你没有帮我，反倒使我的病榻更小。我恨不得把你的眼睛挖出来。"

　　"不错，"我说，"这是一种耻辱。但我现在是个医生，你要我怎样呢？相信我，事情对我也不容易。"

　　"难道这样的道歉就会使我满足吗？哎，也许我只能这样，我一向都很知足。带着一个美丽的伤口我来到人世，这是我的全部嫁妆。"

　　"年轻的朋友，"我说道，"你的缺点是不能总揽全局。我这个人去过附近所有的病房，我告诉你，你的伤并不那么可怕。伤口比较深，是被斧子砍了两下所致。许多人将半个身子置于树林中，却几乎听不到林中斧子的声音，更不用说斧子向他们逼近。"

　　"事情真是这样吗？还是你趁我发烧在欺骗我？"

　　"确实如此。请带着一个工职医生用名誉担保的话去吧。"他相信了，安静下来不再作声。然而，现在是我考虑自我解救的时候了。马匹依然忠实地站在原位，我很快收集起衣服、皮大衣和出诊包，也顾不上去穿衣服。马儿如果还像来时那样神速，那么在某种程度上我就是从这张床上一下就跳上我的床。一匹马驯服地把头从窗户中退回去。我把我那包东西扔进车里，皮大衣丢得好远，只一个袖子紧紧挂在一个钩子上。这样就可以啦。我飞身上马。缰绳松弛下来，马匹也没有互相套在一起，而马车则晃晃悠悠地跟在后面，再后面皮大衣也拖在雪地里。"驾！"我喊道，但马并没有奔驰起来，我们像老人似的慢慢地驶过雪原，耳后久久地回响着孩子门那新而谬误的歌：

欢乐吧，病人们，医生已被放倒在你们的床上！

我从未这样走进家门。我丢掉了兴旺发达的行医工作，一个后继者抢走了它。但无济于事，因为他无法取代我。在我家里那可憎的马夫正在施行暴虐，罗莎是他的牺牲品。我不忍再往下想。在这最不幸时代的严冬里，我一个老人赤身裸体，坐在人间的车子上，而驾着非人间的马，四处奔波，饱受严寒的折磨。我的皮大衣挂在马车后面，而我却够不着它，那伙手脚灵活的病人呢，也不肯动一动指头帮我一把。受骗了！受骗了！只要被夜间的铃声捉弄一次——这永远不可挽回。

三、涉医涉药散文

《魏晋风度及文章与药及酒之关系》[1]

鲁迅

九月间在广州夏期学术演讲会讲我今天所讲的，就是黑板上写着的这样一个题目。

中国文学史，研究起来，可真不容易，研究古的，恨材料太少，研究今的，材料又太多，所以到现在，中国较完全的文学史尚未出现。今天讲的题目是文学史上的一部分，也是材料太少，研究起来很有困难的地方。因为我们想研究某一时代的文学，至少要知道作者的环境，经历和著作。

汉末魏初这个时代是很重要的时代，在文学方面起一个重大的变化，因当时正在黄巾和董卓大乱之后，而且又是党锢的纠纷之后，这时曹操出来了。——不过我们讲到曹操，很容易就联想起《三国志演义》，更而想起戏台上那一位花面的奸臣，但这不是观察曹操的真正方法。现在我们再看历史，在历史上的记载和论断有时也是极靠不住的，不能相信的地方很多，因为通常我们晓得，某朝的年代长一点，其中必定好人多；某朝的年代短一点，其中差不多没有好人。为什么呢？因为年代长了，做史的是本朝人，当然恭维本朝的人物，年代短了，做史的是别朝人，便很自由地贬斥其异朝的人物，所以在秦朝，差不多在史的记载上半个好人也没有。曹操在史上年代也是颇短的，自然也逃不了被后一朝人说坏话的公例。其实，曹操是一个很有本事的人，至少是一个英雄，我虽不是曹操一党，但无论如何，总是非常佩服他。

研究那时的文学，现在较为容易了，因为已经有人做过工作：在文集一方面有清严可均辑的《全上古三代秦汉三国晋南北朝文》。其中于此有用的，是《全汉文》《全三国文》《全晋文》。

在诗一方面有丁福保辑的《全汉三国晋南北朝诗》。——丁福保是做医生的，现在还在。

辑录关于这时代的文学评论有刘师培编的《中国中古文学史》。这本书是北大的讲义，刘先生已死，此书由北大出版。

上面三种书对于我们的研究有很大的帮助。能使我们看出这时代的文学的确有点异彩。

我今天所讲，倘若刘先生的书里已详的，我就略一点；反之，刘先生所略的，我就较详一点。

董卓之后，曹操专权。在他的统治之下，第一个特色便是尚刑名。他的立法是很严的，因为当大乱之后，大家都想做皇帝，大家都想叛乱，故曹操不能不如此。曹操曾自己说过："倘无我，不知有多少人称王称帝！"这句话他倒并没有说谎。因此之故，影响到文章方面，成了清峻的风格。——就是文章要简约严明的意思。

此外还有一个特点，就是尚通脱。他为什么要尚通脱呢？自然也与当时的风气有莫大的关系。因为在党锢之祸以前，凡党中人都自命清流，不过讲"清"讲得太过，便成固执，所以在汉末，清流的举动有时便非常可笑了。

比方有一个有名的人，普通的人去拜访他，先要说几句话，倘这几句话说得不对，往往会遭倨傲的待遇，叫他坐到屋外去，甚而至于拒绝不见。

又如有一个人，他和他的姊夫是不对的，有一回他到姊姊那里去吃饭之后，便要将饭钱算回给姊姊。她不肯要，他就于出门之后，把那些钱扔在街上，算是付过了。个人这样闹脾气还不要紧，若治国平天下也这样闹起执拗的脾气来，那还成甚么话？所以深知此弊的曹操要起来反对这种习气，力倡通脱。通脱即随便之意。此种提倡影响到文坛，便产生大量想说甚么便说什么的文章。

更因思想通脱之后，废除固执，遂能充分容纳异端和外来的思想，故孔教以外的思想源源引入。

总括起来，我们可以说汉末魏初的文章是清峻、通脱。在曹操本身，也是一个改造文章的祖师，可惜他的文章传得很少。他胆子很大，文章从通脱得力不少，做文章时又没有顾忌，想写的便写出来。

所以曹操征求人才时也是这样说，不忠不孝不要紧，只要有才便可以。这又是别人所不敢说的。曹操做诗，竟说是"郑康成行酒伏地气绝"，他引出离当时不久的事实，这也是别人所不敢用的。还有一样，比方人死时，常常写点遗令，这是名人的一件极时髦的事。当时的遗令本有一定的格式，且多言身后当葬于何处，或葬于某某名人的墓旁；操独不然，他的遗令不但没有依着格式，内容竟讲到遗下的衣服和伎女怎样处置等问题。

陆机虽然评曰"贻尘谤于后王"，然而我想他无论如何是一个精明人，他自己能做文章，又有手段，把天下的方士文士统统搜罗起来，省得他们跑在外面给他捣乱。所以他帷幄里面，方士文士就特别地多。

孝文帝曹丕，以长子而承父业，篡汉而即帝位。他也是喜欢文章的。其弟曹植，还有明帝曹叡，都是喜欢文章的。不过到那个时候，于通脱之外，更加上华丽。不著有《典论》，现已失散无全本，那里面说"诗赋欲丽""文以气为主"。《典论》的零零碎碎，在唐宋类书中；一篇整的《论文》，在《文选》中可以看见。

后来有一般人很不以他的见解为然。他说诗赋不必寓教训，反对当时那些寓训勉于诗赋的见解，用近代的文学眼光看来，曹丕的一个时代可说是"文学的自觉时代"，或如近代所说是为艺术而艺术的一派。所以曹丕做的诗赋很好，更因他以"气"为主，故于华丽以外，加上壮大。归纳起来，汉末魏初的文章，可说是"清峻，通脱，华丽，壮大"。在文学的意见上，曹丕和曹植表面上似乎是不同的。曹丕说文章事可以留名声于千载；但子建却说文章小道，不足论的。据我的意见，子建大概是违心之论。这里有两个原因，第一，子建的文章做得好，一个人大概总是不满意自己所做而羡慕他人所为的，他的文章已经做得好，于是他便敢说文章是小道；第二，子建活动的目标在于政治方面，政治方面不甚得志，遂说文章是无用了。

曹操曹丕以外，还有下面的七个人：孔融、陈琳、王粲、徐干、阮瑀、应玚、刘桢，都很能做文章，后来称为"建安七子"。七人的文章很少流传，现在我们很难判断；但，大概都不外是"慷慨""华丽"罢。华丽即曹丕所主张，慷慨就因当天下大乱之际，亲戚朋友死于乱者特多，于是为文就不免带着悲凉，激昂和"慷慨"了。

七子之中，特别的是孔融，他专喜和曹操捣乱。曹丕《典论》里有论孔融的，因此他也被拉进"建安七子"一块儿去。其实不对，很两样的。不过在当时，他的名声可非常之大。孔融作文，喜用讥嘲的笔调，曹丕很不满意他。孔融的文章现在传得也很少，就他所有的看起来，我们可以瞧出他并不大对别人讥讽，只对曹操。比方操破袁氏兄弟，曹丕把袁熙的妻甄氏拿来，归了自己，孔融就写信给曹操，说当初武王伐纣，将妲己给了周公了。操问他的出典，他说，以今立古，大概那时也是这样的。又比方曹操要禁酒，说酒可以亡国，非禁不可，孔融又反对他，说也有以女人亡国的，何以不禁婚姻？其实曹操也是喝酒的。我们看他的"何以解忧？唯有杜康"的诗句，就可以知道。为什么他的行为会和议论矛盾呢？此无他，因曹操是个办事人，所以不得不这样做；孔融是旁观的人，所以容易说些自由话。曹操见他屡屡反对自己，后来借故把他杀了。他杀孔融的罪状大概是不孝。因为孔融有下列的两个主张：第一，孔融主张母亲和儿子的关系是如瓶之盛物一样，只要在瓶内把东西倒了出来，母亲和儿子的关系便算完了。第二，假使有天下饥荒的一个时候，有点食物，给父亲不给呢？孔融的答案是倘若父亲是不好的，宁可给别人。——曹操想杀他，便不惜以这种主张为他不忠不孝的根据，把他杀了。倘若曹操在世，我们可以问他，当初求才时就说不忠不孝也不要紧，为何又以不孝之名杀人呢？然而事实上纵使曹操再生，也没人敢问他，我们倘若去问他，恐怕他把我们也杀了！与孔融一同反对曹操的尚有一个祢衡，后来给黄祖杀掉的。祢衡的文章也不错，而且他和孔融早是"以气为主"来写文章的了。故在此我们又可知道，汉文慢慢壮大起来，是时代使然，非专靠曹操父子之功的。但华丽好看，却是曹丕提倡的功劳。

这样下去一直到明帝的时候，文章上起了个重大的变化，因为出了一个何晏。

何晏的名声很大，位置也很高，他喜欢研究《老子》和《易经》。至于他是怎样的一个人呢？那真相现在可很难知道，很难调查。因为他是曹氏一派的人，司马氏很讨厌他，所以他们的记载对何晏大不满。因此产生许多传说，有人说何晏的脸上是搽粉的，又有人说他本来生得白，不是搽粉的。但究竟何晏搽粉不搽粉呢？我也不知道。

但何晏有两件事我们是知道的。第一，他喜欢空谈，是空谈的祖师；第二，他喜欢吃药，是吃药的祖师。此外，他也喜欢谈名理。他身子不好；因此不能不服药。

他吃的不是寻常的药，是一种名叫"五石散"的药。

"五石散"是一种毒药，是何晏吃开头的。汉时，大家还不敢吃，何晏或者将药方略加改变，便吃开头了。五石散的基本，大概是五样药：石钟乳，石硫黄，白石英，紫石英，赤石脂；另外怕还配点别样的药。但现在也不必细细研究它，我想各位都是不想吃它的。

从书上看起来，这种药是很好的，人吃了能转弱为强。因此之故，何晏有钱，他吃起来了；大家也跟着吃。那时五石散的流毒就同清末的鸦片的流毒差不多，看吃药与否以分阔气与否的。现在由隋巢元方作的《诸病源候论》的里面可以看到一些。据此书，可知吃这药是非常麻烦的，穷人不能吃，假使吃了之后，一不小心，就会毒死。先吃下去的时候，倒不怎样的，后来药的效验既显，名曰"散发"。倘若没有"散发"，就有弊而无利。因此吃了之后不能休息，非走路不可，因走路才能"散发"，所以走路名曰"行散"。比方我们看六朝人的诗，有云"至城东行散"，就是此意。后来做诗的人不知其故，以为"行散"即步行之意，所以不服药也以"行散"二字入诗，这是很笑话的。

走了之后，全身发烧，发烧之后又发冷。普通发冷宜多穿衣，吃热的东西。但吃药后的发冷刚刚要相反：衣少，冷食，以冷水浇身。倘穿衣多而食热物，那就非死不可。因此五石散一名寒食散。只有一样不必冷吃的，就是酒。

吃了散之后，衣服要脱掉，用冷水浇身；吃冷东西；饮热酒。这样看起来，五石散吃的人多，穿厚衣的人就少；比方在广东提倡，一年以后，穿西装的人就没有了。因为皮肉发烧之故，不能穿窄衣。为预防皮肤被衣服擦伤，就非穿宽大的衣服不可。现在有许多人以为晋人轻裘缓带，宽衣，在当时是人们高逸的表现，其实不知他们是吃药的缘故。一班名人都吃药，穿的衣都宽大，于是不吃药的也跟着名人，把衣服宽大起来了！

还有，吃药之后，因皮肤易于磨破，穿鞋也不方便，故不穿鞋袜而穿屐。所以我们看晋人的画像或那时的文章，见他衣服宽大，不鞋而屐，以为他一定是很舒服，很飘逸的了，其实他心里都是很苦的。

更因皮肤易破，不能穿新的而宜于穿旧的，衣服便不能常洗。因不洗，便多虱。所以在文章上，虱子的地位很高，"扪虱而谈"，当时竟传为美事。比方我今天在这里演讲的时候，扪起虱来，那是不大好的。但在那时不要紧，因为习惯不同之故。这正如清朝是提倡抽大烟的，我们看见两肩高耸的人，不觉得奇怪。现在就不行了，倘若多数学生，他的肩成为一字样，我们就觉得很奇怪了。

此外可见服散的情形及其他种种的书，还有葛洪的《抱朴子》。

到东晋以后，作假的人就很多，在街旁睡倒，说是"散发"以示阔气。就像清时尊读书，就有人以墨涂唇，表示他是刚才写了许多字的样子。故我想，衣大，穿屐，散发等，后来效之，不吃也学起来，与理论的提倡实在是无关的。

又因"散发"之时，不能肚饿，所以吃冷物，而且要赶快吃，不论时候，一日数次也不可定。因此影响到晋时"居丧无礼"。——本来魏晋时，对于父母之礼是很繁多的。比方想去访一个人，那么，在未访之前，必先打听他父母及其祖父母的名字，以便避讳。否则，嘴上一说出这个字音，假如他的父母是死了的，主人便会大哭起来——他记得父母了——给你一个大大的没趣。晋礼居丧之时，也要瘦，不多吃饭，不准喝酒。但在吃药之后，为生命计，不能管得许多，只好大嚼，所以就变成"居丧无礼"了。

居丧之际，饮酒食肉，由阔人名流倡之，万民皆从之，因为这个缘故，社会上遂尊称这样的人叫作名士派。吃散发源于何晏，和他同志的，有王弼和夏侯玄两个人，与晏同为服药的祖师。有他三人提倡，有多人跟着走。他们三人多是会做文章，除了夏侯玄的作品流传不多外，王何二人现在我们尚能看到他们的文章。他们都是生于正始的，所以又名曰"正始名士"。但这种习惯的末流，是只会吃药，或竟假装吃药，而不会做文章。

东晋以后，不做文章而流为清谈，由《世说新语》一书里可以看到。此中空论多而文章少，比较他们三个差得远了。三人中王弼二十余岁便死了，夏侯何二人皆为司马懿所杀。因为他二人同曹操有关系，非死不可，犹曹操之杀孔融，也是借不孝做罪名的。

二人死后，论者多因其与魏有关而骂他，其实何晏值得骂的就是因为他是吃药的发起人。这种服散的风气，魏晋直到隋唐，还存在着，因为唐时还有"解散方"，即解五石散的药方，可以证明还有人吃，不过少点罢了。唐以后就没有人吃，其原因尚未详，大概因其弊多利少，和鸦片一样罢？

晋名人皇甫谧作一书曰《高士传》，我们以为他很高超。但他是服散的，曾有一篇文章，自说吃散之苦。因为药性一发，稍不留心，即会丧命，至少也会受非常的苦痛，或要发狂；本来聪明的人，因此也会变成痴呆。所以非深知药性，会解救，而且家里的人多深知药性不可。晋朝人多是脾气很坏，高傲，发狂，性暴如火的，大约便是服药的缘故。比方有苍蝇扰他，竟至拔剑追赶；就是说话，也要糊糊涂涂地才好，有时简直是近于发疯。但在晋朝更有以痴为好的，这大概也是服药的缘故。

魏末，何晏他们以外，又有一个团体新起，叫作"竹林名士"，也是七个，所以又称"竹林七贤"。

正始名士服药，竹林名士饮酒。竹林的代表是嵇康和阮籍。但究竟竹林名士不纯粹是喝酒的，嵇康也兼服药，而阮籍则是专喝酒的代表。但嵇康也饮酒，刘伶也是这里面的一个。他们七人中差不多都是反抗旧礼教的。

这七人中，脾气各有不同。嵇阮二人的脾气都很大；阮籍老年时改得很好，嵇康就始终都是极坏的。

阮年轻时，对于访他的人有加以青眼和白眼的分别。白眼大概是全然看不见眸子的，恐怕要练习很久才能够。青眼我会装，白眼我却装不好。

后来阮籍竟做到"口不臧否人物"的地步，嵇康却全不改变。结果阮得终其天年，而嵇竟丧于司马氏之手，与孔融何晏等一样，遭了不幸的杀害。这大概是因为吃药和吃酒之分的缘故：吃药可以成仙，仙是可以骄视俗人的；饮酒不会成仙，所以敷衍了事。

他们的态度，大抵是饮酒时衣服不穿，帽也不戴。若在平时，有这种状态，我们就说无礼，但他们就不同。居丧时不一定按例哭泣；子之于父，是不能提父的名，但在竹林名士一流人中，子都会叫父的名号。旧传下来的礼教，竹林名士是不承认的。即如刘伶，他曾做过一篇《酒德颂》，谁都知道他是不承认世界上从前规定的道理的，曾经有这样的事，有一次有客见他，他不穿衣服。人责问他；他答人说，天地是我的房屋，房屋就是我的衣服，你们为什么进我的裤子中来？至于阮籍，就更甚了，他连上下古今也不承认，在《大人先生传》里有说："天地解兮六合开，星辰陨兮日月颓，我腾而上将何怀？"他的意思是天地神仙，都是无意义，一切都不要，所以他觉得世上的道理不必争，神仙也不足信，既然一切都是虚无，所以他便沉湎于酒了。然而他还有一个原因，就是他的饮酒不独由于他的思想，大半倒在环境。其时司马氏已想篡位，而阮籍名声很大，所以他讲话就极难，只好多饮酒，少讲话，而且即使讲话讲错了，也可以借醉得到人的原谅。只要看有一次司马懿求和阮籍结亲，而阮籍一醉就是两个月，没有提出的机会，就可以知道了。

阮籍作文章和诗都很好，他的诗文虽然也慷慨激昂，但许多意思都是隐而不显的。宋的颜延之已经说不大能懂，我们现在自然更很难看得懂他的诗了。他诗里也说神仙，但他其实是不相信的。嵇康的论文，比阮籍更好，思想新颖，往往与古时旧说反对。孔子说："学而时习之，不亦说乎？"嵇康做的《难自然好学论》，却道，人是并不好学的，假如一个人可以不做事而又有饭吃，就随便闲游不喜欢读书了，所以现在人之好学，是由于习惯和不得已。还有管叔蔡叔，是疑心周公，率殷民叛，因而被诛，一向公认为坏人的。而嵇康做的《管蔡论》，就也反对历代传下来的意思，说这两个人是忠臣，他们的怀疑周公，是因为地方相距太远，消息不灵通。

不过何晏、王弼、阮籍、嵇康之流，因为他们的名位大，一般的人们就学起来，而所学无非是表面，他们实在的内心，却不知道。因为只学他们的皮毛，于是社会上便有了很多没意思的空谈和饮酒。许多人只会无端地空谈和饮酒，无力办事，也就影响到政治上，弄得玩"空城计"，毫无实际了。在文学上也这样，嵇康阮籍的纵酒，是也能做文章的，后来到东晋，空谈和饮酒的遗风还在，而万言的大文如嵇阮之作，却没有了。刘勰说："嵇康师心以遣论，阮籍使气以命诗。"这"师心"和"使气"，便是魏末晋初的文章的特色。正始名士和竹林名士的精神灭后，敢于师心使气的作家也没有了。

到东晋，风气变了。社会思想平静得多，各处都夹入了佛教的思想。再至晋末，乱也看惯了，篡也看惯了，文章便更和平。代表平和的文章的人有陶潜。他的态度是随便饮酒、乞食，高兴的时候就谈论和作文章，无忧无怨。所以现在有人称他为"田园诗人"，是个非常和平的田园诗人。他的态度是不容易学的，他非常之穷，而心里很平静。家常无米，就去向人家门口求乞。他穷到有客来见，连鞋也没有，那客人给他从家丁取鞋给他，他便伸了足穿上了。虽然如此，他却毫不为意，还是"采菊东篱下，悠然见南山"。这样的自然状态，实在不易模仿。他穷到衣服也破烂不堪，而还在东篱下采菊，偶然抬起头来，悠然地见了南山，这是何等自然。现在有钱的人住在租界里，雇花匠种数十盆菊花，便作诗，叫作"秋日赏菊效陶彭泽体"，自以为合于渊明的高致，我觉得不大像。

陶潜之在晋末，是和孔融于汉末与嵇康于魏末略同，又是将近易代的时候。但他没有什么慷慨激昂的表示，于是便博得"田园诗人"的名称。但《陶集》里有《述酒》一篇，是说当时政治的。这样看来，可见他于世事也并没有遗忘和冷淡，不过他的态度比嵇康阮籍自然得多，不至于招人注意罢了。还有一个原因，先已说过，是习惯。因为当时饮酒的风气相沿下来，人见了也不觉得奇怪，而且汉魏晋相沿，时代不远，变迁极多，既经见惯，就没有大感触，陶潜之比孔融嵇康和平，是当然的。例如看北朝的墓志，官位升进，往往详细写着，再仔细一看，他是已经经历过两三个朝代了，但当时似乎并不为奇。

据我的意思，即使是从前的人，那诗文完全超于政治的所谓"田园诗人""山林诗人"，是没有的。完全超出于人间世的，也是没有的。既然是超出于世，则当然连诗文也没有。诗文也是人事，既有诗，就可以知道于世事未能忘情。譬如墨子兼爱，杨子为我。墨子当然要著书；杨子就一定不著，这才是"为我"。因为若做出书来给别人看，便变成"为人"了。

由此可知陶潜总不能超于尘世，而且，于朝政还是留心，也不能忘掉"死"，这是他诗文中时时提起的。用另一种看法研究起来，恐怕也会成一个和旧说不同的人物罢。

自汉末至晋末文章的一部分的变化与药及酒之关系，据我所知的大概是这样。但我学识太少，没有详细的研究，在这样的热天和雨天费去了诸位这许多时光，是很抱歉的。现在这个题目总算是讲完了。

【注释】

[1] 本篇记录稿最初发表于 1927 年 8 月 11、12、13、15、16、17 日广州《民国日报》副刊《现代青年》第 173 至 178 期；改定稿发表于 1927 年 11 月 16 日《北新》半月刊第 2 卷第 2 号。

四、涉医涉药戏剧

《药会图》节选
郭秀升

《药会图》，又名《十字槟子腔》。共十回：栀子斗嘴、陀僧戏姑、蛇妖出现、石斛降妖、灵仙平寇、甘府投亲、红娘卖药、金钗遗祸、番鳖造反、甘草和国。这是一部"药性戏"，曾经在两百多年前广泛流传于山西各地。后渐湮没，鲜为人知。《药会图》我们有两个抄本，道光十九年抄本中有一篇邱世俊写的序，说这剧本是晋人儒医郭秀升所写。而道光二十八年的抄本中不但有邱序，还有一篇自序，有"嘉庆十三年古晋亚关郭延选（秀升）于满城县官署"之句。这应该就是作者自序了。

第十回　甘草和国

【栀子上场引】昔日曾为莨菪子，今天始得大茴香。茴香能治疝疼证，莨菪虫牙也最良。【白】吾乃栀子便是。我姑爷叫我到汾州府西河，与我甘爷爷下书，速去快来，我即星夜奔走便了。【唱】我姑爷他叫我，快忙前去。好像是荆芥穗，催毒去风。又好像兔脑丸，催产立下。两腿足害肿毒，去寻紫荆。跑得我气喘了，蛤蚧须用。使得我痨火甚，秋石也行。【白】快去，快走。嗳呀！来到了平和村，吾家门首哪里去了？待吾问他一问。众位请了！哪一座是甘府门首？

【众位答白】哈哈哈！你不是栀子么，面前就是你家，你又认他不得，真真可笑！

【栀子白】众位，你说此话，有些大便不通。那晓我栀子就是小通也通，我原是因反贼唬得我把门也摸不着了，罢了，我进去罢。爷爷快来！

【甘草上白】栀子来了么？你家姑爷呢？

【栀子白】爷爷，俺姑爷有书呈上。

【甘草白】呈上来，老夫一观。【甘草观罢白】原是你姑爷到京高中，遂即奉差出征，不幸军前有难。我且问你，那反贼可是什么模样？

【栀子白】爷爷听来。【唱】生就的铜青面，能医烂眼。长就的红莲须，还要遗精。戴一顶白鸡冠，能治白带。穿一件猪蹄甲，痔漏有功。身跨着橘红马，化痰止嗽。手取的大戟斧，要把水攻。

【甘草白】这等可恶，快请你姑娘出堂！

【栀子白】请姑娘。

【菊花上唱】只见那并头莲，花花绢绢。香附来扑奴面，惹动心猿。想金钗不能见，椿堂又换。必是他折桂枝，衣锦还乡。【菊花进见拜白】爹爹，唤孩儿有何话说？

【甘草白】女儿哪晓，【唱】我贤婿占鳌头，军前书到。番鳖子不投降，叫我和番。我想那反贼儿，有何作用，不过是草芦芩，善治虫疰。他本是巨胜子，大补精血，也竟敢泻肝火，要治龙胆。惹得我干地龙，下行清热，才叫我扒山虎，治他腿伤。

【菊花白】爹爹呀，【唱】你今日年高迈，精神短少。岂像那大力子，能治喉疼。岂像那芜蔚子，明目有用。岂像那土蝼蛄，耳可不聋。他就是毒藜芦，叫人吐倒。该使个青麻仁，吸他谷精。叫爹爹去和番，已属不可。为什么使君子，也去杀虫。

【甘草白】女儿不晓，我贤婿现在军营，【唱】他像是鱼骨儿，梗在喉内。必得我橄榄果，才保无恙。

【菊花白】爹爹既然要去，路上须要小心。

【甘草白】女儿不必多虑，还要谨守门户，老夫即便去了。

【菊花白】送爹爹。

【甘草白】女儿回避了。【甘草栀子同下】

【菊花转又唱】嗳，今有这老荷叶，游鱼来戏。想是他欲助胃，还要升阳。惹得奴莲心子，烦渴须用。单等的马勃回，毒热才凉。

【菊花白】木香，将门关上。

【木香应白】晓的。【木香将门关上，二人同下】

【栀子、甘草上唱】渡汾河，出潼关，沿山前去。尽是些树木林，百草葱葱。我见那透骨草，除风去湿。山茱萸补肝藏，也固肾精。闻着那香排草，扑鼻町爱。还是那番白草，洗痔消痈。炉甘石点眼疾，大有奇效。老鹳草治腿疼，药去功成。

【栀子白】爷爷，你看路途上那手推丸药的，他是什么人？

【甘草白】栀子那晓，名叫蜣螂，外号屎壳郎，善于破血，也会通肠，又好用丸药保恙，故天天用力推丸，不误早晚吞服。

【栀子笑白】哈哈哈！怪不得，吃得黑胖。爷爷，你看那个大肚汉子，身架丝罗，好像一个有钱的，他又是什么人？

【甘草白】他名字叫蜘蛛，最是不好的，凭空就起事，好吃飞食，人家就是蝎螫难堪，他也要使嘴吸吸。

【栀子白】就叫他与我吸吸。

【甘草白】闲话莫讲，快忙走罢。

【甘草唱】咱今日，抖精神，快忙前去。会一会番鳖子，要免祸殃。我若是，壮大力，将他拿住。定然要剥去皮，还要油煎。

【栀子白】爷爷，这就是军营了。

【甘草白】禀你姑爷，就说老夫来到！

【栀子白】爷爷少待。

【栀子笑白】禀姑爷，我家爷爷到来了。

【金石斛白】待吾出去迎接。【金石斛出迎，揖白】岳父来了，有请。

【甘草进门，石斛拜白】岳父在上，小婿拜揖。

【甘草白】请起。

【金石斛白】远路迢迢，有劳岳父。

【甘草白】老夫性平和，不会厮杀，有辱贤婿推荐。

【石斛揖白】岳父暂且歇马，小婿即禀元帅便了。【甘草石斛同下】

【将军上场引】行兵自愧无长算，失去了虎威一半。谋臣尽筹计多般[1]，要把前羞尽捐[2]。

【将军笑白】嗳！我国受了番鳖子的恶毒[3]，先锋差人去请甘草，到于今尚未回音，岂不烦闷人也。【唱】恨不能到天上，去摘南星。定把这风痰去，胸膈才清。今就有代赭石，镇肝降逆。也显我威灵仙，天难消平。

【金石斛进禀介】启上元帅，甘草已到。

【将军白】快忙有请！

【金石斛出门介白】有请岳父！

【甘草白】贤婿有何话说？

【石斛白】元帅有请。

【甘草白】贤婿头行。

【甘草进见介白】元帅在上，甘草叩头。

【将军白】请起，坐了叙话。

【甘草揖白】告座了。元帅有何见教？

【将军白】先生哪晓。番鳖子造反，不知使的什么毒物，忽然倾出一阵风，布得如大雪一般，吹入眼内俱成瞽目。

【甘草白】元帅不知，西番惯出硇砂，虽能去翳又能消烂，这番狗必是此物作祟。这是空青数枝，速散军中，用此一点，即便开明。

【将军白】先生真国手也，若是他再用此物，先生何以当之？

【甘草白】元帅听禀。【唱】他若是用硇砂，再来作祟。吾有那青风藤，惯会驱风。一阵风将硇砂，吹向云内。管教他拨云翳，有吉无凶。

【将军白】他若不肯投降，又将如之奈何？

【甘草唱】元帅，他若是气血滞，叫人腹痛。吾还有索一条，名叫元胡。理气血，吾竭力，将索使出。他就投顺了，横逆全无。

【将军白】先生竟有此奇方，先锋官听令，发起人马，即同先生前去。

【金石斛白】得令！

【石斛传令】众将官，点起人马，闯进番营。【人马齐下】

【番鳖子迎住白】咄！你们这瞎眼小子又来睁眼说话，想是你睁开半眼，待吾再用硇砂。

【甘草白】好个反贼，竟用硇砂作祟，岂知你甘爷爷有青风藤，惯会驱风。一阵风将硇砂吹向云内。

【番鳖子惊白】呀！你是什么人？竟敢坏吾法术！

【甘草笑容】你甘草爷爷是也。

【番鳖惊白】小番儿，快忙收兵！【番鳖子败下】

【众将白】启元帅，反贼败下，逃走了。

【将军白】随后追赶！【将军追】

【番鳖子跑上，怒白】呀，不好了！【唱】有甘草解百毒，名传天下。又有那大将军，叫我怎当。总不如写降表，趁早投顺。就叫我去壮力，这也何妨。

【大将军赶上白】你这反贼哪里走！

【番鳖子白】元帅，不必动手，这是降书顺表，带进天朝请功受赏去罢。

【大将军接表白】待吾看来，【将军念白】伏惟番臣，生长外邦。未蒙中国之化，秉性毒恶，又少平和之养，所以草木无知，擅出地界，人马猖獗，偶犯天威。虽日益以人力，臣有片长，亦不过与鹰爪为偶，助人猛浪之力；与土子同伴，益筋骨之伤。岂若白鱼鳔强筋健骨，自然铜接骨续筋，续断而有益，骨碎补而最良。臣今不胜惶愧之至，伏乞圣主宽恩，番臣益加感激，俯伏待命，朝贡不绝。谓予不信，有如曒日。特此上恳，谨以表闻[4]。

【大将军念罢白】罢了，饶你不死。众将一统回朝，启奏圣主便了。【大将军与番鳖子各自收兵，分两路而下】

【皇帝上场引】百般药性尝优劣，万国衣冠拜冕[5]旒。【白】朕乃神农皇帝在位。前者锦将军有本奏上，说道番鳖子反进中原，他与金石斛领兵征讨，甘草作为参谋。吾想那种恶毒，既有将军推荡，又有甘草和解，凯歌捷报，不久回朝。

【黄门官道】圣旨下，有事出班早奏，无事卷帘回朝。

【大将军白】臣锦装黄有本奏上。

【黄门官道】奏来。

【大将军上殿白】臣锦装黄见驾。

【皇帝问白】锦将军去征反贼，胜败如何？

【将军奏白】启奏我主，那反贼闻见甘草，即写降表逃命而去了。臣将降表呈上。

【皇帝白】呈上来待朕一观。【看毕笑白】果然如此[6]。真是：韬略贯胸中，另有奇谋能济勇，威名扬于外，不须劲战自成功。朕心甚喜，就宣甘草听旨上殿。

【将军传旨】圣旨下，甘草上殿。

【甘草上殿跪白】臣甘草见驾。

【皇帝封白】甘草听旨：朕因你和解有功，封为国老，带职还家。

【甘草叩白】谢恩。

【皇帝封白】锦将军听旨！【将军跪白】朕因你领兵征讨，不惜余力，真可为汉马从龙第一功，夺关斩将世无双。朕心甚喜，封你为世袭大将军，仍在四川镇守。

【将军叩白】谢恩。

【皇帝白】宣金石斛上殿。

【将军传旨】圣旨下，宣金石斛上殿！

【金石斛跪白】金石斛见驾，有本奏上我主万岁。

【皇帝白】奏来。

【金石斛奏白】臣于大比之年上京赶选，夜宿招商旅店，不料那店主见臣身带金钗，便起不良之意，被臣杀死，望乞万岁恕罪。

【皇帝封白】朕因你治乱有功，将功折罪，即号你为金石斛副将，封你六安名山去罢。

【金石斛叩白】谢恩。

【帝白】荣封已毕，领旨下殿。

【甘草、大将军、金石斛齐呼】我主万岁！万万岁！【皇帝下朝而去，三人拜送同下】

【注释】

［1］抄本原作"伏谋臣尽计亭般"。据《草水传》改。

［2］抄本原作"要反前羞"。据《草木传》补。

［3］抄本无"恶毒"。据《草木传》补。

［4］降表错讹甚多，据《草木传》改。

［5］抄本误作"终"据《草术传》改。

［6］抄本作"果等如此必然"。据《草木传》改。

拓展阅读

汤显祖梦牡丹

牡丹亭边，槟榔红娘子，貌若天仙。巧遇推车郎，芍药丛中两钟情，白头翁为媒，金银花牵线，八月兰开时成佳伴。芙蓉帐中，结并蒂连，合欢十月，大腹皮便便。生大力子，奋远志，持大戟，平木贼，更洙草寇。当归期，封大将军于金銮殿。

【注释】

汤显祖因日夜勤于写作，用脑过度，经常头痛。一位名医诊断后，告之："汤大人不必服药，只要常到敝舍百草园走走，自会痊愈。"一日，汤显祖写作又感头痛，便径自去了百草园。当他在牡丹亭边见到四周盛开的牡丹，一片芳馨，顿感头脑松弛，一会儿，竟依栏睡去，做起梦来。汤显祖醒后，感到头脑清晰，把梦中的事一一讲给医生听。医生大笑："你的头痛病就是我园中的药草花香治好的啊！"遂将汤显祖梦中事写了以上一首药名词赠汤显祖。词中共有18种药名。汤显祖受此诗启发，创作了《牡丹亭》。

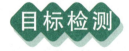 目标检测

答案解析

选择题

1.《诗经·七月》中的"蚕月"是指阴历的哪个月份

　　A. 一月　　　　　　　B. 二月　　　　　　　C. 三月　　　　　　　D. 四月

2.《中谷有蓷》中的"蓷"是指

　　A. 车前草　　　　　　B. 益母草　　　　　　C. 卷耳　　　　　　　D. 远志

3.《诗·风·七月》"七月烹葵及菽"，"葵"是指

　　A. 秋葵　　　　　　　B. 向日葵　　　　　　C. 冬苋菜　　　　　　D. 荠菜

4. （多选）《诗经》原名

  A. 诗   B. 诗三百   C. 雅   D. 风

5. （多选）《诗经》按表现手法的不同分为

  A. 赋   B. 兴   C. 颂   D. 比

6. （多选）《诗经》按音乐的不同可分为

  A. 风   B. 雅   C. 颂   D. 比

参考文献

［1］姚春鹏译注．黄帝内经［M］．北京：中华书局，2009.

［2］张仲景．伤寒杂病论［M］．北京：中国中医药出版社，2021.

［3］尚志钧校注．神农本草经校注［M］．北京：学苑出版社，2008.

［4］司马迁撰，文天译注．史记［M］．北京：中华书局，2017.

［5］希波克拉底．希波克拉底文集［M］．赵洪钧，武鹏，译．北京：中国中医药出版社，2007.

［6］孙思邈．备急千金要方［M］．北京：中国古籍出版社，2022.

［7］杨天才译注．周易［M］，北京：中华书局，2016.

［8］杨伯峻译注．论语译注［M］，北京：中华书局，2019.

［9］孙通海译注．庄子［M］．北京：中华书局，2017.

［10］周振甫译注．诗经译注［M］．北京：中华书局，2013.

［11］曹雪芹．红楼梦［M］．北京：人民文学出版社，2008.

［12］吴承恩．西游记［M］．北京：人民文学出版社，2018.

［13］贾治中，杨燕飞．清代药性剧［M］．北京：学苑出版社，2013.